醫道傳承叢書

干祖望 名譽總主編

王心遠 總主編

第二輯 醫道準繩

傷寒論

〔東漢〕張機 述 〔西晉〕王熙 撰次

〔北宋〕林億等 校正 〔明〕趙開美 沈琳 仝校

邱浩 重校

學苑出版社

圖書在版編目(CIP)數據

傷寒論/(東漢)張機述;(西晉)王熙撰次;(北宋)林億等校正;(明)趙開美,沈琳仝校;邱浩重校. —北京:學苑出版社,2014. 2(2022. 6 重印)
ISBN 978-7-5077-4173-5

Ⅰ. ①傷… Ⅱ. ①張…②王…③林…④趙…⑤沈…⑥邱… Ⅲ. ①《傷寒論》 Ⅳ. ①R222. 2

中國版本圖書館 CIP 數據核字(2014)第 034209 號

責任編輯:付國英
出版發行:學苑出版社
社　　址:北京市豐臺區南方莊 2 號院 1 號樓
郵政編碼:100079
網　　址:www. book001. com
電子信箱:xueyuanpress@163. com
電　　話:010-67603091(總編室)、010-67601101(銷售部)
印 刷 廠:廊坊市都印印刷有限公司
開本尺寸:787×1092　1/16
印　　張:20
字　　數:250 千字
版　　次:2015 年 1 月第 1 版
印　　次:2022 年 6 月第 6 次印刷
定　　價:68. 00 圓

醫道傳承叢書

總目錄

《醫道傳承叢書》序

醫之道奚起乎？造物以正氣生人，而不能無夭劄疫癘之患，故復假諸物性之相輔相制者，以為補救；而寄權於醫，夭可使壽，弱可使強，病可使痊，困可使起，醫實代天生人，參其功而平其憾者也。

夫醫教者，源自伏羲，流於神農，注於黃帝，行於萬世，合於無窮，本乎大道，法乎自然之理。孔安國序《書》曰：伏羲、神農、黃帝之書，謂之三墳，言大道也。前聖有作，後必有繼而述之者，則其教乃得著於世矣。惟張仲景先師，上承農、軒之理，又廣《湯液》為《傷寒卒病論》十數卷，然後醫方大備，率皆倡明正學，以垂醫統。茲先聖後聖，若合符節。仲師，醫中之聖人也。理不本於《內經》，法未熟乎仲景，縱有偶中，亦非不易矩矱。儒者不能捨至聖之書而求道，醫者豈能外仲師之書以治療。間色亂正，靡音忘倦。醫書充棟汗牛，可以博覽之，以廣見識，知其所長，擇而從之。

醫，大道也！農皇肇起，軒岐繼作，醫聖垂範，薪火不絕。懷志悲憫，不揣鄙陋，集為是編，百衲成文，聖賢遺訓，吾志在焉！凡人知見，終不能免，途窮思返，斬絕意識，直截皈禪，通身汗下，險矣！險矣！尚敢言哉？

《醫道傳承叢書》編委會

《醫道傳承叢書》前言

《醫道傳承叢書》是學習中醫的教程。中醫學有自身的醫學道統、醫宗心要，數千年授受不絕，有一定的學習方法和次第。初學者若無良師指點，則如盲人摸象，學海無舟。編者遵師所教，總結數代老師心傳，根據前輩提煉出的必讀書目，請教中醫文獻老前輩，選擇最佳版本，聘請專人精心校讎，依學習步驟，次第成輯。叢書以學習傳統中醫的啟蒙讀本為開端，繼之以必學經典、各家臨證要籍，最終歸於《易經》，引導讀者進入『醫易大道』的高深境界。

叢書編校過程中，得到中醫界老前輩的全面指導。長期以來，編者通過各種方式求教於他們，師徒授受、臨證帶教、授課講座、耳提面命、電話指導。他們對本叢書的編輯、刊印給予了悉心指導，提出了寶貴的修改意見。三十餘位老先生一致認同：『成為真正的、確有資格的中醫，一定要學好中國傳統文化！首先做人，再言學醫。應以啟蒙讀本如脈訣、藥性、湯頭為開端，基本功要紮實；經典是根基，繼之以必學的中醫四大經典；各家臨證要籍、醫案等開拓眼界，充實、完善自己師承的醫學理論體系。趁著年輕，基礎醫書、經典醫書背熟了，終生受益！』『始終不可脫離臨床，早臨證、多臨證、勤臨證、反復臨證，不斷總結。中醫的生命力在臨床。』幾位老中醫強調：行有餘力，可深入研讀《易經》、《道德經》等。

百歲高齡的國醫大師干祖望老師談到：要成為合格的中醫接班人，需具備『三萬』：『讀萬卷書，行萬里路，肉萬人骨。』並且諄諄告誡中醫學子：『首先必讀陳修園的《醫學三字經》。這本一定要讀！一定讀，非讀不可！對！熟記這一本，基礎紮實了，再讀《內經》、《本草》、《傷寒》，可以重點做讀書筆記。經典讀熟了，要讀「溫病」的書，我臨床上使用「溫病」的方子療效更好。』作為《醫道傳承叢書》名譽總主編，他的理念思路代表了老一代的傳統學醫路徑。

國醫大師鄧鐵濤老先生強調了中醫的繼承就是對中華優秀傳統文化的繼承，中醫學是根植于中華文化、不同於西方現代醫學，臨床上確有療效，獨立自成體系的醫學。仁心仁術，溫故知新，繼承不離本，創新不離宗。

老先生們指出：『夫生者，天地之大德也；醫者，贊天地之生者也。』（《類經圖翼·序》）中醫生生之道的本質就是循生生之理，用生生之術，助生生之氣，達生生之境。還指出：中醫學術博大精深，是為民造福的寶庫。學好中醫一要有悟性，二要有仁心，三要具備傳統文化的功底。只有深入中醫經典，用中醫自身理論指導臨床，才會有好的中醫療效。只有牢固立足中醫傳統，按照中醫學術自身規律發展，中醫才會有蓬勃的生命力。否則，就會名存實亡。

在此，叢書編委會全體成員向諸位老前輩表示誠摯的謝意。

本叢書在編輯、聘請顧問過程中得到北京中醫藥大學圖書館古籍室邱浩老師鼎力支持、大力協助，在此特致鳴謝！感謝書法家羅衛國先生為本叢書題簽（先生系國學大師羅振玉曾孫，愛新覺羅·溥儀外孫，大連市文化促進會副會長，大連墨緣堂文化藝術中心負責人）。

古人廣藏書、精校書是為了苦讀書、得真道。讀醫書的最終目的，在於領悟古人醫學神韻，將之施用於臨床，提高療效，造福蒼生。人命關天，醫書尤其要求文字準確。本套叢書選擇善本精校，豎版、繁體字排印，力求獻給讀者原典範本，圍繞臨證實踐，展示傳統中醫學教程的原貌，以求次第引導學習者迅速趣入中醫學正途。學習中醫者手此一編，必能登堂入室，一探玄奧；已通醫術的朋友，亦可置諸案頭，溫故知新，自然終生受益。限於條件，內容有待逐漸豐富，疏漏之処，歡迎大家批評指正。

學習方法和各輯簡介

良師益友，多方請益。勤求古訓，博采眾方。慎思明辨，取法乎上。學而時習，學以致用。大慈惻隱，濟世救人。（道生堂學規）。

古人學醫的基本形式為半日侍診，半日讀書。行醫後還要堅持白天臨証，晚間讀書，終生學習。《朱子讀書法》說：『於中撮其樞要，厘為六條：曰循序漸進，曰熟讀精思，曰虛心涵泳，曰切己體察，曰著緊用力，曰居敬持志。……大抵觀書，先須熟讀，使其言皆若出於吾之口。繼以精思，使其意皆若出於吾之心。然後可以有得爾。』讀書先要誦讀，最好大聲地念，抑揚頓挫地念，能夠吟誦更好。做到眼到、口到、心到，和古人進入心息相通的境界，方可謂讀書入門。叢書大部分採用白文本，不帶註釋，更有利於初學者誦讀原文；特別是四大經典，初學者不宜先看註釋，以防先入為主。書讀百遍，其義自見。在成誦甚至背熟後，文意不明，才可參看各家註釋，或請教師長。

在讀書教程方面，一般分三個學習階段，即基礎課程、經典課程、臨證各家。

第一輯：醫道門徑

本輯對應基礎課程，初學者若不從基礎入手，則難明古經奧旨。

《醫學三字經》是清代以來公認的醫學正統入門書，其內容深入淺出，純正精粹。《瀕湖脈學》是傳統脈訣代表，脈學心法完備、扼要。《藥性賦·藥性歌括》，其中《藥性賦》是傳統本草概說，兼取《藥性歌括》，更適於臨證應用。《醫方集解》之外，又補充了《長沙方歌括》、《金匱方歌括》、《時方歌括》，歌訣便於背誦記憶。經方法度森嚴，劑量及煎服法都很重要！包含了經方劑量、煎服法的歌括，初學者要注意掌握。

第二輯：醫道準繩

本輯對應經典課程。《黃帝內經》（包括《素問》、《靈樞》）、《神農本草經》、《傷寒論》、《金匱要略》、《難經》，為中醫必學經典，乃醫道之根本、萬古不易之準繩。

醫道淵深，玄遠難明，故本輯特編附翼：《太素》《甲乙經》《難經集注》《脈經》等，詳為校注，供進一步研習中醫四大經典之用。

第三輯：醫道圓機

本輯首選清代葉、薛、吳、王溫病四大家著作，以為圓機活法之代表，尤切當今實用。歷代各家著作，日後將擇期陸續刊印。明末清初大醫尊經崇原，遂有清代溫病學說興起。各家學說、臨證各科均為經典的靈活運用，在學習了經典之後，才能融會貫通，悟出圓機活法。

第四輯：醫道溯源

本輯對應醫道根源、醫家修身課程。

《易經》乃中華文化之淵藪，『醫易相通，理無二致，可以醫而不知易乎？』（《類經附翼》）

《黃帝內經》夙尚『恬淡虛無，真氣從之；精神內守，病安從來』之旨；《道德經》一本『道法自然』、『清靜為天下正』之宗，宗旨一貫，為學醫者修身之書。

《漢書・五行志》：『《易》曰：「天垂象，見吉凶，聖人象之；河出圖，雒出書，聖人則之。」劉歆以為虙羲氏繼天而王，受《河圖》，則而畫之，八卦是也；禹治洪水，賜《雒書》，法而陳之，《洪範》是也。』《尚書・洪範》為『五行』理論之源頭。

隋代蕭吉《五行大義》集隋以前『五行』理論之大成，是研究『五行』理論必讀之書。

繁體字的意義

傳承醫道的中醫原典，採用繁體字則接近古貌，故更為準確。

以《黃帝內經・靈樞・九針十二原》為例：

繁體字版：『知機之道者，不可掛以髮；不知機道，叩之不發。』

簡體字版：『知机之道者，不可挂以发；不知机道，叩之不发。』

《靈樞經》在這裏談到用針守機之重要。邪正之氣各有盛衰之時，其來不可迎，其往不可及。宜補宜瀉，須靜守空中之微，待其良機。當刺之時，如發弩機之速，不可差之毫髮，於邪正往來之際而補瀉之；稍差毫髮則其機頓失。粗工不知機道，敲經按穴，發針失時，補瀉失宜，則血氣盡傷而邪氣不除。簡體字把『髮』、『發』統寫為『发』字，給理解經文造成了障礙。

繁體字版：『方刺之時，必在懸陽，及與兩衛，神屬勿去，知病存亾。』

簡體字版：『方刺之时，必在悬阳，及与两卫，神属勿去，知病存亡。』

『衡』，《甲乙經·卷五第四》《太素·卷二十一》均作『衡』。『陽』『衡』『亾』皆在段玉裁《六書音韻表》古韻第十部陽韻；作『衡』則於韻不協。『衡』作『眉毛』解，《靈樞·论勇第五十》曰：『勇士者，目深以固，長衡直揚。』『兩衡』即『兩眉』，經文的意思是：『准備針刺之時，一定要仔細觀察患者的鼻子與眉毛附近的神彩；全神貫注不離開，由此可以知道疾病的傳變、愈否。』於醫理為通；『衡』又作『眉上』解，《戰國策·中山策》鮑彪注：『衡，眉上。』『兩衡』指『兩眉之上』，於醫理亦通。作『兩衡』則於上下文句醫理難明。故『衡』乃『衡』形近鈔誤之字，若刊印為簡化字『卫』，則難以知曉其當初為『衡』形近致誤。

《醫道傳承叢書》編委會　壬辰正月

校注説明

《黄帝内經》、《八十一難》、《神農本草經》、《傷寒雜病論》，醫界一般公認成書於漢末之前，稱爲中醫四大經典。

《黄帝内經》十八卷，主要内容包括今傳《素問》、《靈樞》。現可見傳本有：唐·寶應間啟玄子王冰次注、北宋·嘉祐間校正醫書局新校正的《重廣補注黄帝内經素問》二十四卷，南宋·紹興間成都史崧校正音釋的《黄帝内經靈樞》二十四卷。曹魏·甘露間皇甫謐撰集《針經》、《素問》、《明堂孔穴針灸治要》之文，部次甲乙以成《黄帝三部針灸甲乙經》，故傳世《甲乙經》十二卷可窺見《黄帝内經》漢魏之際大致的文字風貌。唐高宗年間，通直郎守太子文學楊上善曾奉敕撰注《黄帝内經太素》三十卷，該書最遲體現了《黄帝内經》隋唐之際文字面貌，楊氏注與王冰注，同爲研讀《黄帝内經》極其重要的參考。此外，《八十一難》、《脉經》、《諸病源候論》、《千金要方》、《千金翼方》、《史記正義·扁鵲倉公列傳》、《外臺秘要方》、《醫心方》、《素問入式運氣論奥》、《傷寒類證活人書》、《素問病機氣宜保命集》、《黄帝内經靈樞略》等書中，均有關於《黄帝内經》的部分引文，或不見於今傳本，或與今傳本大同。宋代駱龍吉①，

① 以下所列舉《黄帝内經》、《八十一難》、《神農本草經》、《傷寒論》、《金匱要略》注疏、發揮等中日古醫家姓名，僅針對有著作傳世者而言。參見薛清録主編《中國中醫古籍總目》，上海辭書出版社 2007 年出版。

金代劉完素，元代滑壽，明代熊均、汪機、孫一奎、馬蒔、黄俅、胡文煥、吴崑、張景岳、王九達、李中梓，清代顧沅、林瀾、姚止庵、汪昂、張志聰、高世栻、馮兆張、陳世傑、薛本宗、鄭道煌、王大斌、薛雪、黄元御、沈堯封、江有誥、陳念祖、章楠、周長有、吴宗善、張琦、錢熙祚、顧觀光、高億、馮承熙、張文虎、陸懋脩、俞樾、胡澍、周學海、戈頌平、孫詒讓、于鬯、孫鼎宜、田晋藩、姚凱元、丁士涵、王羲桐，日本竹中通庵、目黑道琢、金窪七郎、丹波元簡、丹波元堅、度會常珍、喜多村直寬、澁江抽齋、森立之、山田業廣、伊澤棠軒，等等前賢，其注釋發揮、訓解校勘，於深入學習《黄帝内經》極有幫助。

《八十一難》後世多稱《難經》，今傳本以宋代《王翰林集注八十一難經》、李駉《黄帝八十一難經纂圖句解》，元代滑壽《難經本義》，明代熊均《勿聽子俗解八十一難經》、張世賢《圖注八十一難經辨真》、王文潔《圖注八十一難經評林捷徑統宗》、童養學《圖注八十一難經定本》、内府司禮監經廠刻《醫要集覽》中白文本之《難經》，清代王三重《難經廣說》、莫熺《難經直解》、沈德祖《越人難經真本說約》、徐大椿《難經經釋》、丁錦《古本難經闡注》、黄元御《難經懸解》、熊慶笏《扁鵲脉書難經》、袁崇毅《難經晰解》、周學海《增輯難經本義》、葉霖《難經正義》、力鈞《難經古注校補》，以及日本吉田宗恂、壽德庵玄由、貞竹玄節、森本玄閑、草刈三越、名古屋玄醫、古林正禎、加藤宗博、廣岡蘇仙、滕萬卿、菊池玄藏、丹波元胤、山田業廣等人相關撰著，可供研讀。

《神農本草經》原書今佚，後世多據《本草經集注》（殘卷）、《新脩本草》（殘卷）、《經史證類大觀本草》、《重修政和經史證類備用本草》、《本草衍義》、《本草綱目》、《本草和名》以及《爾雅注疏》、《經典釋文》、《藝文類聚》、《初學記》、《太平御覽》等書輯佚。明代盧復，清代過孟起、孫星衍、孫馮翼、顧觀光、黄奭、姜國伊、王闓運、蘇龍瑞，民國劉復，日本狩谷棭齋、森立之等均有考證輯復本，明代繆希雍、滕宏，清代張志聰、葉桂、徐大椿、陳念祖、吴世鎧、鄒澍、汪宏、莫文泉、戈頌平、仲學輅等，其注解疏證頗資參考。

今醫界一般認爲，《傷寒雜病論》包括今傳《傷寒論》、《新編金匱方論》（後世稱《金匱要略》）兩部分内容。據世傳《傷寒論・自序》可知，《傷寒雜病論》原有十六卷，爲漢末・南陽張機仲景先生『勤求古訓、博採衆方』而纂述成編。漢末戰亂，『仲景書』散佚，頗得益於魏晉間太醫令王叔和整理，後世方能得見。《甲乙經・序》曰：『近代太醫令王叔和撰次仲景遺論甚精，皆可施用。』《太平御覽・卷七百二十二》引有：『高湛《養生論》曰：王叔和性沈靜，好著述，考核遺文，採摭群論，撰成《脉經》十卷；編次張仲景方論，編爲三十六卷，大行於世。』北宋熙寧間，校正醫書局校訂《脉經》進呈劄子曰：『（對《脉經》傳本）除去重複，補其脱漏，其篇第亦頗爲改易，使以類相從。』世傳《脉經》卷一、五散見、卷七集中載有與今《傷寒論》大致相同條文，卷三、四、六、七、九散見、卷八集中載有與今《新編金匱方論》大致相同條文。故據《脉經》可略窺《傷寒雜病論》魏晉時期大致文字面貌。

唐・貞觀間魏徵等修《隋書・經籍志》，主要依據梁・阮孝緒《七録》、隋・柳顧言《隋大業正御書目録》等書而撰，載有：『《張仲景方》十五卷。仲景，後漢人。』後晉・劉昫等修《舊唐書・經籍志》主要依據唐・開元間毋煚《古今書録》等書所撰，載有：『《張仲景藥方》十五卷。王叔和撰。』北宋仁宗朝歐陽修等撰修《新唐書・藝文志》亦主要依據《古今書録》，并據當時所能見史料增補了《舊唐書・經籍志》漏載的有唐一代典籍，載有：『王叔和《張仲景藥方》十五卷。又《傷寒卒病論》十卷。』中唐玄宗天寶年間，王燾據唐臺閣弘文館圖籍方書編纂了《外臺秘要方》，收録、轉引『張仲景《傷寒論》』二百餘條條文及諸多方藥，除包含與今《傷寒論》、《新編金匱方論》相同的内容外，尚有其他佚文，據引書出處可知該書至少有十八卷。《唐會要・卷八十二・醫術》有如下記載：『乾元元年二月五日制：自今已後，有以醫術入仕者，同明經例處分。至三年正月十日，右金吾長史王淑奏：醫術請同明法選人。自今已後，各試醫經、方術策十道，《本草》二道，《脉經》二道，《素問》十道，張仲景《傷寒論》二道。』唐玄宗天寶至唐肅宗乾元僅十幾年時間，故此推論《唐會要》所載與《外臺秘要方》所引『張仲景《傷寒論》』爲一部書，該書可以看作《傷寒雜病論》在唐代的一種傳本。由上可知，《傷寒雜病論》十六卷，其傳本六朝、隋唐之際曾被稱作《張仲景方》、《張仲景藥方》、《傷寒卒病論》、『張仲景《傷寒論》』等，或作十五卷、或作十卷、或至少十八卷等，流傳於世。

北宋校正醫書局整理的《新編金匱方論・林序》曰：『翰林學士王洙在館閣日，於蠹簡中得仲景《金匱玉函要略方》三卷：上則辨傷寒，中則論雜病，下則載其方并療婦人。』據此可推論：《金匱玉函要略方》當爲《金匱玉函方》①的節略本，《金匱玉函方》或爲對《張仲景藥方》的尊稱②，則《傷寒雜病論》原書的大致框架爲『上則辨傷寒，中則論雜病，下則載其方并療婦人』，內容應當囊括今傳《傷寒論》與後世稱《金匱要略》者③。

魏晉・皇甫謐《甲乙經・序》曰：『仲景論廣伊尹《湯液》爲十數卷，用之多驗。』限於目前文獻資料，尚難確切斷言《傷寒雜病論》就是依據所謂『伊尹《湯液》』一書體例而增廣④，筆者試作如下推測：從古書初創、成編、流傳的普遍規律而言，先秦兩漢大部分著作，其撰著

① 北宋・唐慎微《證類本草》引用過《金匱玉函方》八條文字，其中有三條與今本《新編金匱方論》大同，另外五條不見於今傳本。

② 日人・丹波元胤《醫籍考》曰：『《金匱玉函》原是葛洪所命書，即後人尊宗仲景者，遂取爲之標題也。以其珍秘不出之故，著錄失其目歟？』

③ 《新編金匱方論・林序》曰：『以其「傷寒」文多節略，故所自「雜病」以下，終於飲食禁忌。』《金匱玉函經》與《金匱玉函要略方》同有『金匱玉函』四字，則北宋林億等校訂《金匱玉函經》極有可能就是《金匱玉函要略方》最初祖本《金匱玉函方》中論述『傷寒病』較完整的那部分。

④ 目前，今天能見到的五代十國以前任何一部古書，除《甲乙經・序》籠統而說之外，未見一段條文或一個處方標明出自『伊尹《湯液》』，亦沒有張仲景曾引用過『伊尹《湯液》』的只言片語。《漢書・藝文志》未注明《湯液經法》爲何人所作。之後歷代官私目錄書未見著錄《湯液經法》或伊尹《湯液》。由現代人張大昌先生處傳抄的《輔行訣五臟用藥法要》曰：『陶云：漢晉以還，諸名醫輩，張機、衛汎、華元化、吳普、皇甫玄晏、支法師、葛稚川、范將軍等，皆當代明賢，咸師式此《湯液經法》。』亦引用『隱居曰』、『陶氏云』，則該書斷非陶弘景本人所作。考陶弘景本人《本草經集注・序錄》曰：『張仲景一部，最爲衆方之祖宗，又悉依《本草》。』陶氏以仲景書爲當時方書之祖，隻字未提《湯液經法》。因該卷子原件毀於文革，著作年代等細節目前難考。故該書之文難以作爲確切史料依據。

初創至成編定型，多非一人一時完成，如《周易》之作『人更三聖，世歷三古』（《漢書·藝文志》），《黄帝内經》至少引用過《上經》、《下經》、《揆度》、《奇恒》等十幾種古醫書。《漢書·藝文志》轉載了西漢·劉歆《七略》之文，其《方技略·經方類》曰：

《五藏六府痺十二病方》三十卷。
《五藏六府疝十六病方》四十卷。
《五藏六府癉十二病方》四十卷。
《風寒熱十六病方》二十六卷。
《泰始黄帝扁鵲俞拊方》二十三卷。
《五藏傷中十一病方》三十一卷。
《客疾五藏狂顛病方》十七卷。
《金創瘲瘛方》三十卷。
《婦人嬰兒方》十九卷。
《湯液經法》三十二卷。
《神農黄帝食禁》七卷。

上述古方書《漢書》之後未曾再見著録，難道這經方十一家、近三百卷的古方書，其内容東漢時期一下子全部亡佚了？李學勤先生在《對古書的反思》一文中指出：大量出土簡帛古籍與傳世古書相對比，不難看出先秦兩漢古書在漫長的流傳過程中，大致出現了①佚失無存②名亡實存③爲今本一部④後人增廣⑤後人修改⑥經過重編⑦合編成卷⑧篇章單行⑨異本並存⑩改換文字等十種情況。吳少瑨、趙金昭主編《二十世紀疑古思潮》書中談到：

如山東臨沂銀雀山漢墓出土的有些篇與《管子》有密切關係，尤其是《王兵》篇，其內容分別見於《管子》的《七發》、《參思》、《地圖》等篇，通過對比可以看出是《管子》襲用、割裂《王兵》篇的。這對於了解《管子》的成書過程有重要意義。同時，古代數術、方技方面的著作，也是以較早的同類著作爲依據，逐漸修改、增益而成定本的。如馬王堆帛書和張家山漢簡中的《脉書》，可以視作《黃帝內經·靈樞》中的《經脉》篇的祖本；張家山漢簡《算數書》即後來《九章算術》的源頭。

由此可知，西漢時期經方十一家、近三百卷的方書內容不會在東漢亡佚得乾乾淨淨，理當或多或少地被後世醫家所繼承，並以不同形式被後世醫書所收錄（醫方運用會隨時代、地域、師傳、臨證等因素有所變化，著錄古方有所化裁、增刪在所難免）。我們今天所能見到的漢代方書，傳世的只有『仲景書』。晉宋間陳延之《經方小品·序》曰：『漢末有張仲景，意思精密，善詳舊效，通於往古，自此以來，未聞勝者。』梁代陶弘景《本草經集注·序錄》曰：『張仲景一部，最爲眾方之祖宗。』不難看出，東晉、南朝醫家即尊『仲景書』爲集漢代之前醫方大成之作。

從醫學發展的規律與中醫傳承的特色而言，病脉證治、理法方藥、煎法服法完備，除去重復、載有約三百餘首療效奇佳經方，標識着辨證論治體系構建相對成熟的『仲景書』，不會在東漢末年一下子憑空產生，必然會對前代醫家之作有所繼承。依據《傷寒論·自序》『勤求古訓，博采衆方』爲線索，筆者曾將武威、居延等地出土的《漢代醫簡》所載病證方藥逐條與世傳《傷寒論》、《新編金匱方論》對比，發現二者存在一定的條文類似、方藥接近的特點（此不贅述）；又《傷寒論》中存在諸多『本云……今……』爲句式的條文；且世傳《傷寒論》主要以『六經』、『可與不可』爲綱領鈐百病，次條文，冠有辨脉、平脉等内容，《新編金匱方論》主要以内科、婦科雜病病名爲綱領敘百病，編條文，殿以飲食禁忌等内容，此二書統御百病、貫穿條文體例存在較大差異。以上均可表明『仲景書』對東漢末年之前的多種古醫書内容有所繼承，有所收録。『仲景論廣伊尹《湯液》』，是否可以這樣理解：《甲乙經·序》作者認爲善於烹調、理國有方、年享過百歲的商相伊尹創制了『湯液』療法，仲景先生匯集、增删、完善了當時流傳的這方面著作。但是目前在没有版本依據、確鑿史料證據的前提下，無法僅從文字理校便明確離析出今傳『仲景書』中哪些内容確爲仲景所引用、且一一源自哪部古代方書，哪些内容一定爲東漢仲景所作，哪些内容一定爲魏晉王叔和編撰。

本次點校，筆者傾向於東漢末年仲景先生『勤求古訓，博採衆方』，曾經撰述有《傷寒雜病論》一部醫著。戰亂散佚後，王叔和對其如何編次、整理，今已難詳考。醫書得以傳承不墜，要在切用臨床，『仲景書』效驗昭彰，被傳抄者據所需内容，離析重編，在所難免。《經方小品・序》引用『《秘閣四部書目錄》所載錄者』曰：『《張仲景辨傷寒并方》有九卷，而世上有不啻九卷，未測定幾卷，今且以目錄爲正。《張仲景雜方》有八卷。』《經方小品》大約成書於南朝宋齊時期，所引《秘閣四部書目錄》大約在劉宋元嘉八年成書，故可知至少東晉、宋齊之際，『仲景書』即以『辨傷寒并方（對應後世《傷寒論》）』、『雜病藥方（對應後世《金匱要略》）』兩個内容各異的傳本流傳於世。

南朝、隋唐之際，因戰亂刧火、醫家珍秘等因素，『仲景書』被輾轉傳抄，兩大傳本於世間時隱時現。《隋書・經籍志》還載有：『梁有《張仲景辨傷寒》十卷……《王叔和論病》六卷，《張仲景評病要方》一卷……亡。』『《張仲景療婦人方》二卷。』日本約寬平之際（相當於中國唐末昭宗在位時期）藤原佐世編撰的《日本國見在書目錄》載有：『《張仲景方》九（卷）。』初唐高宗永徽年間，孫思邈編撰《備急千金要方》時曾慨歎曰：『江南諸師秘仲景要方不傳。』僅收載了『仲景書』節略内容（少量條文、方藥與今傳本《傷寒論》、《金匱要略》大致相同）。孫思邈晚年得到『傷寒大論』，唐高宗永淳年間收入《千金翼方》卷九、卷十中，内容包括『三陽三陰病狀治方、傷寒忌宜、霍亂、陰易病已後勞復』等，與今傳本《傷寒論》大致相同，與《金匱玉函經》篇目、文句更爲接近，孫氏『以方證同條，比類相附』，將原書附方一一繫於對應證治條文之下。故據《千金翼方》可略窺《傷寒論》初唐時期某傳本之大致面貌。

北宋太宗太平興國至淳化年間，王懷隱等編成《太平聖惠方》，其卷八集中收錄有與今傳本

《傷寒論》、《金匱玉函經》以及《千金翼方》、《脉經》所引用《傷寒論》條文大致相近文字。其中『可與不可』列目，與《金匱玉函經》、《脉經·卷七》基本相同。《太平聖惠方》卷九至卷十四所收載條文、方藥經與《外臺秘要方》對比，可知其來源於六朝至隋唐多部方書，其中僅零散收載有與今傳本《傷寒論》、《金匱要略》文字相近條文、方藥。又考《太平聖惠方》收載『仲景書』條文數量較今傳本《傷寒論》諸書明顯爲少，且文字簡約，省文較多，風格自成一體；藥物劑量、炮製，處方煎煮、服法、用量，與《太平聖惠方》他卷方劑體例一致，共具編書時代之特點。該書卷首《敘爲醫》列舉名醫『華佗、扁鵲』等人，未言仲景；羅列醫著『《甲乙》《素問》』等書，未及《傷寒》。《論合和》曰：『又古方藥味，多以銖兩，及用水皆言升數……削舊方之參差，洽今時之行用。』據此推論：北宋初，王懷隱等人尚未推崇張仲景，『求妙刪繁，備諸方冊』（《太平聖惠方·序》），對所見『仲景書』刪削繁複，精煉條文，簡潔文字，并據該書《論合和》體例，對方藥劑量、煎服法等作了統一處理。

北宋英宗治平年間，校正醫書局整理古代醫書，首先校正《傷寒論》、《金匱玉函經》、《金匱要略》，確定了傳世『仲景書』爲專論『傷寒』與主論『雜病』兩大傳本框架①。專論『傷

① 考今傳本《傷寒論》與《金匱要略》，有關『婦人熱入血室』、『蚘厥』、『穀疸』、『下利』等條文證治方藥幾乎完全相同；《傷寒論》『辨痓濕暍』篇僅列證治無方藥，《金匱要略》『辨痓濕暍』篇既列證治又有方藥，且前者條文略少於後者；《傷寒論》未出現越婢湯組成，《傷寒論·卷二·第五》桂枝二越婢一湯方後宋臣注曰：『越婢湯，方見《仲景雜方》中。』考今《金匱要略·卷中·水氣病脉證并治第十四》載其方藥。由此可知，《傷寒論》與《金匱要略》當初本爲一書，後世據論述側重不同將其分開，故此二書出現彼此重複條文，又出現此書僅有證治或提及方名，而方藥見於他書現象。

寒』傳本體系代表醫著主要有：北宋校正醫書局校刊之《傷寒論》、《金匱玉函經》、金·成無己《注解傷寒論》、唐敦煌卷子殘本、《脉經》收錄本、《千金翼方》收錄本、《太平聖惠方》收錄本等；内容亦散見於《肘後方》、《經方小品》、《千金要方》、《外臺秘要方》、《醫心方》等。主論『雜病』傳本體系代表醫著主要有：北宋校正醫書局校刊之《新編金匱方論》、《金匱要略方》、《新編金匱要略方論》、《金匱要略方論》、《金匱玉函要略方論》、《脉經》收錄本等；内容亦散見於《肘後方》、《經方小品》、《千金要方》、《千金翼方》、《外臺秘要方》、《太平聖惠方》、《醫心方》、《證類本草》等書。

對《傷寒論》、《金匱要略》二書作統一注疏研究的醫家，據其傳世醫著大致可知有，清代：張志聰、徐彬、周揚俊、沈明宗、魏荔彤、尤怡、邵成平、吳謙、史大受、黄元御、曹家珍、何世仁、陳念祖、何貴孚、汪宗沂、宮藻、黄鈺、栗山癡叟、沈靈犀、李纘文、唐容川、耿劉霦、包桃初、田伯良、戈頌平、孫楨、周一寧、孫鼎宜等；日本：吉益爲則、邨井杶、山田正珍、品丘明、内藤希哲、小島瑞、淺野韞玉、佐藤正昭、鈴木一貫、藤田大信、扶陽老人、丹波元堅、喜多村直寬、田中榮信、德内常矩等。

《傷寒論》傳世可見者主要有四大版本體系：其一，明萬曆趙開美翻刻北宋元祐三年國子監刊刻小字白文本《傷寒論》①，據此書可窺北宋校正醫書局校勘《傷寒論》原書大致面貌②，惜後世對其原本多未曾見，今人錢超塵先生考證博洽精詳，盡揭其秘；其二，金·成無已《注解傷寒論》③，該書《傷寒論》原文據北宋校正醫書局校勘本，但刪去『牒文』、『篇首子目』、『原書校語』、『宋臣校語』、『諸可與不可條文』，傳世《傷寒論》各家注疏、發揮等使用底本絕大多數屬於這一版本體系；其三，清康熙陳世傑據何焯鈔宋本校勘、起秀堂刊刻之《金匱玉函經》，國內知之者甚少，民國章太炎先生倡印翻刻，始有原委考述；其四，唐·孫思邈《千金翼方·卷九、卷十》載錄之《傷寒大論》，原本研讀者較少，清王樸莊、陸懋脩解讀校正該傳本，

① 北宋治平二年國子監刊刻之大字白文本《傷寒論》原書今無從得見。

② 明趙開美翻刻宋本《傷寒論》爲仿刻宋本，而非影刻宋本，考證如下：一、該書《趙序》曰：『既刻已，復得宋板《傷寒論》焉，因復並刻之。』《仲景全書》整部書前後字體一致，刻工風格一貫，當爲刻工趙應期等先刻有其他三書（《注解傷寒論·卷三》卷尾下有『吳門趙應其刻』六字，《卷四》卷首第一頁版心有『趙應期刻』四字，《卷二》卷首第一頁版心有『姚甫刻』三字，卷一至四版心多有『其』、偶有『甫』字樣；《傷寒類證·卷上》第一頁版心有『姑蘇趙應期刊』六字），後趙開美得到宋板《傷寒論》，趙應期獨家以與其他三書統一字體風格（《傷寒論·卷十》卷尾下有『長洲趙應期獨刻』七字。該書『複、裸、緊去入安、具陳、俱緊、舉錯』等刻誤與《注解傷寒論》相同），照宋板《傷寒論》原文翻刻了該書，趙開美與沈琳對翻刻本共同做了校勘；若爲影刻宋本，《仲景全書》前後刊刻字體風格必定差異明顯。二、該書《牒文》以及《素問》、《金匱》、《脉經》等書早期版本《序》、《牒文》校者署名均作小字，可知宋本原刻《序》校者署名亦當作小字；而該書《林序》校者署名未作小字。三、該書《醫林列傳》有『成無已』一段文字，必在金正隆年間成無已歿後成文，北宋小字本《傷寒論》中不會有該段文字；然《傷寒論》原文刊刻字體風格與該段文字完全一致。四、《仲景全書·目錄》之首有『翻刻宋板傷寒論全文』一句，宋板書不會有此一句；且《傷寒論》目錄與其他三書目錄接連排刻，字體風格完全一致，若爲影刻宋本，《傷寒論》目錄當獨立成篇。五、該書每卷卷端署名刻有『明趙開美校刻，沈琳仝校』兩行，宋本斷不會有，足見『翻刻』已改宋本原板行款之舊。六、該書『弦』字等當避宋諱之字不避宋諱。以上均可證明趙開美翻刻《傷寒論》爲仿刻宋本，而非影刻宋本。

③ 該書目前所知傳世最早刊本爲北京大學圖書館藏清末民初著名藏書家李盛鐸舊藏元刊本十卷。

用工頗深，足資參考。

《傷寒論》注疏醫家可資研讀者大致有：金代成無己等，明代萬全、方有執、王肯堂、張遂辰、盧之頤等，清代喻昌、許宋珏、張志聰、張璐、施端教、徐彬、柯琴、程知、程應旄、林瀾、周揚俊、史以甲、汪琥、沈明宗、陶憺庵、吴人駒、鄭重光、錢潢、張錫駒、劉宏璧、魏荔彤、詹法祖、陳裕、姚球、徐赤、吴士鎮、尤怡、虞鏞、舒詔、王廣運、吴謙、倪大成、郭治、李文錦、沈堯封、吴儀洛、臧應詹、沈金鰲、王廷瑞、王更生、熊壽試、屠人傑、孟承意、李璜、陳念祖、何汝閾、黄子言、諶瑋、王元濟、沈元凱、胡嗣超、王華文、潘道根、鄒漢璜、陳恭溥、王丙、陸懋脩、秦光勛、栗山癡叟、王恒楚、鄭壽全、戴耀墀、陳桂林、黄鈺、沈靈犀、萬青藜、顧觀光、唐容川、戈頌平、陳之濂、秦冠瑞、余景和、金純煦、徐定超、趙廷玉、嚴嶽蓮、憑虚子、劉敞、李溶、劉南輝、陳立觀、吴耀等。

對《傷寒論》發揮可資研讀醫家大致有：北宋韓祗和、龐安時、劉元賓、朱肱、許叔微、郭雍等，南宋金元李柽、宋雲功、成無己、劉完素、葛雍、張從正、常德、李子建、馬宗素、程德齋、鎦洪、王好古、楊士瀛、張璧、尚從善等，明代劉純、陶華、陸彦功、張政鴻、吴綬、彭用光、汪機、黄甲、楊珣、王震、繆存濟、王執中、劉浴德、王肯堂、雷順春、張介賓、李盛春、陳長卿、童養學、陳文治、江原岷、秦昌遇、韓來鶴、何淵、戈維城、陳法昂、李中梓等，清代李栻、吴殳、張璐、張倬、張吾仁、喻昌、柯琴、程應旄、陳堯道、劉古汝、徐行、汪琥、張世煒、陳治、張鏡庵、陳遇霖、藍德光、錢座書、程瑗、鄭重光、張錫駒、秦之楨、何損、余謙牧、何炫、徐赤、汪純粹、汪文芳、盧雲乘、舒詔、葉桂、黃元御、謝景澤、高賡歌、何夢瑤、徐大椿、顧滄籌、徐時進、杏村主人、丁瑤宗、沈鳳輝、鄭玉壇、吳貞、王夢祖、何世仁、汪必昌、沈竹安、章楠、程文囿、汪時泰、李思逐、陳煥堂、呂震名、程爾資、顧德華、陳國篤、任越安、王丙、陸懋脩、高學山、蔡宗玉、林昌彝、沈靈犀、麥乃求、劉渭川、王廷鈺、闞耀南、余景和、包桃初、龐潤田、周學海、慶恕、金藤、周庭華、吳槐綬、丁福保、多弘馨、俞文起、陳藥閑、許星東、王守信、吳達光、吳鈞、蘇順深、朱萼元、力鈞、廖平、鄒漢璜、陸經正、李瑋、陳克昌、陶宏賓、吳開業等。

對《傷寒論》方論、歌括、雜論可資研讀醫家大致有：北宋許叔微等，南宋錢聞禮、李知先等，元代吳恕等，明代許宏、熊均等，清代喻昌、徐彬、柯琴、王子接、吳謙、張泰恒、徐大椿、車宗輅、胡憲豐、俞根初、楊燝、林玉友、繆遵義、陳念祖、顧積庵、文通、楊希閔、遂夫、姜國伊、吳蓬萊、潘蔚、陸懋脩、包誠、鐘文煥、吳楚、吳亨謙、薛公望、闞耀南、王廷鈺、甘席隆、李乘綸、何其昌、何廉臣、慶恕、撫松隱者、吳槐綬、嚴宮方、肇坤、汪雋等。

此外，對該書注疏、發揮，日本醫家內藤希哲、劉棟田良、雲林院了作、天泰岳、高谷德彰、鈴木定寬、津田世賞、津田嘗、山田正珍、齋必簡、淺野徽、中西惟忠、橘南溪、片倉元周、后藤省、廣岡元、原元麟、丹波元簡、本山觀、及川達、川越正淑、吉益爲則、吉益猷、無量居士、小島瑞、鶴田真、藤田大信、丹波元堅、關口本貞、平山直則、早川宗安、中川故、中莖謙、平野和雨、扶陽老人、淺田惟常、和田璞、原昌克、古田原、岡魯昌平、金古景山、井敏卿、信煥宗俊、岡田忠、喜多村直寬、柳田濟、古矢知白、河野通定、淺田惟常、澤田曲肱、鈴木素行、山也篤雅、安永八已、萬年櫟山等相關著作，頗值玩味。對該書方論、歌括、雜論，日本醫家山田正珍、原元麟、兒島翮、源通魏、由良認、乾乾堂主人、吉益猷、佐井間庵、伊藤馨、山田業廣、淺田惟常、沅真賴等相關著作，開卷有益。

有關《傷寒論》、《金匱要略》的學習，筆者謹遵研考、習用經方明師本人①或其傳人師訓，總結如下心得以供參考：

一、選定善本，堅持日課，背誦、熟讀或抄寫、默寫原文，條文次序不變。運用樸學『以字考經』方法解讀原文，明確每段條文中詞與詞、句與句之間以及每篇條文前後順序的邏輯關係。原文互參，前後發明，以張仲景解張仲景。

二、了解『仲景書』成書背景、存佚情況，《傷寒》、《金匱》版本流傳史與諸版本優劣②。《傷寒》諸版本互參，并與《玉函》、《脉經》及《小品》、《病源》、《千金》、《千金翼》、《外臺》、《醫心方》、《聖惠》等書收載『傷寒條文、方藥』對照研讀；《金匱》諸版本互參，并與《脉經》、《小品》、《病源》、《千金》、《千金翼》、《外臺》、《醫心方》、《聖惠》、《證類本草》

① 如：李克紹先生當年曾親口對筆者說：『（學習中醫經典）要死進去，活出來。不可死於句下，患者身上的疾病不是照書本上長的。』

② 可參考錢超塵先生著《傷寒論文獻通考》（學苑出版社二〇〇七年二月出版）、《宋本傷寒論文獻史》（學苑出版社二〇一四年十二月出版）。『以字考經，依韻訓義』、『備集古本，對勘研讀』，爲錢超塵先生親傳乾嘉樸學考訛校誤解讀《傷寒論》、《金匱要略》心法。

等書收載『金匱條文、方藥』對照研讀。《傷寒論》、《金匱要略》相互參照，作一縱一横解讀①。

三、讀書讀至無字處，揣摩原書省略之文、減略之方，體悟條文言外之意。

四、勤求古訓，學有所本，博采衆方，不囿門戶。結合《素問》、《靈樞》、《八十一難》、《神農本草經》解讀；綜合歷代、包括日本漢方醫家之《傷寒》、《金匱》注疏、發揮論著解讀；結合先秦兩漢《五十二病方》、《武威漢代醫簡》、《老官山漢墓醫簡》等古方書解讀②；參考魏晉至北宋初《甲乙》、《肘後》、《小品》、《鬼遺方》、《病源》、《太素》、《千金》、《千金翼》、《外臺》、《醫心方》、《聖惠》、《證類本草》、《中藏經》、《褚氏遺書》等古醫書相關内容解讀；對比後世金元四家、溫病學説等其他辨證論治體系解讀。

五、由跟師抄方而獨立應診，始終如一密切聯繫臨床解讀，由博返約，知常達變，以提高療效、造福患者爲學習目的，仁術濟世，淡泊名利。

以下簡單談談關於本書的點校情況：

① 陳大啟先生親口對筆者説：『我父親（陳慎吾）在一九五六年六月廿七日寫過一段話：《金匱要略》與《傷寒》爲一部書。《傷寒》是在各個階段中有各種疾病；《金匱》是在各種疾病中分各個階段。一縱一横，合而熟讀，自有左右逢源之妙。』

② 張燦玾先生親口對筆者指出：東漢末張仲景先生所傳醫方大致有三個來源：一、繼承前代古方（如《金匱》中『侯氏黑散』等）。二、師承其師秘方（唐甘伯宗《名醫録》云：『仲景……始受術於同郡張伯祖。』）三、本人臨證效方（《傷寒論》中『本云某某湯，今加某某藥』，可資參考）。

甲、底本與校本

一、底本：《傷寒論》：臺灣故宮博物院藏（原藏國立北平圖書館）明萬曆二十七年己亥（一五九九）海虞趙開美據北宋元祐三年國子監刊刻小字白文本翻刊、沈琳仝校、長洲趙應期刻本（《仲景全書》第一種）。簡稱「臺故宮本」。參見日本東洋醫學會影印本，二〇〇九年五月三十一日發行。

二、對校本

（一）《傷寒論》：中國中醫科學院圖書館藏明萬曆二十七年己亥（一五九九）海虞趙開美據北宋元祐三年國子監刊刻小字白文本翻刊、沈琳仝校、長洲趙應期刻本（《仲景全書》第一種）。參見中醫古籍出版社影印本，二〇一一年八月第二版。簡稱「中醫圖本」①。

（二）《注解傷寒論》：中國中醫科學院藏明萬曆二十七年己亥（一五九九）海虞趙開美校刻本（《仲景全書》第二種）。參見中醫古籍出版社影印本，二〇一一年八月第二版。簡稱「《注傷寒》」。

（三）敦煌殘卷《傷寒論》甲本（S202）、乙本（P3287）、丙本（P3287）：參見馬繼興等

① 「中醫圖本」與「臺故宮本」，統稱趙開美本《傷寒論》，然前者爲最初刊本，後者爲修板後本。前者一一對比後者，被修板四處誤刻：一、《卷一・第二》「腎謂所勝脾」修板爲「腎爲脾所勝」；二、《卷二・第四》「一身盡疼病」修板爲「一身盡疼痛」；三、《卷二・第五》「不可令如水流離」修板爲「不可令如水流漓」；四、《卷三・第六》「得裏和，然後復下之」修板爲「裏未和，然後復下之」。他如《卷一・第一》「緊去入安」、《卷三・第三》「夫智者之舉錯也」、《卷五・第八》「蘖皮湯」等誤刻，兩種版本均同，後者未作修板。

輯校《敦煌醫藥文獻輯校》，江蘇古籍出版社，一九九八年十月第一版；王淑民編著《英藏敦煌醫學文獻圖影與注疏》，人民衛生出版社影印本，二〇一二年十一月第一版。簡稱『敦煌甲本』、『敦煌乙本』、『敦煌丙本』。

三、他校本

（一）《金匱玉函經》：清康熙五十六年丁酉（一七一七）上海陳世傑據何焯鈔宋本校勘、起秀堂刻本。參見中醫古籍出版社影印本，二〇一〇年九月第一版；另參見一九五五年人民衛生出版社影印『本衙藏板』本。簡稱『《玉函》』。

（二）《千金翼方》：元大德十一年丁未（一三〇七）梅溪書院刻本。參見日本東洋醫學研究會《東洋醫學善本叢書·十三、十四》影印本，一九八九年五月二十五日發行；另參見日本文政十二年己丑（一八二九）江戸醫學館據元大德梅溪書院刊本影刻本，人民衛生出版社影印，一九五五年五月第一版。簡稱『《千金翼》』。

（三）《脉經》：明嘉靖間佚名氏據南宋嘉定十年丁丑（一二一七）何大任翻刻北宋『紹聖小字監本』刊本之重刻本。參見日本東洋醫學研究會《東洋醫學善本叢書·七》影印本，一九八一年十月十日發行。

（四）《太平聖惠方》：人民衛生出版社排印本，一九五八年九月第一版。簡稱『《聖惠》』。

四、參校本

（一）《新編金匱方論》：北京大學圖書館藏元末後至元六年庚辰（一三四〇）樵川鄧珍序

刻、明嘉靖修補本。參見《中華再造善本》國家圖書館影印本，二〇〇五年十二月第一版。簡稱『《金匱》』。

（二）《黄帝三部針灸甲乙經》：明萬曆二十九年辛丑（一六〇一）新安吳勉學校刻本（《古今醫統正脉全書》四十四種之一）。參見人民衛生出版社影印本，一九五六年二月第一版。簡稱『《甲乙》』。

（三）《巢氏諸病源候論》：南宋紹興坊間據北宋天聖刊本之重刻本。參見日本《東洋醫學善本叢書·六》，日本東洋醫學研究會影印本，一九八一年十月十日發行。簡稱『《病源》』。

（四）《千金要方》：南宋初年刻本。參見日本東洋醫學研究會《東洋醫學善本叢書·九、十、十一》影印本，一九八九年五月二十五日發行；日本嘉永二年己酉（一八四九）江戶醫學館據南宋初年刻本影刻本，人民衛生出版社影印，一九五五年五月第一版。簡稱『《千金》』。

（五）《外臺秘要方》：南宋紹興間據北宋刊本之重刻本。參見日本東洋醫學研究會《東洋醫學善本叢書·四、五》影印本，一九八一年十月十日發行。簡稱『《外臺》』。

乙、出注原則

以條文密切聯繫臨床實際、醫理爲臨床服務爲根本原則，綜合運用『四校法』對原書進行校勘，出注原則如下：

一、列異：底本、校本互異，然兩説皆通、各有所長者，出注列舉其異，不置可否。

二、似更義長：推測校本略微優於底本，難最終判定孰是，列舉其異，注明『似更義長』。

三、義勝：校本優於底本，若不改醫理、文理可通；但改後醫理、文理更佳者，列舉其異，注明『義勝』。若有數個校本均優於底本，但各校本互異，無法判定孰最優者，列舉其異，注明『均義勝』。

四、當從：校本明顯優於底本，改後醫理、文理明顯更佳，但不能確定所據校本確系無誤者，列舉其異，注明『當從』。

五、據改：底本明顯錯誤，不改醫理、文理俱不通；改後醫理、文理方能通，且所據校本確系無誤者，則據校本改正底本，并注明所據版本。

六、據補：底本脱文或殘缺、漫漶，有校本可據，則據校本補充底本，并注明所據版本。

七、忽略：底本、校本互異，底本可通，僅虚詞有無或辭異義同，無關醫理，不出注；底本爲優，校本有異，不出注。

八、底本與對校本作全面校勘；與他校本、參校本僅做重點校勘。條文順序差異，一般不出注；文字有異，無關大礙者，一般不出注；文字於醫理有異、或易産生歧義者，出注；方藥用量、具體炮制差異，出注；底本方後注慣例性脱文如『㕮咀』、『去滓』等，不作校補；方後注底本完整、校本整段整句脱文者，不出注。

九、校異引書：先列對校本，再列他校本；且與底本關係密切者在前，關係稍遠者在後。最後列參校本，據成書時間先後排序。

丙、異體字、俗體字、古俗今簡字、刻誤字

一、底本有不少異體字，今據具體語言環境統一徑改爲大陸通行繁體字[1]。如：此(此)、柸(杯)、竒(奇)、所(所)、洩(泄)、勑(勅)、要(要)、靣(面)、衂(衄)、脩(脩)、隂(陰)、陷(陷)、脱(脫)、庻(庶)、虗(虛)、閒(間)、俻(備)、曽(曾)、葢(蓋)、嗇(嗇)、摇(搖)、微(微)、鈆(鉛)、會(會)、腰(腰)、觧(解)、禀(稟)、羣(群)、説(說)、熱(熱)、鋭(銳)、濇(濇)、賛(贊)、惷(蠢)等。某些異體字底本使用頻率較高，成爲《傷寒論》趙開美翻宋刻本特色性用字，此次點校保留原貌，如：胷、觧、鞕、脅、踈、煖、朞、恡等。

二、底本有大量俗體字，今據具體語言環境，統一徑改爲大陸通行繁體字。如：久(久)、瓦(瓦)、丑(丑)、甘(甘)、石(石)、夘(卯)、宂(穴)、民(民)、出(出)、幼(幼)、灰(灰)、舛(舛)、妄(妄)、収(收)、芫(芫)、投(投)、灸(灸)、迎(迎)、床(床)、沈(沈)、若(若)、卧(卧)、状(狀)、臾(臾)、版(版)、卑(卑)、徃(往)、股(股)、屈(屈)、函(函)、革(革)、革(革)、茯(茯)、研(研)、看(看)、鬼(鬼)、侯(侯)、侯(侯)、俞(俞)、脉(脉)、脉(脉)、疫(疫)、恐(恐)、莖(莖)、振(振)、眠(眠)、候(候)、候(候)、衂(衄)、脩(脩)、高(高)、害(害)、陷(陷)、紙(紙)、聊(聊)、黄(黃)、茰(萸)、捻(捻)、處(處)、晚(晚)、異(異)、敏(敏)、停(停)、従(從)、胫(脛)、設(設)、産(產)、宻(密)、将(將)、陽(陽)、婢(婢)、

① 大陸通行繁體字：參見王力主編《王力古漢語字典》，中華書局，二〇〇〇年六月出版。

叅(參)、愽(博)、慱(博)、悪(惡)、葉(葉)、葉(葉)、葛(葛)、棗(棗)、殘(殘)、喉(喉)、荅(答)、僃(備)、脾(脾)、慄(慄)、愧(愧)、渇(渴)、滑(滑)、寐(寐)、發(發)、絲(絲)、搏(搏)、頓(頓)、歳(歲)、暍(暍)、置(置)、傷(傷)、傷(傷)、微(微)、亂(亂)、腹(腹)、腹(腹)、裏(裏)、痺(痺)、瘀(瘀)、慎(慎)、経(經)、軽(輕)、摭(摭)、對(對)、嘗(嘗)、鼻(鼻)、膈(膈)、誤(誤)、膏(膏)、瘧(瘧)、竭(竭)、漢(漢)、漢(漢)、滿(滿)、漆(漆)、寡(寡)、察(察)、蜜(蜜)、複(複)、增(增)、穀(穀)、暴(暴)、暴(暴)、墨(墨)、膝(膝)、瘂(瘂)、潦(潦)、漿(漿)、緣(緣)、緣(緣)、鞕(鞕)、鞕(鞕)、薄(薄)、頸(頸)、冀(冀)、噦(噦)、戰(戰)、還(還)、築(築)、燒(燒)、隱(隱)、環(環)、聲(聲)、藏(藏)、擊(擊)、噫(噫)、膽(膽)、療(療)、療(療)、瀉(瀉)、縱(縱)、翹(翹)、轉(轉)、醫(醫)、擾(擾)、蟲(蟲)、穢(穢)、歸(歸)、歸(歸)、翻(翻)、謹(謹)、謹(謹)、懵(懵)、繞(繞)、壞(壞)、難(難)、難(難)、辭(辭)、繼(繼)等。

三、底本有一定數量的俗體字與今天簡化字相同，是爲古俗今簡字，今據具體語言環境統一徑改爲大陸通行繁體字。如：壮(壯)、状(狀)、来(來)、黄(黃)、脚(腳)、猪(豬)、痒(癢)等。少部份古俗今簡字使用頻率較高，且諸書約定俗成，尊重原板，保留原貌。如：脉、白术、厚朴等。

四、底本有一些刻工習慣性刻誤字（亦可看作俗體字），今據具體語言環境統一徑改爲大陸通行繁體字。如：巳(已)、厄(厄)、瓜(瓜)、年(年)、危(危)、旨(旨)、身(身)、初(初)、忌(忌)、忍(忍)、直(直)、刺(刺)、協(協)、具(具)、孤(孤)、厚(厚)、紀(紀)、起(起)、真(真)、值(值)、俱(俱)、臭(臭)、晡(晡)、貪(貪)、族(族)、嗜(嗜)、傷(傷)、腸(腸)、鮮(鮮)、瘧(瘧)、靜(靜)、雙(雙)、謹(謹)、蠣(蠣)、巔(巔)、靈(靈)等。

五、《傷寒論》中『痓』字後世多認爲當作『痙』，《注解傷寒論·卷二·第四》成無己曰：『痓，當作痙，傳寫之誤也。痓，惡也。』《玉函》全書刻作『痙』。然《玉篇·疒部》曰：『痙，風強病也。』《集韻·至韻》曰：『痓，風病。』《注解傷寒論·卷二·音釋》曰：『痓，一曰風病。』《本草綱目·百病主治藥上·痙風》曰：『痙風，即痓病。』是『痓』古通『痙』明矣。又因《傷寒論》諸版本、《金匱》、《脉經》、《甲乙經》、《病源》、《千金翼》等諸書皆作『痓』，故尊重底本，保留原貌，不作更改。

六、底本、《傷寒論》諸版本及《脉經》、《千金翼》收載『傷寒條文』諸版本，『搏』字大多刻作俗體字『搏』①。底本該書『博』、『薄』分別刻作『博』、『薄』，『尃』刻作俗寫

① 趙開美本《傷寒論》之《卷二·第四》及《卷四·第七·子目》『風濕相搏』，有兩處『搏』字刻作俗寫體『搏』；《卷四·第七·子目》『風濕相搏』、《卷九·第二十》『振寒相搏』、《卷十·第二十二》『冷必相搏』，有三處『搏』字刻作俗寫體『搏』。按，《倪雲林先生詩集》明天順刊本等書，『搏』字均刻作俗寫字『搏』。國家圖書館藏同樣刻於明萬歷二十七年己亥（一五九九）的海監鄭曉撰《吾學編》，該書鄭心材刻本（原書版框高18.3cm，寬13.8cm）刻工端正，序、跋字大如錢，雷禮序曰：『少傅兼太子大傅。』『而無補於世用。』『以博洽伏宇內。』『撰國史記傳及輿地志。』『於理道無補者。』『亦能補公於萬一矣乎。』李當泰跋曰：『薄游兩都。』『固弗傳也。』『蓋傳於其長。』『他如傳表。』刻本所刻『尃』與『尃』絕不相混，且文中刻字凡出現『甫』者，均無右上一點（僅『亦能補公於萬一矣乎』例外），作俗寫字『甫』。趙開美本《傷寒論》之《卷四》、《卷五》、《卷七》、《卷十》多處出現『晡』字，均無右上一點；《卷二》、《卷四》『風濕相搏』，兩個『搏』中『甫』字亦無右上一點。以是知明人刻書，『尃』與『尃』有別不紊，『搏』字多刻作俗寫字『搏』，或作俗寫體『搏』、『搏』。

『專』；而『轉』、『傳』均刻作正字，『專』不作俗寫『專』。《傷寒論》古本若有『搏』字，則底本該字當刻作『搏』，不會是俗體字『搏』；否則『轉』、『傳』亦當刻作『轉』、『傳』。《說文·手部》：『搏，索持也，一曰至也。從手尃聲。』原書各條文凡出現『搏』者，作『搏』字訓於醫理、文理均義勝，若訓作『搏』，則差矣。《金匱要略》諸版本同此①；《金匱玉函經》全書均刻作正字『搏』。又，敦煌殘卷《傷寒論》甲本②以及《脉經》元廣勤堂本、明翻宋本等古醫書，『搏』多作假借字『薄』，是古醫書原本作『搏』明矣。今從其本義，『搏』字統一作『搏』。

丁、方劑名、中藥名

一、底本條文中凡出現『某湯主之』、『屬某湯』、『宜某湯』，『方第幾』之後一般不再重複『某』方名，而是另起一行列方藥；《注解傷寒論》則不然，『方第幾』之後另起一行重複『某』方名，再起一行列方藥。本次校勘尊重底本原貌，不作校補。

二、底本中藥名不規範、前後不統一、明顯刻誤者，徑改爲大陸通行繁體字規範中藥名，并予前後統一、更正。如：旋復花（旋覆花）、昌蒲（菖蒲）、牡礪（牡蠣）、猪苓（豬苓）、猪膽（豬膽）等。

---

① 《金匱要略》諸版本中『搏』字絕大多數刻作了『搏』。鄧本《新編金匱方論·卷上·第二》：『風濕相搏。』趙開美本《金匱要略方論·卷上·第五》：『風血相搏。』『枯泄相搏。』《卷上·第十》：『邪正相搏。』《卷中·第十一》：『浮濇相搏。』《卷中·第十三》：『堅數相搏。』《卷中·第十四》：『風氣相搏。』『熱潛相搏。』『沈伏相搏。』『虛難相搏。』『寒水相搏。』《卷中·第十五》：『風寒相搏。』其『搏』字均刻作『搏』，都是『搏』之俗體字。趙開美本《金匱要略方論·卷中·第十四》：『熱止相搏。』其『搏』字刻作正字『搏』。

② 敦煌卷子《傷寒論》甲本（S202）殘存內容相當於今傳本《傷寒論·平脉法》，對應今傳本條文，『搏』字均鈔寫作『薄』。《周易·說卦傳》：『雷風相薄。』指打雷刮風，同時并至，雷風激蕩，風雷交爭，『薄』義同『搏』。是古『搏』與『薄』通假。

戊、斷句原則

一、在條文前後互釋印證，尊重醫理，明確原文句與句之間因果、遞進、並列、轉折等邏輯關係基礎上，洞悉原文鋪陳、頂針、正說、反證、對比、引用、反問、設問、插敘、補述、說明、重申、定義、夾注、對仗、押韻、夾敘夾議等修辭文法，使用現代標點句讀，從而便利讀者直接領悟原書要表達的醫理。

二、藥物劑量與炮製之間用逗號，炮製方法之間用頓號，藥物原劑量與『一法』、『一作』劑量之間用句號。

三、條文煎（制）藥法、服藥法、將息法、禁忌法或然證用藥加減法等之間一般以句號斷開。

四、煎藥法中『去上沫』與『內諸藥再煎』以分號斷開；『去滓』與『內某藥再煎』以分號斷開；『先煮得某升』與『內藥煮取某升』以分號斷開；『煮取某升』與『去滓，再煎取某升』之間以分號斷開。

五、服藥法中常規服法與服法補充、服法注意事項之間以分號斷開。

六、或然證用藥加減法中，每一加減法之間以分號斷開。

本次點校，承蒙多位老師的無私指教，學苑出版社陳輝、鄭傑先生於出版事宜幫助甚多，特誌鳴謝！限於本人學力，疏漏之處，敬祈讀者指正。

邱浩　甲午年八月初一日

徐坊題記①

《傷寒論》世無善本，余所藏治平官刊大字景寫本而外，惟此趙清常本耳。亡友宗室伯兮祭酒，曾懸重金購此本不可得，僅得日本安政丙辰覆刻本。近蜀中又有刻本，亦從日本本出。今夏從廠賈魏子敏得此本，完好無缺，惜伯兮不及見矣。坊記時戊申中秋日戊辰

北宋人官刻經注皆大字，單疏皆小字，所以別尊卑也。治平官本《傷寒論》乃大字經也，《千金方》、《外臺祕要》皆小字疏也，林億諸人深於醫矣！南宋已後烏足知此？矩菴又記

① 徐坊題記：此標題底本無。據下文內容擬加。原題記鈔錄於《仲景全書》之首空白頁。

刻《仲景全書》序

歲乙未，吾邑疫厲大作，予家臧獲率六七就枕席。吾吳和緩明卿沈君南昉在海虞，藉其力而起死亡殆徧，予家得大造于沈君矣！不知沈君操何術而若斯之神，因詢之。君曰：『予豈探龍藏秘典，剖青囊奥旨而神斯也哉？特于仲景之《傷寒論》窺一斑兩斑耳。』予曰：『吾聞是書于家大夫之日久矣，而書肆間絶不可得。』君曰：『予誠有之。』予讀而知其爲成無己所觧之書也。然而魚亥不可正，句讀不可離矣。已而搆①得數本，字爲之正，句爲之離，補其脱略，訂其舛錯。沈君曰：『是可謂完書，仲景之忠臣也。』予謝不敏。先大夫命之：『爾其板行，斯以惠厥同胞。』不肖孤曰：『唯！唯！』沈君曰：『《金匱要略》，仲景治雜證之秘也，盍并刻之，以見古人攻擊補瀉、緩急調停之心法。』先大夫曰：『小子識之。』不肖孤曰：『敬哉！既合刻，則名何從？』先大夫曰：『可哉！命之名《仲景全書》。』既刻已，復得宋板《傷寒論》焉。予曩固知成注非全文，及得是書，不啻拱璧，轉卷間而後知成之荒也。因復並刻之，所以承先大夫之志歟！又故紙中檢得《傷寒類證》三卷，所以隱括仲景之書，去其煩而歸之簡，聚其散而彙之一。其于病證脉方，若標月指之明且盡，仲景之法于是粲然無遺矣！乃并附于後。予因是哀夫

---

① 搆：通『構』，《說文》『搆』作『構』。『構』又通『購』，參見《王力古漢語字典》。

世之人，向故不得盡命而死也。夫仲景殫心思于軒岐，辨證候于絲髮，著爲百十二方，以全民命，斯何其仁且愛，而躋一世于仁壽之域也！乃今之業醫者，舍本逐末，超者曰東垣，局者曰丹溪已矣。而最稱高識者則《玉機微義》是宗，若《素問》，若《靈樞》，若《玄珠密語》，則嗒焉，茫乎而不知旨歸。而語之以張仲景、劉河間，幾不能知其人與世代，猶靦然曰：『吾能已病足矣，奚高遠之是務？』且于今之讀軒岐書者，必加誚曰：『是夫也，徒讀父書耳，不知兵變。』已夫！不知變者，世誠有之；以其變之難通，而遂棄之者，是猶食而咽也，去食以求養生者哉，必且不然矣！則今日是書之刻，烏知不爲肉食者大嗤乎？說者謂：『陸宣公達而以奏疏醫天下，窮而聚方書以醫萬民。吾子固悠然有世思哉？』予曰：『不！不！是先大夫之志也。先大夫固嘗以奏疏醫父子之倫、醫朋黨之漸，醫東南之民瘼，以直言敢諫醫諂諛者之膏肓，故躓之日多，達之日少。而是書之刻也，其先大夫、宣公之志與？今先大夫歿，垂四年而書成，先大夫處江湖退憂之心，蓋與居廟堂進憂之心同一無窮矣！』客曰：『子實爲之，而以爲先公之志，殆所謂善則稱親與？』不肖孤曰：『不！不！是先大夫之志也。』

萬曆己亥三月穀旦海虞清常道人趙開美序

傷寒論序

夫《傷寒論》，蓋祖述大聖人之意，諸家莫其倫擬。故晉皇甫謐序《甲乙鍼經》云：『伊尹以元聖之才，撰用《神農本草》，以爲《湯液》。漢張仲景論廣《湯液》，爲十數卷，用之多驗。近世太醫令王叔和，撰次仲景遺論甚精，皆可施用。』是仲景本伊尹之法，伊尹本神農之經，得不謂祖述大聖人之意乎？張仲景《漢書》無傳，見《名醫錄》云：『南陽人，名機，仲景乃其字也。舉孝廉，官至長沙太守。始受術於同郡張伯祖，時人言：「識用精微過其師。」所著論，其言精而奧，其法簡而詳，非淺聞寡見者所能及。』自仲景于今八百餘年，惟王叔和能學之。其間如葛洪、陶景、胡洽、徐之才、孫思邈輩，非不才也，但各自名家，而不能修明之。開寶中，節度使高繼沖曾編錄進上，其文理舛錯，未嘗考正。歷代雖藏之書府，亦闕于讐校。是使治病之流，舉天下無或知者。國家詔儒臣校正醫書，臣奇[①]續被其選，以爲百病之急，無急於傷寒。今先校定張仲景《傷寒論》十卷，總二十二篇，證外合三百九十七法，除複重，定有一百一十二方，今請頒行。

太子右贊善大夫臣高保衡尚書屯田員外郎臣孫奇尚書司封郎中祕閣校理臣林億等謹上

① 奇：底本作大字。據本書下文『牒文』及元·鄧珍本《新編金匱方論·林序》等古籍，臣下署名均作小字體例改。本序下文署名同。

傷寒卒病論集①

論曰：余每覽越人入虢之診，望齊侯之色，未嘗不慨然歎其才秀也。怪當今居世之士，曾不留神醫藥，精究方術，上以療君親之疾，下以救貧賤之厄，中以保身長全，以養其生；但競逐榮勢，企踵權豪，孜孜汲汲，惟名利是務。崇飾其末，忽棄其本，華其外而悴其內，皮之不存，毛將安附焉？卒然遭邪風之氣，嬰非常之疾，患及禍至，而方震慄。降志屈節，欽望巫祝；告窮歸天，束手受敗；賫百年之壽命，持至貴之重器，委付凡醫，恣其所措。咄嗟嗚呼！厥身已斃，神明消滅，變爲異物，幽潛重泉，徒爲啼泣。痛夫！舉世昏迷，莫能覺悟。不惜其命，若是輕生，彼何榮勢之云哉？而進不能愛人知人，退不能愛身知己，遇災值禍，身居厄地，蒙蒙昧昧，惷若遊魂。哀乎！趨世之士，馳競浮華，不固根本，忘軀徇物，危若冰谷，至於是也。

余宗族素多，向餘二百，建安紀年以來，猶未十稔，其死亡者三分有二，傷寒十居其七。感往昔之淪喪，傷橫夭之莫救，乃勤求古訓，博采衆方，撰用《素問》、《九卷》、《八十一難》、《陰陽大論》、《胎臚》、《藥錄》，并《平脉》、《辨證》，爲《傷寒雜病論》，合十六卷。雖未能

① 傷寒卒病論集：此篇序言臺故宮本此處闕失，但見於同函書成無己《注解傷寒論》篇首。中醫圖本見於林億序之後，今據補。

盡愈諸病，庶可以見病知源。若能尋余所集，思過半矣。

夫天布五行，以運萬類；人稟五常，以有五藏。經絡府俞，陰陽會通，玄冥幽微，變化難極，自非才高識妙，豈能探其理致哉？上古有神農、黄帝、岐伯、伯高、雷公、少俞、少師、仲文，中世有長桑、扁鵲，漢有公乘陽慶及倉公，下此以往，未之聞也。觀今之醫，不念思求經旨，以演其所知，各承家技，終始順舊；省疾問病，務在口給，相對斯須，便處湯藥；按寸不及尺，握手不及足，人迎趺陽，三部不參；動數發息，不滿五十，短期未知決診，九候曾無髣髴；明堂闕庭，盡不見察，所謂窺管而已。夫欲視死別生，實爲難矣！

孔子云：『生而知之者上，學則亞之，多聞博識，知之次也。』余宿尚方術，請事斯語。

醫林列傳①

張機

張機，字仲景，南陽人也，受業於同郡張伯祖。善於治療，尤精經方。舉孝廉，官至長沙太守。後在京師爲名醫，於當時爲上手。以宗族二百餘口，建安紀年以來，未及十稔，死者三之二，而傷寒居其七。乃著論二十二篇，證外合三百九十七法，一百一十二方。其文辭簡古奥雅，古今治傷寒者，未有能出其外者也。其書爲諸方之祖，時人以爲扁鵲、倉公無以加之，故後世稱爲醫聖。

王叔和

王叔和，高平人也。性度沉靜，博好經方，尤精診處，洞識養生之道，深曉療病之源。採摭群論，撰成《脉經》十卷，敘陰陽表裏，辨三部九候，分人迎、氣口、神門；條十二經、二十四氣、奇經八脉、五藏六府、三焦四時之痾，纖悉備具，咸可按用，凡九十七篇。又次張仲景方論爲三十六卷，大行於世。

① 醫林列傳：據下文中有『成無己』傳，可知本文著作年代當在金代成無己之後。故此篇内容非宋板《傷寒論》所有。

成無己

成無己，聊攝人。家世儒醫，性識明敏，記問該博，譔述《傷寒》，義皆前人未經道者。指在定體分形析證，若同而異者明之，似是而非者辨之。古今言傷寒者祖張仲景，但因其證而用之，初未有發明其意義。成無己博極研精，深造自得，本《難》《素》《靈樞》諸書，以發明其奧；因仲景方論，以辨析其理；極表裏虛實、陰陽死生之説，究藥病輕重、去取加減之意，真得長沙公之旨趣。所著《傷寒論》十卷、《明理論》三卷、《論方》一卷，大行於世。

牒文①

國子監

准　尚書禮部元祐三年八月八日符。元祐三年八月七日酉時准　都省送下。當月六日

敕中書省勘會：下項醫書，冊數重大，紙墨價高，民間難以買置。八月一日奉

聖旨，令國子監別作小字雕印。內有浙路小字本者，令所屬官司校對，別無差錯，即摹印雕版，

並候了日廣行印造。只收官紙工墨本價，許民間請買，仍送諸路出賣。奉

敕如右，牒到奉行。前批八月七日未時付禮部施行，續准禮部符。元祐三年九月二十日准

都省送下。當月十七日

敕中書省、尚書省送到國子監狀。據書庫狀，准

朝旨雕印小字《傷寒論》等醫書出賣。契勘工錢約支用五千餘貫，未委於是何官錢支給，應副

使用？本監比欲依雕《四子》等體例，於書庫賣書錢內借支。又緣所降

朝旨，候雕造了日，令只收官紙工墨本價，即別不收息。慮日後難以撥還，欲乞

朝廷特賜應副上件錢數支使，候指揮尚書省勘當，欲用本監見在賣書錢，候將來成書出賣，每

部只收息壹分，餘依元降指揮。奉

---

① 牒文：此標題底本無。據下文內容擬加。

聖旨，依國子監主者，一依

敕命指揮施行。

治平二年二月四日

進呈，奉

聖旨鏤版施行。

朝奉郎守太子右贊善大夫同校正醫書飛騎尉賜緋魚袋臣高保衡

宣德郎守尚書都官員外郎同校正醫書騎都尉臣孫奇

朝奉郎守尚書司封郎中充祕閣校理判登聞檢院護軍賜緋魚袋臣林億

翰林學士朝散大夫給事中知制誥充史館修撰宗正寺脩玉牒官兼判太常寺兼禮儀事兼判祕閣祕書省同提舉集禧觀公事兼提舉校正醫書所輕車都尉汝南郡開國侯食邑一千三百戶賜紫金魚袋臣范鎮

推忠恊①謀佐理功臣金紫光祿大夫行尚書吏部侍郎參知政事柱國天水郡開國公食邑三千戶食實封八百戶臣趙槩

推忠恊謀佐理功臣金紫光祿大夫行尚書吏部侍郎參知政事柱國樂安郡開國公食邑二千八百戶食實封八百戶臣歐陽脩

---

① 恊：底本刻作『協』。今據明嘉靖間翻刻宋本《脉經》卷末『牒文』官銜封號及本書上下文例律齊。下文『曾公亮』條『恊』字亦據改。又，《說文・劦部》：『恊，同心之和。從劦，從心。』《字彙・心部》：『恊，同協。』

推忠協謀同德佐理功臣特進行中書侍郎兼户部尚書同中書門下平章事集賢殿大學士上柱國廬陵郡開國公食邑七千一百户食實封二千二百户臣曾公亮

推忠協謀同德守正佐理功臣開府儀同三司行尚書右僕射兼門下侍郎同中書門下平章事昭文館大學士監脩國史兼譯經潤文使上柱國衛國公食邑一萬七百户食實封三千八百户臣韓琦

知兖州録事參軍監國子監書庫臣郭直卿

奉議郎國子監主簿雲騎尉臣孫準

朝奉郎行國子監丞上騎都尉賜緋魚袋臣何宗元

朝奉郎守國子司業輕車都尉賜緋魚袋臣豐稷

朝請郎守國子司業上輕車都尉賜緋魚袋臣盛僑

朝請大夫試國子祭酒直集賢院兼徐王府翊善護軍臣鄭穆

中大夫守尚書右丞上輕車都尉保定縣開國男食邑三百户賜紫金魚袋臣胡宗愈

中大夫守尚書左丞上護軍太原郡開國侯食邑一千八百户食實封二百户賜紫金魚袋臣王存

中大夫守中書侍郎護軍彭城郡開國侯食邑一千一百户食實封二百户賜紫金魚袋臣劉摯

正議大夫守門下侍郎上柱國樂安郡開國公食邑四千户食實封九百户臣孫固

太中大夫守尚書右僕射兼中書侍郎上柱國高平郡開國侯食邑一千六百户食實封五百户臣范純仁

太中大夫守尚書左僕射兼門下侍郎上柱國汲郡開國公食邑二千九百户食實封六百户臣呂大防

仲景全書目錄

翻刻宋板傷寒論全文

① 第一：此序號底本無。據正文篇題補。下同。

① 後勞復：底本脱文。據正文篇題補。

① 傷寒論後序：此標題底本無。據正文加。又，底本此處後有他書目錄，因與本次點校《傷寒論》一書無涉，故删略。

傷寒論卷第一　　仲景全書第一

漢・張仲景述
晉・王叔和撰次
宋・林　億校正
明・趙開美校刻
沈　琳仝校

辨脉法第一

問曰：『脉有陰陽，何謂也？』答曰：『凡脉大、浮、數、動、滑，此名陽也。脉沉、濇、弱、弦、微，此名陰也。凡陰病見陽脉者生，陽病見陰脉者死。』

問曰：『脉有陽結、陰結者，何以別之？』答曰：『其脉浮而數，能食，不大便者，此爲實，名曰陽結也，期十七日當劇。其脉沉而遲，不能食，身體重，大便反鞕①音硬，下同，名曰陰結也，期十四日當劇。』

① 鞕：敦煌甲本全卷、《玉函》、《千金翼》、《脉經》全書均作『堅』。

問曰：『病有洒淅惡寒而復①發熱者何？』答曰：『陰脉不足，陽往從之；陽脉不足，陰往乘之。』曰：『何謂陽不足？』答曰：『假令寸口脉微，名曰陽不足。陰氣上入陽中，則洒淅惡寒也。』曰：『何謂陰不足？』答曰：『尺脉弱，名曰陰不足。陽氣下陷②入陰中，則發熱也③。』

陽脉浮（一作微），陰脉弱者④，則血虚，血虚則筋急⑤也。其脉沉者，榮⑥氣微也；其脉浮，而汗出如流珠者，衛氣衰也。榮氣微者，加燒針，則血留不行，更發熱而躁煩也。

脉藹藹如車蓋者，名曰陽結也。（一云秋脉。）

脉累累如循長竿者，名曰陰結也⑦。（一云夏脉。）

脉瞥瞥如羹上肥者，陽氣微⑧也。

脉縈縈如蜘蛛絲者，陽⑨氣衰也。（一云陰氣。）

---

① 復：敦煌甲本作『反』。
② 陷：《注傷寒・卷一・第二》、敦煌甲本作『流』。
③ 也：底本下段文字連接於此字下作一段。據敦煌甲本、《玉函・卷二・第二》、《玉函・卷六・第二十一》、《脉經・卷七・第十六》分爲兩段。
④ 陽脉浮陰脉弱者：敦煌甲本作『脉陽浮陰濡而弱，弱』。
⑤ 筋急：敦煌甲本作『傷葝』，《玉函・卷六・第二十一》作『筋惕』，《脉經・卷七・第十六》作『筋傷』。
⑥ 榮：敦煌甲本作『營』，下同。此字《玉函》全書均作『營』。
⑦ 陰結也：敦煌甲本下有『囁囁如吹榆莢，名曰數』，《玉函・卷二・第二》下有『脉聶聶如吹榆莢者，名曰散也』。
⑧ 微：《玉函・卷一・第二》作『脱』。
⑨ 陽：《聖惠・卷八・辨傷寒脉候》作『陰』。

脉綿綿如瀉漆之絕者，亡其血也。

脉來緩，時一止復來者，名曰結。脉來數，時一止復來者①，名曰促一作縱。脉陽盛則促，陰盛則結②，此皆病脉。

陰陽相搏③，名曰動。陽動則汗出，陰動則發熱。形冷惡寒者，此三焦傷也④。若數脉見於關上，上下無頭尾，如豆大⑤，厥厥動揺者，名曰動也⑥。

陽脉浮大而濡，陰脉浮大而濡，陰脉與陽脉同等者，名曰緩也⑦。

脉浮而緊者，名曰弦也。弦者，狀如弓弦，按之不移也；脉緊者，如轉索無常也。

脉弦而大，弦則爲減⑧，大則爲芤⑨；減則爲寒，芤則爲虚；寒虚相搏⑩，此名⑪爲革。婦人則半産漏下，男子則亡血失精。

---

① 脉來數……來者：敦煌甲本作「脉來時數一止」。

② 則結：敦煌甲本作「即緩」，上「則促」作「即促」。《聖惠・卷八・辨傷寒脉候》作「則動」，上二「促」字，均作「縱」。

③ 此皆病脉陰陽相搏：敦煌甲本作「病陰陽相薄」。

④ 此三焦傷也：敦煌甲本作「此爲進」。

⑤ 如豆大：敦煌甲本作「大如大豆」。

⑥ 名曰動也：敦煌甲本作「名爲動脉」。

⑦ 陽脉浮……緩也：敦煌甲本作「脉浮大濡，陰浮與陽同等，故名之爲緩」。

⑧ 減：敦煌甲本作「蔵」，形近致誤。本字爲「葴」，亦寫作「濊」或「蒧」。《説文》：「葴，馬藍也。」義勝。下同。

⑨ 芤：敦煌甲本作「莖」，義勝。下同。

⑩ 搏：敦煌甲本作「薄」。

⑪ 此名：敦煌甲本、《玉函・卷二・第二》作「脉即」。

問曰：『病有戰而汗出，因①得解者，何也？』答曰：『脉浮而緊，按之反芤，此爲本虛，故當戰而汗出也。其人本虛，是以發戰；以脉浮②，故當汗出而解也。若脉浮而數，按之不芤，此人本不虛；若欲自解，但汗出耳，不發戰也。』

問曰：『病有不戰而汗出解者，何也？』答曰：『脉大而浮數，故知不戰汗出而解也。』

問曰：『病有不戰、不汗出而解者，何也？』答曰：『其脉自微③，此以曾發汗，若吐、若下、若亡血，以内無津液，此陰陽自和④，必自愈。故不戰、不汗出而解也。』

問曰：『傷寒三日，脉浮數而微，病人身涼和者⑤，何也？』答曰：『此爲欲解也，解以夜半。脉浮而解者，濈⑥然汗出也；脉數而解者，必能食也；脉微而解者，必大汗出也。』

問曰：『脉病⑦，欲知愈未愈者，何以別之？』答曰：『寸口、關上、尺中三處，大小、浮沉、遲數⑧同等，雖有寒熱不解者，此脉陰陽爲和平，雖劇當愈⑨。』

---

① 因：《玉函・卷二・第二》作『自』。
② 以脉浮：敦煌甲本作『其脉反浮』。
③ 自微：敦煌甲本作『自微弦』。
④ 此陰陽自和：本書《卷三・第六》作『陰陽自和者』。本書《卷十・第二十二》作『陰陽脉自和者』。
⑤ 病人身涼和者：敦煌甲本作『人涼身和』，《玉函・卷二・第二》作『病人身自涼和者』。
⑥ 濈：《聖惠・卷八・辨傷寒脉候》作『濈濈然』，似更義長。
⑦ 脉病：《注傷寒・卷一・第一》作『病脉』。
⑧ 數：敦煌甲本、《聖惠・卷八・辨傷寒脉候》作『疾』。
⑨ 此脉……當愈：敦煌甲本作『脉陰陽爲平，當劇今愈』。

師①曰：『立夏得洪②(一作浮)大脉，是其本位。其人病身體苦疼重③者，須發其汗；若明日身不疼、不重④者，不須發汗；若汗濈濈⑤自出者，明日便解矣。何以言之？立夏脉洪大，是其時脉，故使然也。四時倣此。』

問曰：『凡病欲知何時得，何時愈？』答曰：『假令夜半得病者，明日日中愈；日中得⑥病者，夜半愈。何以言之？日中得病，夜半愈者，以陽得陰則解也；夜半得病，明日日中愈者，以陰得陽則解也。』

寸口脉浮爲在表，沉爲在裏。數爲在府，遲爲在藏。假令脉遲，此爲在藏也。

趺陽脉浮而濇，少陰脉如經者，其病在脾，法當下利。何以知之？若脉浮大者，氣實血虚也。今趺陽脉浮而濇，故知脾氣不足，胃氣虚也。以少陰脉弦而浮⑦(一作沉)纔見此爲調脉，故稱如經也；若反滑而數者，故知當屎⑧膿也(《玉函》作溺)。

---

① 師：敦煌甲本作『問』。
② 洪：敦煌甲本作『浮』。
③ 苦疼重：敦煌甲本作『苦瘀痛重』。《聖惠·卷八·辨傷寒脉候》作『苦疼痛』，且下文『不重』作『痛』。
④ 重：敦煌甲本作『重痛』。
⑤ 濈濈：《玉函·卷二·第二》作『濈濈然』。
⑥ 得：敦煌甲本作『發』。
⑦ 浮：敦煌甲本、《聖惠·卷八·辨傷寒脉候》作『沉』。
⑧ 屎：敦煌甲本、《玉函·卷二·第二》、《聖惠·卷八·辨傷寒脉候》作『溺』。

寸口脉浮而緊，浮則爲風，緊則爲寒；風則傷衛，寒則傷榮；榮衛俱病，骨節煩疼①。當發其汗也②。

趺陽脉遲而緩，胃氣如經也。趺陽脉浮而數，浮則傷胃，數則動脾，此非本病，醫特下之所爲也。榮衛内陷，其數先微，脉反但浮，其人必大便鞕，氣噫而除。何以言之？本以③數脉動脾，其數先微，故知脾氣不④治，大便鞕⑤，氣噫而除。今脉反浮，其數改微，邪氣獨留⑥，心中則飢，邪熱不殺穀，潮熱發渴⑦；數脉當遲緩，脉因前後度數如法⑧，病者則飢⑨；數脉不時，則生惡瘡也。

師曰：『病人⑩脉微而濇者，此爲醫所病也，大發其汗，又⑪數大下之。其人亡血，病當惡

① 煩疼：敦煌甲本作『疼煩』。『煩』與上文『寒』均押『元』部韻，當從。
② 當發其汗也：本書《卷七・第十六》作『可發其汗，宜麻黃湯』，《卷九・第二十》作『當發其汗，而不可下也』。
③ 本以：《玉函・卷二・第二》、《脉經・卷七・第六》作『脾脉本緩，今』。
④ 不：敦煌甲本作『而』。
⑤ 鞕：敦煌甲本作『而堅』。
⑥ 今脉……獨留：敦煌甲本作『浮脉反微，數氣獨留』。
⑦ 邪熱……發渴：敦煌甲本作『邪熱煞穀，朝暮發溫』。
⑧ 脉因……如法：敦煌甲本作『脉因前度，數如前』。又，法：《脉經・卷七・第六》作『前』。
⑨ 飢：敦煌甲本作『肥』。
⑩ 病人：敦煌甲本作『一日脉一病人，其』。
⑪ 又：敦煌甲本作『而』。

寒，後乃①發熱，無休止時。夏②月盛熱，欲著複③衣；冬月盛寒，欲裸④其身。所以然者，陽微則惡寒，陰弱則發熱。此醫發其汗⑤，使⑥陽氣微；又大下之，令陰氣弱。五月之時，陽氣在表，胃中虛冷，以陽氣內微，不能勝冷，故欲著複衣；十一月之時，陽氣在裏，胃中煩熱，以陰氣內弱，不能勝熱，故欲裸其身。又陰脉遲濇，故知亡血也。』

脉浮而大，心下反鞕、有熱：屬藏者，攻之，不令發汗；屬府者，不令溲數，溲數則大便鞕。汗多則熱愈，汗少則便難⑦；脉遲，尚未可攻⑧。

脉浮而洪，身汗如油，喘而不休⑨，水漿不下，形體不仁，乍靜⑩乍亂，此爲命絕也。又未知何藏先受其災⑪：若汗出髮潤，喘不休者，此爲肺先絕也；陽反獨留，形體如煙熏，直視搖頭

---

① 後乃：敦煌甲本、《玉函·卷二·第二》、《脉經·卷七·第六》作「而」。
② 夏：敦煌甲本作「五」。
③ 複：此字全書行文共使用四次，底本本段兩字刻作「複」，形近致誤。據《玉函·卷二·第二》此兩處統改。
④ 裸：此字全書行文共使用四次，底本均刻作「祼」，形近致誤。據《玉函·卷二·第二》全書四處統改。
⑤ 此醫發其汗：敦煌甲本作「醫數發汗」。
⑥ 使：《注傷寒·卷一·第二》作「令」。
⑦ 脉浮……便難：敦煌甲本作「脉浮而大，心下反堅。有熱屬藏，攻之不全（原作全）；微汗屬腑，溲（溲）數即堅。汗多即愈，少汗溲（溲）難」，《脉經·卷七·第六》與敦煌甲本基本相同。
⑧ 攻：敦煌甲本作「取」，且其下有「趺脉微澁，少陰反堅。微即下逆，澁（原文脫）則躁煩。少陰緊者，溲（溲）即爲難。汗出在頭，穀氣爲下，溲（溲）難者愈。微溏，不令汗出。甚者，遂不得便。煩逆鼻鳴，上竭下虛，不得溲（溲）通」一段條文。《玉函》亦有此一段條文，文字大同稍異，文長從略。
⑨ 身汗如油喘而不休：敦煌甲本作「軀反如沾，濡而不休」。又，油：《聖惠·卷八·辨傷寒脉候》作「黏」。
⑩ 靜：敦煌甲本作「理」。
⑪ 又未知何藏先受其災：敦煌甲本作「未知何藏受寒」。

者，此爲心絶也；脣吻反青①，四肢漐習者，此爲肝絶也；環口黧黑，柔汗②發黄者，此爲脾絶也；溲便遺失，狂言③，目反直視者，此爲腎絶也。又未知何藏陰陽前絶：若陽氣前絶，陰氣後竭者，其人死，身色必青④；陰氣前絶，陽氣後竭者，其人死，身色必赤⑤，腋下溫，心下熱也⑥。

寸口脉浮大，而醫反下之，此爲大逆。浮則無血，大則爲寒，寒氣相搏⑦，則爲腸鳴。醫乃不知，而反飲冷水，令汗大出，水得寒氣，冷必相搏⑧，其人即䬡（音噎，下同）。

趺陽脉浮，浮則爲虛，浮虛相搏⑨，故令氣䬡⑩，言胃氣虛竭也；脉滑則爲噦⑪。此爲醫咎，責虛取實，守空迫血。脉浮，鼻中⑫燥者，必衄也。

---

① 脣吻反青：敦煌丙本作「脣吻反出，色青者」。
② 柔汗：《聖惠·卷八·辨傷寒脉候》作「大汗」。
③ 溲便遺失狂言：敦煌甲本作「溲（溲）便狂語」。又，下文「目反」：《聖惠·卷八·辨傷寒脉候》作「目皮反」。
④ 其人死身色必青：敦煌丙本、《聖惠·卷八·辨傷寒脉候》作「死，必肉色青也」。《玉函·卷二·第二》下有「肉必冷」三字，且本段三處「前絶」均作「先絶」；敦煌丙本亦均作「先絶」。
⑤ 其人死身色必赤：敦煌丙本、《聖惠·卷八·辨傷寒脉候》作「死，必肉色赤」。
⑥ 腋下溫心下熱也：敦煌甲本作「腋下爲溫，心下溫，心下必熱」，疑有衍訛；敦煌丙本作「腋下暖，心下熱也」。
⑦ 搏：敦煌甲本作「薄」。
⑧ 水得寒氣冷必相搏：敦煌甲本作「水得於寒，氣冷相薄」。
⑨ 搏：敦煌甲本作「薄」。
⑩ 令氣䬡：敦煌甲本作「氣上餉罝」。
⑪ 言胃……爲噦：敦煌甲本作「胃氣滑者，其人即噦」。
⑫ 中：敦煌甲本、《玉函·卷二·第二》、《聖惠·卷八·辨傷寒脉候》作「口」。

諸脉浮數，當發熱而洒淅惡寒，若有痛處，飲食如常者，畜積有膿也。

脉浮而遲，面熱赤而戰惕者①，六七日當汗出而解；反發熱者，差遲，遲爲無陽，不能作汗，其身必癢也。

寸口脉②陰陽俱緊者，法當清邪中於上焦，濁邪中於下焦。清邪中上，名曰潔③也；濁邪中下，名曰渾④也。陰中於邪，必內慄也⑤，表氣微虚，裏氣不守，故使邪中於陰也⑥；陽中於邪，必發熱頭痛，項强頸攣，腰痛脛酸，所爲⑦陽中霧露之氣。故曰清邪中上，濁邪中下。陰氣爲慄，足膝逆冷，便溺⑧妄出，表氣微虚，裏氣微急，三焦相溷，內外不通⑨。上焦怫（音佛下同）鬱，藏氣相熏⑩，口爛食斷也。中焦不治，胃氣上衝⑪，脾氣不轉，胃中爲濁，榮衛不通，血凝不流；若

---

① 面熱赤而戰惕者：敦煌甲本作「其面熱而赤戴陽」。又，惕：底本刻作「愓」，形近致誤。據《注傷寒・卷一・第一》、《玉函・卷二・第二》、《聖惠・卷八・辨傷寒脉候》改。

② 寸口脉：敦煌甲本作「寸口脉弦」，且其上有「脉虚而不吐、下、發汗，其面反有熱。今色欲解，不能出汗，其身必癢」一段條文。《玉函・卷二・第二》上有「脉虚者，不可吐、下、發汗。其面反有熱色，爲欲解。不能汗出，其身必癢」一段條文。

③ 潔：敦煌甲本作「渾」。

④ 渾：敦煌甲本作「緊」。

⑤ 必內慄也：敦煌甲本作「名曰栗」。《聖惠・卷八・辨傷寒脉候》做「必心慄也」。

⑥ 裏氣……陰也：敦煌甲本作「裏則不守，故使邪中陽」。

⑦ 爲：敦煌甲本、《玉函・第二・第二》作「謂」，義勝。

⑧ 便溺：敦煌甲本作「狂熱」，《玉函・第二・第二》作「溲便」。

⑨ 不通：《聖惠・卷八・辨傷寒脉候》作「不和也」。

⑩ 熏：敦煌甲本、《聖惠・卷八・辨傷寒脉候》作「動」。

⑪ 衝：敦煌甲本作「鼻」。

衛氣前通①者，小便赤黄，與熱相搏②，因熱作使，遊於經絡，出入藏府，熱氣所過，則爲癰膿；若陰氣前通者，陽氣厥微，陰無所使，客氣内入，嚏而出之，聲嗢乙骨切咽塞③；寒厥相追，爲熱所擁④，血凝自下，狀如豚肝；陰陽俱厥，脾氣孤弱，五液注⑤下。下焦不盍⑥一作闔，清便⑦下重，令便數難，齊⑧築湫痛，命將難全。

脉陰陽俱緊者，口中⑨氣出，脣口乾燥，踡臥足冷⑩，鼻中涕出，舌上胎滑，勿妄治也。到七日以來⑪，其人微發熱，手足溫者⑫，此爲欲解；或到八日以上，反大發熱者⑬，此爲難治。設使惡寒者，必欲嘔也；腹内痛者，必欲利也。

---

① 前通：《聖惠・卷八・辨傷寒脉候》作『不通』。
② 搏：敦煌甲本作『薄』。
③ 嗢咽塞：敦煌甲本作『噯便白』。
④ 擁：敦煌甲本作『推』。
⑤ 注：敦煌甲本作『狂』。
⑥ 盍：敦煌甲本作『濇』。《注傷寒・卷一・第一》、《玉函・卷二・第二》均作『闔』。《聖惠・卷八・辨傷寒脉候》作『和』。
⑦ 便：敦煌甲本作『溲』。又，清便下重令便：《聖惠・卷八・辨傷寒脉候》作『清溲（溲）重下，大便』。
⑧ 齊：《注傷寒・卷一・第一》、敦煌甲本、《玉函・卷二・第二》作『臍』。又，齊築湫痛命將難全：《聖惠・卷八・辨傷寒脉候》作『臍腹疼痛』。
⑨ 口中：《聖惠・卷八・辨傷寒脉候》作『以下焦』。
⑩ 足冷：敦煌甲本作『足恒冷』。
⑪ 以來：敦煌甲本作『上』，《聖惠・卷八・辨傷寒脉候》作『傷寒七日已上』。
⑫ 微發熱手足溫者：敦煌甲本作『微熱足溫』。
⑬ 八日……熱者：敦煌甲本作『七八日上及發熱』，《聖惠・卷八・辨傷寒脉候》作『傷寒八日已上，大發熱者』。

脉陰陽俱緊，至於吐利，其脉獨①不解；緊去人②安，此爲欲解。若脉遲，至六七日不欲食，此爲晚發，水停故也，爲③未解；食自可者，爲欲解。病六七日，手足三部脉皆至，大④煩而口噤不能言，其人躁擾者，必欲解也；若脉和，其人大煩、目重、瞼内際黄者⑤，此欲解也。

脉浮而數，浮爲風，數爲虚；風爲熱，虚爲寒；風虚相搏⑥，則洒淅惡寒也⑦。

脉浮而滑，浮爲陽，滑爲實，陽實相搏⑧，其脉數疾，衛氣失度⑨。浮滑之脉數疾，發熱汗出者，此爲不治。

傷寒，欬逆上氣，其脉散者，死。謂其形損故也⑩。

---

① 獨：敦煌甲本作「續」。
② 人：底本刻作「入」，形近致誤。據敦煌甲本、《玉函·卷二·第二》改。
③ 爲：敦煌甲本上有「夫」字。
④ 至大：《聖惠·卷八·辨傷寒脉候》作「大，心」。
⑤ 瞼内際黄者：敦煌甲本作「瞼除」。
⑥ 風爲……相搏：敦煌甲本作「風即爲熱，數即惡寒，虚風相薄」，《玉函·卷二·第二》作「風即發熱，虚即惡寒，風虚相搏」。
⑦ 也：《玉函·卷二·第二》作「而發熱也」。敦煌甲本下有「趺陽脉浮而微，浮則爲虚，微即汗出」一句條文。
⑧ 搏：敦煌甲本作「薄」。又，風虚相搏……陽實相搏：《聖惠·卷八·辨傷寒脉候》作「寒風相搏……浮滑相搏」。
⑨ 度：敦煌甲本下有「發熱汗出」四字。
⑩ 傷寒……故也：敦煌甲本作「脉散，其人形損，傷……」其下尚有文字，然原卷子僅至此，以下殘闕。《玉函·卷二·第二》作「脉散，其人形損。傷寒而欬，上氣者，死」，其下仍有條文，文長從略。《聖惠·卷八·辨傷寒脉候》作「傷寒，欬而上氣，其人形損，脉散者，死」。

平脉法第二

問曰：『脉有三部，陰陽相乘。榮衛血氣①，在人體躬。呼吸出入，上下於中。因息遊布，津液流通。隨時動作，效象形容。春弦秋浮，冬沉夏洪。察色觀脉，大小不同。一時之間，變無經常。尺寸參差，或短或長。上下乖錯，或存或亡。病輒改易，進退低昂。心迷意惑，動失紀綱。願爲具②陳，令得分明。』師曰：『子之所問，道之根源。脉有三部，尺寸及關。榮衛流行，不失衡銓。腎沉心洪，肺浮肝弦。此自經常，不失銖分。出入升降，漏刻周旋。水下百刻③，一周循環④。當⑤復寸口，虛實見焉。變化相乘，陰陽相干。風則浮虛，寒則牢堅⑥；沉潛水滀⑦，支飲急弦；動則爲痛，數則⑧熱煩。設有不應，知變所緣。三部不同，病各異端。大過

---

① 血氣：《脉經·卷五·第一》作『氣血』。
② 具：《脉經·卷五·第一》作『縷』。
③ 百刻：《注傷寒·卷一·第二》、《脉經·卷五·第一》作『二刻』。《脉經·卷五·第一》小注曰：『臣億等詳：水下二刻，疑。檢舊本如此』。
④ 一周循環：《脉經·卷五·第二》作『脉一周身』。
⑤ 當：《脉經·卷五·第一》作『旋』。
⑥ 牢堅：《脉經·卷五·第一》作『緊弦』。
⑦ 滀：《注傷寒·卷一·第二》做『畜』。
⑧ 則……則：此二字《脉經·卷五·第一》分別作『弦』、『洪』。

可怪，不及亦然。邪不空見，終①必有奸。審察表裏，三焦別焉。知其②所舍，消息診看。料度府藏，獨見若神。爲子條記，傳與賢人。』

師曰：『呼吸者，脉之頭也。初持脉，來疾去遲，此出疾入遲，名曰內虛外實也。初持脉，來遲去疾，此出遲入疾，名曰內實外虛也。』

問曰：『上工望而知之，中工問而知之，下工脉而知之。願聞其說。』師曰：『病家人請云：「病人苦發熱，身體疼。」病人自臥。師到診其脉，沉而遲者，知其差也。何以知之？若表有病者，脉當浮大；今脉反沉遲，故知愈也。假令病人云：「腹內卒痛。」病人自坐。師到脉之，浮而大者，知其差也。何以知之？若裏有病者，脉當沉而細；今脉浮大，故知愈也。』

師曰：『病家人來請云：「病人發熱，煩極。」明日師到，病人向壁臥，此熱已去也。設令脉不和，處言已愈；設令向壁臥，聞師到，不驚起而盻視③，若三言三止，脉之嚥唾者，此詐病也；設令脉自和，處言此病大重，當須服吐下藥，針灸數十百處，乃愈。』

師持脉，病人欠者，無病也；脉之呻者，病也④。言遲者，風也。搖頭言者，裏痛也。行遲

① 終：《注傷寒·卷一·第二》作『中』。
② 別焉知其：《脉經·卷五·第一》作『別分。知邪』。
③ 盻視：《脉經·卷一·第十二》作『目眄視』，義勝；且其下有小注曰：『一云：反面仰視。』
④ 師持……病也：《脉經·卷一·第十二》此兩句條文位於下文『心痛也』之下，上文『設令向壁臥』之前。又，脉之呻者病也：《脉經》作『脉之因伸者，無病也』，且下有小注曰：『一云：呻者病也。』

者，表强也。坐而伏者，短氣也。坐而下一脚①者，腰痛也。裏實護腹，如懷卵物者，心痛也。

師曰：『伏氣之病，以意候之，今月之内，欲有伏氣。假令舊有伏氣，當須脉之，若脉微弱者，當喉中痛似傷，非喉痹也。病人云：「實咽中痛。」雖爾，今復欲下利。』

問曰：『人②恐怖者，其脉何狀？』師曰：『脉形如循絲，累累然，其面白脱色也。』

問曰：『人不飲，其脉何類？』師曰：『脉自濇，唇口乾燥也。』

問曰：『人愧者，其脉何類？』師曰：『脉浮而面色③乍白乍赤。』

問曰：『《經》説：脉有三菽、六菽重者，何謂也？』師曰：『脉④人以指按之，如三菽之重者，肺氣也；如六菽之重者，心氣也；如九菽之重者，脾氣也；如十二菽之重者，肝氣也；按之至骨者，腎氣也。菽者，小豆也。假令下利，寸口、關上、尺中，悉不見脉，然尺中時一小見，脉再舉頭一云按投者，腎氣也；若見損脉來至，爲難治腎爲脾所勝⑤，脾勝不應時。』

問曰：『脉有相乘，有縱⑥，有横，有逆，有順，何謂也？』師曰：『水行乘火，金行乘木，名曰縱。火行乘水，木行乘金，名曰横。水行乘金，火行乘木，名曰逆。金行乘水，木行乘火，

① 脚：《脉經·卷一·第十二》作『膝』，且『腰痛也』作『必腰痛』，『心痛也』作『必心痛』。
② 人：《注傷寒·卷一·第二》、《脉經·卷一·第十二》作『人病』，似更義長。
③ 脉浮而面色：《脉經·卷一·第十二》作『其脉自浮而弱，面形』。
④ 脉：《注傷寒·卷一·第二》作『脉者』，義勝。
⑤ 爲脾所勝：此四字中醫圖本刻作『謂所勝脾』。底本爲佳。
⑥ 縱：《脉經·卷一·第十一》作『從』。下同。

名曰順也。』

問曰：『脉有殘賊，何謂也？』師曰：『脉有弦、緊、浮、滑、沉、濇，此六脉名曰殘賊，能爲諸脉[1]作病也。』

問曰：『脉有災怪，何謂也？』師曰：『假令人病，脉得太陽，與[2]形證相應，因爲作湯。比還送湯[3]，如食頃，病人乃大吐，若下利，腹中痛。』師曰：『我前來[4]不見此證，今乃變異，是名災恠。』又問曰：『何緣作此吐利？』答曰：『或有舊時服藥，今乃發作，故爲災恠耳。』

問曰：『東方肝脉，其形何似？』師曰：『肝者，木也，名厥陰，其脉微弦、濡弱而長，是肝脉也。肝病自得濡弱者，愈也。假令得純弦脉者，死。何以知之？以其脉如弦直，此是肝藏傷，故知死也。』

『南方心脉，其形何似？』師曰：『心者，火也，名少陰，其脉洪大而長，是心脉也。心病自得洪大者，愈也。假令脉來微去大，故名反，病在裏也；脉來頭小本大，故名覆，病在表也。上微頭小者，則汗出；下微本大者，則爲關格不通，不得尿。頭無汗者可治，有汗者死。』

『西方肺脉，其形何似？』師曰：『肺者，金也，名太陰，其脉毛浮也。肺病自得此脉，若

---

① 爲諸脉：《脉經·卷一·第十二》作『與諸經』。
② 與：《脉經·卷一·第十二》作『脉與病』，似更義長。
③ 送湯……大吐：《脉經·卷一·第十二》作『送湯之時，病者因反大吐』。
④ 前來：《脉經·卷一·第十二》作『前來脉時』，義勝。又，下文『今乃』作『今反』。

得緩遲者，皆愈；若得數者，則劇。何以知之？數者，南方火，火剋西方金，法當癰腫，爲難治也①。』

問曰：『二月得毛浮脉，何以處言至秋當死？』師曰：『二月之時，脉當濡弱，反得毛浮者，故知至秋死。二月肝用事，肝屬木，脉應濡弱，反得毛浮脉者，是肺脉也，肺屬金，金來剋木，故知至秋死。他皆倣此。』

師曰：『脉肥人責浮，瘦人責沉。肥人當沉，今反浮；瘦人當浮，今反沉，故責之。』

師曰：『寸脉下不至關，爲陽絕；尺脉上不至關，爲陰絕。此皆不治，決死也。若計其餘命，生死之期，期以月節剋之也。』

師曰：『脉病人不病，名曰行尸，以無王氣，卒眩仆不識人者，短命則死。人病脉不病，名曰內虛，以無穀神，雖困無苦。』

問曰：『翕奄沉，名曰滑，何謂也？』師曰：『沉爲純陰，翕爲正陽，陰陽和合，故令脉滑，關尺自平。陽明脉微沉，食飲自可；少陰脉微滑，滑者，緊之浮名也，此爲陰實，其人必股內汗出，陰下濕也。』

問曰：『曾爲人所難，緊脉從何而來？』師曰：『假令亡汗、若吐，以肺裏②寒，故令脉緊

---

① 也：依據行文體例，其下似脫『北方腎脉』、『中央脾脉』兩段問答。
② 肺裏：《脉經·卷一·第十二》作『肺中』，似更義長。

也。假令欬者，坐飲冷水，故令脉緊也。假令下利，以胃①虛冷，故令脉緊也。』

寸口衛氣盛，名曰高高者，暴狂而肥；榮氣盛，名曰章章者，暴澤而光；高章相搏，名曰綱綱者，身筋急，脉强直故也。衛氣弱，名曰惵惵者，心中氣動迫怯；榮氣弱，名曰卑卑者，心中常自羞愧；惵卑相搏，名曰損損者，五藏六府俱乏，氣虛惙故也。衛氣和，名曰緩緩者，四肢不能自收；榮氣和，名曰遲遲者，身體俱重，但欲眠也；緩遲相搏，名曰沉沉者，腰中直，腹內急痛，但欲臥，不欲行。

寸口脉緩而遲，緩則陽氣長，其色鮮，其顏光，其聲商，毛髮長；遲則陰氣盛，骨髓生，血滿，肌肉緊薄鮮鞕。陰陽相抱，榮衛俱行，剛柔相得②，名曰强也。

趺陽脉滑而緊，滑者胃氣實，緊者脾氣强，持實擊强，痛還自傷，以手把刃，坐作瘡也。

寸口脉浮而大，浮爲虛，大爲實，在尺爲關，在寸爲格，關則不得小便，格則吐逆。

趺陽脉伏而濇，伏則吐逆，水穀不化，濇則食不得入，名曰關格。

脉浮而大，浮爲風虛，大爲氣强，風氣相搏，必成隱癮，身體爲癢。癢者，名泄風，久久爲痂癩眉少髮稀，身有乾瘡而腥臭也。

寸口脉弱而遲，弱者衛氣微，遲者榮中寒。榮爲血，血寒則發熱；衛爲氣，氣微者心內飢，飢而虛滿，不能食也。

---

① 胃：《注傷寒·卷一·第二》、《脉經·卷一·第十二》作『胃中』，義勝。

② 得：《注傷寒·卷一·第二》正文作『搏』，成無己注作『得』。又，此字所在一段條文：《脉經·卷六·第五》全句作『寸口脉緩而遲，緩則爲陽，其氣長；遲則爲陰，榮氣促。榮衛俱和，剛柔相得，三焦相承，其氣必强』。

趺陽脉大而緊者，當即下利，爲難治。

寸口脉弱而緩，弱者陽氣不足，緩者胃氣有餘。噫而吞酸，食卒不下，氣填於膈上也（一作下）。

趺陽脉緊而浮，浮爲氣，緊爲寒。浮爲腹滿，緊爲絞痛，浮緊相搏，腸鳴而轉，轉即氣動，膈氣乃下。少陰脉不出，其陰腫大而虚也。

寸口脉微而濇，微者衛氣不行，濇者榮氣不逮①。榮衛不能相將，三焦無所仰，身體痹不仁。榮氣不足，則煩疼，口難言；衛氣虚者，則惡寒數欠，三焦不歸其部。上焦不歸者，噫而酢吞；中焦不歸者，不能消穀引食；下焦不歸者，則遺溲。

趺陽脉沉而數，沉爲實，數消穀，緊者病難治。

寸口脉微而濇，微者衛氣衰，濇者榮氣不足。衛氣衰，面色黄；榮氣不足，面色青。榮爲根，衛爲葉，榮衛俱微，則根葉枯槁，而寒慄欬逆、唾腥吐涎沫也。

趺陽脉浮而芤，浮者衛氣虚②，芤者榮氣傷，其身體瘦，肌肉甲錯。浮芤相搏，宗氣微衰③，四屬斷絶。（四屬者，謂皮肉脂髓俱竭，宗氣則衰矣。）

寸口脉微而緩，微者衛氣踈④，踈則其膚空，緩者胃氣實，實則穀消而水化也。穀入於胃，

① 逮：《注傷寒·卷一·第二》作「足」。
② 虚：《注傷寒·卷一·第二》作「衰」。
③ 微衰：《注傷寒·卷一·第二》作「衰微」。
④ 踈：底本全書同。《正字通·足部》：「踈，疎字之譌。本從疋。」當據改。

脉道乃行，水入於經，其血乃成。榮盛則其膚必疎，三焦絕經，名曰血崩。

趺陽脉微而緊，緊則爲寒，微則爲虚，微緊相搏，則爲短氣。

少陰脉弱而濇，弱者微煩，濇者厥逆。

趺陽脉不出，脾不上下，身冷膚鞕。

少陰脉不至，腎氣微，少精血，奔氣促迫，上入胷膈，宗氣反聚，血結心下，陽氣退下，熱歸陰股，與陰相動，令身不仁。此爲尸厥，當刺期門、巨闕。宗氣者，三焦歸氣也，有名無形，氣之神使也，下榮玉莖，故宗筋聚縮之也。

寸口脉微，尺脉緊，其人虚損多汗，知陰常在，絕不見陽也。

寸口諸微亡陽，諸濡亡血，諸弱發熱，諸緊爲寒。諸乘寒者，則爲厥，鬱冒不仁，以胃無穀氣，脾濇不通，口急不能言，戰而慄也。

問曰：『濡弱何以反適十一頭？』師曰：『五藏六府相乘，故令十一。』

問曰：『何以知乘府？何以知乘藏？』師曰：『諸陽浮數，爲乘府；諸陰遲濇，爲乘藏也。』

傷寒論卷第一①

① 傷寒論卷第一：臺故宫本此行字殘闕。據全書體例及中醫圖本補。

傷寒論卷第二

仲景全書第二

漢・張仲景述
晉・王叔和撰次
宋・林　億校正
明・趙開美校刻
沈　琳仝校

傷寒例第三

四時八節，二十四氣，七十二候決病法

立春正月節斗指艮，雨水正月中指寅。
驚蟄二月節指甲，春分二月中指卯。
清明三月節指乙，穀雨三月中指辰。
立夏四月節指巽，小滿四月中指巳。
芒種五月節指丙，夏至五月中指午。
小暑六月節指丁，大暑六月中指未。

立秋七月節指坤，處暑七月中指申。
白露八月節指庚，秋分八月中指酉。
寒露九月節指辛，霜降九月中指戌。
立冬十月節指乾，小雪十月中指亥。
大雪十一月節指壬，冬至十一月中指子。
小寒十二月節指癸，大寒十二月中指丑。

二十四氣，節有十二，中氣有十二，五日爲一候，氣亦同，合有七十二候，決病生死，此須洞解之也。

《陰陽大論》云①：『春氣溫和，夏氣暑熱，秋氣清涼，冬氣冰列②。此則四時正氣之序也。冬時嚴寒，萬類深藏，君子固③密，則不傷於寒；觸冒之者，乃名傷寒耳。其傷於四時之氣，皆能爲病，以傷寒爲毒者，以其最成④殺厲之氣也。中而即病者，名曰傷寒；不即病者，寒毒藏於肌膚⑤，至春變爲溫病，至夏變爲暑病，暑病者，熱極重於溫也。是以辛苦之人，春夏多溫熱

---

① 陰陽大論云：《病原・卷七・傷寒候》、《千金・卷九・第一》作『經言』。
② 冰列：《注傷寒・卷二・第三》作『冷冽』，《病源・卷七・傷寒候》作『冰寒』，《千金・卷九・第一》、《外臺・卷一・傷寒八家》做『冰洌』。
③ 固：《千金・卷九・第一》、《外臺・卷一・寒寒八家》作『周』。
④ 成：《病原・卷七・傷寒候》、《千金・卷九・第一》做『爲』。
⑤ 肌膚：《病原・卷七・傷寒候》、《千金・卷九・第一》作『肌骨中』。

病[①]者，皆由冬時觸寒所致，非時行之氣也。凡時行者，春時應暖而反[②]大寒，夏時應熱[③]而反大涼[④]，秋時應涼而反大熱，冬時應寒而反大溫，此非其時而有其氣。是以一歲之中，長幼之病多相似者，此則時行之氣也。夫欲候知四時正氣爲病及時行疫氣之法，皆當按斗曆占之。九月霜降節後宜漸寒，向冬大寒，至正月雨水節後宜觧也，所以謂之雨水者，以冰雪觧而爲雨水故也。至驚蟄二月節後，氣漸和暖，向夏大熱，至秋便涼。從霜降以後至春分以前，凡有觸冒霜露，體中寒即病者，謂之傷寒也。九月十月，寒氣尚微，爲病則輕。十一月十二月，寒洌已嚴，爲病則重。正月二月，寒漸將觧，爲病亦輕，此以冬時不調，適有傷寒之人，即爲病也。其冬有非節之暖者，名爲[⑤]冬溫，冬溫之毒與傷寒大異。冬溫復有先後，更相重沓，亦有輕重，爲治不同，證如後章。從立春節後，其中無暴大寒，又不冰雪，而有人壯熱爲病者，此屬春時陽氣發於冬時伏寒，變爲溫病。從春分以後至秋分節前，天有暴寒者，皆爲時行寒疫也。三月四月，或有暴寒，其時陽氣尚弱，爲寒所折，病熱猶輕。五月六月，陽氣已盛，爲寒所折，病熱則重。七月八月，陽氣已衰，爲寒所折，病熱亦微，其病與溫及暑病相似，但治有殊耳。十五日得一

① 多溫熱病：《病源·卷七·傷寒候》作「必有溫病」，《千金·卷九·第一》作「多溫病熱病」。
② 反：《注傷寒·卷二·第三》作「復」。
③ 熱：《注傷寒·卷二·第三》作「大熱」。
④ 大涼：《病源·卷七·傷寒候》作「涼」，且四季時行之氣均無「大」字；《千金·卷九·第一》、《外臺·卷一·傷寒八家》作「大冷」。
⑤ 爲：《注傷寒·卷二·第三》作「曰」。

氣，於四時之中，一時有六氣，四六名爲二十四氣①。然氣候亦有應至仍②不至，或③有未應至而至者，或有至而太過者，皆成病氣也。但天地動靜，陰陽鼓擊者，各正一氣耳。是以彼春之暖，爲夏之暑；彼秋之忿，爲冬之怒。是故冬至之後，一陽爻升，一陰爻降也；夏至之後，一陽氣下，一陰氣上也。斯則冬夏二至，陰陽合也；春秋二分，陰陽離也。陰陽交易，人變病焉。此君子春夏養陽，秋冬養陰，順天地之剛柔也。小人觸冒，必嬰暴疹，須知毒烈之氣，留在何經，而發何病，詳而取之。是以春傷於風，夏必飧泄；夏傷於暑，秋必病瘧；秋傷於濕，冬必欬嗽；冬傷於寒，春必病溫。此必然之道，可不審明之？』

傷④寒之病，逐日淺深，以施方治。今世人⑤傷寒，或始不早治，或治不對病，或日數久淹，困乃告醫。醫人又不依⑥次第而治之，則不中病。皆宜臨時消息制方，無不效也。今搜採仲景舊論，錄其證候，診脉聲色，對病真方，有神驗者，擬防世急也。

又土地溫涼，高下不同，物性剛柔，飡居亦異，是故黃帝興四方之問，岐伯舉四治之能，以訓後賢，開其未悟者。臨病之工，宜須兩審也。

---

① 氣：《注傷寒·卷二·第三》下有『也』字。
② 仍：《注傷寒·卷二·第三》作『而』。
③ 或：《注傷寒·卷二·第三》其上有成無己據《金匱·卷上·第一》補入『或有至而不去者』一句，當從。
④ 傷：《外臺·卷一·傷寒八家》上有『王叔和曰』。
⑤ 人：《千金·卷九·第一》、《外臺·卷一·傷寒八家》下有『得』字。
⑥ 醫人又不依：《千金·卷九·第一》作『師苟依方』，《外臺·卷一·傷寒八家》作『醫又不知』。

凡傷於寒，則爲病熱①，熱雖甚，不死；若兩感於寒而病者，必死。

尺寸俱浮者，太陽受病也，當一二日發；以其脉上連風府，故頭項痛，腰脊强。

尺寸俱長者，陽明受病也，當二三日發；以其脉夾②鼻，絡於目，故身熱，目疼，鼻乾，不得卧。

尺寸俱弦者，少陽受病也，當三四日發；以其脉循脅，絡於耳，故胷脅痛而耳聾③。

此三經皆受病，未入於府者④，可汗而已。

尺寸俱沉細者，太陰受病也，當四五日發；以其脉布胃中，絡於嗌，故腹滿而嗌乾。

尺寸俱沉者，少陰受病也，當五六日發；以其脉貫腎，絡於肺，繫舌本，故口燥舌乾而渴。

尺寸俱微緩者，厥陰受病也，當六七日發；以其脉循陰器，絡於肝，故煩滿而囊縮。

此三經皆受病，已入於府，可下而已。

若兩感於寒者，一日太陽⑤受之，即與少陰俱病，則頭痛口乾，煩滿而渴；二日陽明受之，即與太陰俱病，則腹滿身熱，不欲食，讝（之廉切，又女監切，下同）語；三日少陽受之，即與厥陰俱病，則耳聾，

① 凡傷……病熱：《病源·卷七·傷寒候》作「人之傷於寒也，故則爲病」，《外臺·卷一·傷寒日數》作「人之傷於寒也，則爲病熱」。以下内容見於《病源》、《千金》、《外臺》多少不一，且條文順序及文字差異均較大，此次校注略舉其要。

② 夾：《注傷寒·卷二·第三》作「俠」。

③ 聾：底本下段文字連接於此字下作一段。據上下文義及《注傷寒·卷二·第三》分爲兩段。下文「此三……而已」同此。

④ 此三……府者：《病源·卷七·傷寒候》作「三陽經絡皆受病，而未入通於藏也」，《外臺·卷一·傷寒日數》作「三陽經絡皆受其病，而未入於藏者」。

⑤ 太陽：《病源·卷七·傷寒候》、《外臺·卷一·傷寒日數》作「巨陽」。

囊縮而厥①，水漿不入，不知人者，六日死；若三陰三陽、五藏六府皆受病，則榮衛不行，藏府②不通，則死矣③。

其不兩感於寒，更不傳經，不加異氣者，至七日太陽病衰，頭痛少愈也；八日陽明病衰，身熱少歇④也；九日少陽病衰，耳聾微聞也；十日太陰病衰，腹減如故，則思飲食；十一日少陰病衰，渴止舌乾⑤，已而嚏也；十二日厥陰病衰，囊縱，少腹微下，大氣皆去，病人精神爽慧也⑥。

若過十三日以上不間，寸尺陷者，大危。若更感異氣，變爲他病者，當依後壞病證⑦而治之。若脉陰陽俱盛，重感於寒者，變成溫瘧。陽脉浮滑，陰脉濡弱者，更遇於風，變爲風溫。陽脉洪數，陰脉實大者，更遇溫熱，變爲溫毒，溫毒爲病最重也。陽脉濡弱，陰脉弦緊者，更遇溫氣，變爲溫疫一本作瘧。以此冬傷於寒，發爲溫病，脉之變證，方治如說。

---

① 而厥：《病源・卷七・傷寒候》、《外臺・卷一・傷寒日數》作「厥逆」。

② 藏府：《注傷寒・卷二・第三》作「府藏」，《病源・卷七・傷寒候》、《外臺・卷一・傷寒日數》作「五藏」。

③ 矣：底本下段文字連接於此字下作一段。據上下文義，底本分隔標記「一」及《注傷寒・卷二・第三》分爲兩段。

④ 少歇：《病源・卷七・傷寒候》、《外臺・卷一・傷寒日數》作「少愈」。

⑤ 渴止舌乾：《病源・卷七・傷寒候》、《外臺・卷一・傷寒日數》作「渴止、不滿、舌乾」。《病源》上文「腹減」作「腹滿」，下文「嚏」作「欬」。

⑥ 病人精神爽慧也：《病源・卷七・傷寒候》、《外臺・卷一・傷寒日數》作「病日已矣」。《病源》上文「厥陰病衰」作「厥陰病愈」。又，底本下段文字連接於此句下作一段。據上下文義、底本分隔標記「一」及《注傷寒・卷二・第三》分爲兩段。

⑦ 後壞病證：《注傷寒・卷二・第三》作「舊壞證病」。

凡人有疾，不時即治，隱忍冀差，以成痼疾，小兒女子，益以滋甚。時氣不和，便當早言，尋其邪由，及在腠理，以時治之，罕有不愈者。患人忍之，數日乃說，邪氣入藏，則難可制。此爲家有患，備慮之要。凡作湯藥，不可避晨夜①，覺病須臾，即宜便治，不等早晚，則易愈矣。如或差遲，病即傳變，雖欲除治，必難爲力。服藥不如方法，縱意違師②，不須治之。

凡③傷寒之病，多從風寒得之④，始表中風寒，入裏則不消矣⑤。未有温覆，而當不消散者，不在證治⑥，擬欲攻之，猶當⑦先解表，乃可下之。若表已解，而内不消，非大滿，猶生寒熱，則病不除。若表已解，而内不消，大滿大實，堅有燥屎，自可除下之⑧，雖四五日，不能爲禍也。若⑨不宜下，而便⑩攻之，内虚熱入，協⑪熱遂利，煩躁諸變，不可勝數，輕者困篤，重者必死矣。

---

① 夜：《千金·卷九·第一》、《外臺·卷一·傷寒八家》下有『時日吉凶』。
② 不如……違師：《千金·卷九·第一》、《外臺·卷一·傷寒八家》作『當如方法，若縱意違師』。
③ 凡：敦煌乙本上有『仲景曰：《陰陽大論》云』一句。
④ 得之：敦煌乙本作『始也』。
⑤ 入裏則不消矣：敦煌乙本作『必裏不消化也』。
⑥ 不在證治：敦煌乙本作『若病不存證』。
⑦ 當：敦煌乙本作『須』。
⑧ 乃可……除下之：敦煌乙本作『後乃下之。若表以解而内不消者，自非大滿大實腹鞕者，必内有燥屎也，自可徐徐下之』。
⑨ 若：敦煌乙本下有『病』字，義勝。
⑩ 便：敦煌乙本作『强』，義勝。
⑪ 協：敦煌乙本上有『則爲』二字。

夫陽盛陰虛，汗之則死，下之則愈①；陽虛陰盛，汗之則愈②，下之則死。夫如是，則神丹安可以誤發，甘遂何可以妄攻。虛盛之治，相背③千里，吉凶之機，應若影響，豈容易哉！况桂枝下咽，陽盛即斃④；承氣入胃，陰盛以亡⑤。死生之要，在乎須臾，視身之盡，不暇計日⑥。此⑦陰陽虛實之交錯，其候⑧至微，發汗吐下之相反，其禍⑨至速。而醫術淺狹，懵然不知病源，爲治乃誤，使病者殞沒，自謂其分⑩，至令冤魂塞於冥路，死屍盈於曠野。仁者鑒此，豈不痛歟⑪！

凡兩感病俱作⑫，治有先後，發表攻裏，本自⑬不同。而執迷用意者⑭，乃云神丹甘遂，合而

---

① 夫陽……則愈：敦煌乙本作「夫陽盛者府也，陰虛者藏也。此是兩感脉也，汗出即死，下之即愈」。
② 汗之則愈：敦煌乙本作「汗出即愈」。
③ 背：敦煌乙本作「偕」。
④ 即斃：《注傷寒·卷二·第三》、《千金·卷九·第一》作「則斃」，敦煌乙本作「必亡也」。
⑤ 以亡：敦煌乙本作「必夭也」。又，陽盛陰虛……陽虛陰盛……虛盛之治……陽盛即斃……陰盛以亡：《外臺·卷一·傷寒八家》作「表和里病……里和表病……表里之治……表和則斃……里平則亡」。
⑥ 視身之盡不暇計日：敦煌乙本作「瞬息之間，尅於時限」。
⑦ 此：敦煌乙本作「然」。
⑧ 其候：敦煌乙本作「證候」。
⑨ 之相反其禍：敦煌乙本作「相反者，禍福」。
⑩ 懵然……其分：敦煌乙本作「必不識不知也，病人殞沒者，謂爲其分也」。
⑪ 豈不痛歟：敦煌乙本作「能不傷楚」。又，本段末後二句，《千金·卷九·第一》與敦煌乙本文字大同稍異。
⑫ 凡兩感病俱作：敦煌乙本作「凡兩感俱病者」。
⑬ 本自：敦煌乙本作「歸本」。
⑭ 而執迷用意者：敦煌乙本作「然好存生意者」。又，用：《注傷寒·卷二·第三》作「妄」。

飲之①，且解其表，又除其裏。言巧似是，其理實違。夫智者之舉錯②也，常審以慎；愚者之動作也，必果而速③。安危之變，豈可④詭哉？世上之士，但務彼翕習⑤之榮，而莫見此傾危之敗。惟明者居然能護其本⑥，近取諸身，夫何遠之有焉？

凡發汗溫煖湯藥，其方雖言日三服，若病劇不解，當促其間，可半日中盡三服。若與病相阻，即便有所覺。病重者，一日一夜當晬時觀之。如服一劑，病證猶在，故當復作本湯服之。至有不肯汗出，服三劑乃解。若汗不出者，死病也。

凡得時氣病，至五六日而渴欲飲水。飲不能多，不當與也。何者？以腹中熱尚少，不能消之，便更與人作病也。至七八日，大渴，欲飲水者，猶當依證而與之，與之常令不足，勿極意也。言能飲一斗，與五升，若飲而腹滿，小便不利⑦，若喘、若噦，不可與之也。忽然大汗出，是爲自愈也⑧。

凡得病，反能飲水，此爲欲愈之病。其不曉病者，但聞病飲水自愈，小渴者，乃强與飲之，

---

① 合而飲之：敦煌乙本作「即可合而服之」。
② 舉錯：敦煌乙本作「舉措」，當從。
③ 常審以慎……必果而速：敦煌乙本作「恒詳而慎之……常果而速之」。
④ 豈可：敦煌乙本作「豈不」。
⑤ 但務彼翕習：敦煌乙本作「唯知翕沓」。
⑥ 惟明……其本：敦煌乙本作「明達居然誰見本真也」。
⑦ 不利：《千金・卷九・第一》、《外臺・卷一・傷寒八家》作「澀」。
⑧ 忽然……愈也：《千金・卷九・第一》作「忽然大汗出者，欲自愈也」，《外臺・卷一・傷寒八家》作「飲而忽然汗出者，已愈也」。

因成其禍，不可復數也。

凡得病，厥脉動數，服湯藥更遲，脉浮大減小，初躁後靜，此皆愈證也。

凡治溫病，可刺五十九穴。又身之穴三百六十有五，其三十①穴，灸之有害；七十九穴刺之爲災，并中髓也。

脉四損，三日死，平人四息，病人脉一至，名曰四損。

脉五損，一日死，平人五息，病人脉一至，名曰五損。

脉六損，一時死，平人六息，病人脉一至，名曰六損。

脉盛身寒，得之傷寒；脉虚身熱，得之傷暑。脉陰陽俱盛，大汗出不解者，死。脉陰陽俱虚，熱不止者，死。脉至乍數乍踈者，死。脉至如轉索②，其日死。譫言妄語，身微熱，脉浮大，手足溫者，生；逆冷，脉沉細者，不過一日死矣③。

此以前是傷寒、熱病證候也。

---

① 三十：《千金·卷九·第一》作「三十六」。
② 索：《注傷寒·卷二·第三》下有「者」字，當從。
③ 矣：底本下段文字連接於此字下作一段。據上下文義及《注傷寒·卷二·第三》分爲兩段。

辨痓①濕暍脉證第四痓，音熾；又作痙，巨郢切。下同。

傷寒所致②太陽病，痓濕暍此③三種，宜應別論，以爲與傷寒相似，故此見之。

太陽病，發熱無汗，反惡寒者④，名曰剛痓。

太陽病，發熱汗出，而不惡寒⑤《病源》云：惡寒，名曰柔痓。

太陽病，發熱，脉沉而細者，名曰痓⑥。

太陽病，發汗太多，因致痓。

---

① 痓：《注傷寒·卷二·第四》成無己曰：「痓，當作痙，傳寫之誤也。痓，惡也。」然《玉篇·疒部》：「痓，風强病也。」《集韻·至韻》：「痓，風病也。」《注傷寒·卷二·釋音》：「痓，一曰風病。」《本草綱目·百病主治藥上·痙風》：「痙風，即痓病。」是「痓」古通「痙」，故本書點校保留底本原字。下文同。

② 傷寒所致：《玉函·卷二·第一》此四字無。

③ 此：《注傷寒·卷二·第四》、《玉函·卷二·第一》無此字。又，《注傷寒》上文作「太陽痓濕暍」。《千金翼·卷九·第一》全句作「論曰：傷寒與痓病、濕病及熱暍相濫，故叙而論之」。

④ 反惡寒者：《玉函·卷二·第一》、《千金翼·卷九·第一》、《病源·卷七·傷寒痓候》作「而反惡寒」。《甲乙·卷七·第四》作「惡寒」。

⑤ 而不惡寒：《注傷寒·卷二·第四》作「不惡寒者」，《甲乙·卷七·第四》作「不惡寒」，《病源·卷七·傷寒痓候》作「而惡寒」。

⑥ 痓：《金匱·卷上·第二》下有「爲難治」三字。

病①身熱足寒，頸項强急②，惡寒，時頭熱，面赤目脉赤③，獨頭面④摇，卒口噤，背反張者，痓病也⑤。

太陽病，關節疼痛而煩，脉沉而細⑥一作緩者，此名濕痹⑦一云中濕。濕痹之候，其人小便不利，大便反快，但當利其小便⑧。

濕家之爲病，一身盡疼，發熱，身色如似⑨熏黄。

濕家，其人但頭汗出，背强，欲得被覆、向火；若下之早則噦，胷滿⑩。小便不利⑪，舌上

---

① 病：《玉函・卷二・第一》、《千金翼・卷九・第一》、《脉經・卷八・第二》、《金匱・卷上・第二》作『病者』，《病源・卷七・傷寒痓候》作『痓之爲狀』。
② 頸項强急：《玉函・卷二・第一》作『頭項强』。
③ 目脉赤：《金匱・卷上・第二》作『目赤』。
④ 面：《玉函・卷二・第一》、《千金翼・卷九・第一》、《脉經・卷八・第二》、《金匱・卷上・第二》作『動』。
⑤ 痓病也：《玉函・卷二・第一》作『爲痓』。又，面赤……痓病也：《病源・卷七・傷寒痓候》作『面目熱，摇頭卒口噤，背直身體反張是也。此由肺移熱於腎，傳爲柔痓』。
⑥ 脉沉而細：《玉函・卷二・第一》、《千金翼・卷九・第一》作『其脉沉緩』，《脉經・卷八・第二》作『脉沉而緩』。
⑦ 此名濕痹：《玉函・卷二・第一》、《千金翼・卷九・第一》、《脉經・卷八・第二》、作『爲中濕』。
⑧ 便：底本下兩段文字接排，連接於此字下作一段。據《注傷寒・卷二・第四》、《玉函・卷二・第一》、《千金翼・卷九・第一之濕狀》、《脉經・卷八・第二》、《金匱・卷上・第二》分作三段。又，濕家：《玉函》、《千金翼》、《脉經》作『濕家之爲病』。
⑨ 如似：《玉函・卷二・第一》、《千金翼・卷九・第一》無『如』字，《金匱・卷上・第二》無『似』字。
⑩ 胷滿：《玉函・卷二・第一》、《千金翼・卷九・第一》、《脉經・卷八・第二》、《金匱・卷上・第二》作『或胷滿』。
⑪ 小便不利：《千金翼・卷九・第一》、《脉經・卷八・第二》作『小便利』，《金匱・卷上・第二》下有小注曰：『一云：利。』

如胎者，以丹田有熱，胷中①有寒，渴欲得水②而不能飲，口燥煩也。

濕家下之，額上汗出，微喘，小便利（一云不利）者，死；若下利不止者，亦死。

問曰：『風濕相搏③，一身盡疼痛④，法當汗出而解。值天陰雨不止，醫⑤云此可發汗，汗之病不愈者，何也？』答曰：『發其汗，汗大出者，但風氣去，濕氣在⑥，是故不愈也。若治風⑦濕者，發其汗，但微微似欲出汗者，風濕俱去也。』

濕家病，身上疼痛，發熱，面黄而喘，頭痛，鼻塞而煩，其脉大，自能飲食。腹中和，無病。病在頭中寒濕，故鼻塞；內藥鼻中則愈。

病者一身盡疼⑧，發熱，日晡所劇者，此名風濕。此病傷於汗出當風，或久傷取冷所致也⑨。

太陽中熱者，暍是也。其人汗出惡寒，身熱而渴也⑩。

---

① 中：《玉函·卷二·第一》、《千金翼·卷九·第一》、《脉經·卷八·第二》、《金匱·卷上·第二》作『上』。
② 得水：《玉函·卷二·第一》《千金翼·卷九·第一》、《脉經·卷八·第二》作『飲』，《金匱·卷上·第二》作『得飲』。
③ 風濕相搏：《玉函·卷二·第一》、《千金翼·卷九·第一》作『病風濕相搏』。又，搏：底本刻作『搏』，爲『搏』之俗體字。
④ 痛：中醫圖本作『病』。底本爲正。
⑤ 醫：《玉函·卷二·第一》、《千金翼·卷九·第一》、《脉經·卷八·第二》作『師』。又，《玉函》上文作『值天陰雨溜不止』，《千金翼》上文作『值天陰雨溜下不止』。
⑥ 濕氣在：《玉函·卷二·第一》作『濕氣仍在』，《千金翼·卷九·第一》、《脉經·卷八·第二》作『濕氣續在』，均義勝。
⑦ 風：《玉函·卷二·第一》、《千金翼·卷九·第一》、《脉經·卷八·第二》上有『則』字。
⑧ 疼：《玉函·卷二·第一》、《千金翼·卷九·第一》下有『煩』字，《脉經·卷八·第二》下有小注曰：『一云：疼煩。』
⑨ 也：《金匱·卷上·第二》下有『可與麻黄杏仁薏苡甘草湯』。
⑩ 渴也：《玉函·卷二·第一》、《脉經·卷八·第二》下有『白虎湯主之』；《金匱·卷上·第二》無『也』字，下有『白虎加人參湯主之』。

太陽中暍者，身熱疼重，而脉微弱，此以夏月傷冷水，水行皮中所致也①。

太陽中暍者，發熱惡寒，身重而疼痛，其脉弦細芤遲。小便已，洒洒然毛聳，手足逆冷；小有勞，身即熱，口開，前板齒燥。若發汗②，則惡寒甚；加溫針，則發熱甚③；數下之，則淋甚。

辨太陽病脉證并治上第五 合一十六法，方一十四首

太陽中風，陽浮陰弱，熱發汗出惡寒，鼻鳴乾嘔者，桂枝湯主之。第一。五味。前有太陽病一十一證。

太陽病，頭痛發熱，汗出惡風者，桂枝湯主之。第二。用前第一方。

太陽病，項背强几几，反汗出惡風者，桂枝加葛根湯主之。第三。七味。

太陽病，下之後，其氣上衝者，桂枝湯主之。第四。用前第一方。下有太陽壞病一證。

桂枝本爲解肌，若脉浮緊，發熱汗不出者，不可與之。第五。下有酒客不可與桂枝一證。

---

① 也：《玉函・卷二・第一》、《脉經・卷八・第二》下有『瓜蔕湯主之』，《金匱・卷上・第二》下有『一物瓜蔕湯主之』。

② 若發汗：《玉函・卷二・第一》、《千金翼・卷九・第一》、《脉經・卷八・第二》、《金匱・卷上・第二》作『若發其汗』。又，《千金翼》、《脉經》、《金匱》上文作『口前開，板齒燥』。

③ 則發熱甚：《玉函・卷二・第一》、《千金翼・卷九・第一》作『發熱益甚』，《脉經・卷八・第二》作『則發熱益甚』。

喘家，作桂枝湯，加厚朴、杏子。第六。下有服湯吐膿血一證。

太陽病，發汗，遂漏不止，惡風，小便難，四肢急，難以屈伸，桂枝加附子湯主之。第七。六味。

太陽病，下之後，脉促胷滿者，桂枝去芍藥湯主之。第八。四味。

若微寒者，桂枝去芍藥加附子湯主之。第九。五味。

太陽病，八九日如瘧狀，熱多寒少，不嘔，清便自可，宜桂枝麻黄各半湯。第十。七味。

太陽病，服桂枝湯，煩不解，先刺風池、風府，却與桂枝湯。第十一。用前第一方。

服桂枝湯，大汗出，脉洪大者，與桂枝湯。若形似瘧，一日再發者，宜桂枝二麻黄一湯。第十二。七味。

服桂枝湯，大汗出，大煩渴不解，脉洪大者，白虎加人參湯主之。第十三。五味。

太陽病，發熱惡寒，熱多寒少，脉微弱者，宜桂枝二越婢一湯。第十四。七味。

服桂枝，或下之，頭項强痛，發熱無汗，心下滿痛，小便不利者，桂枝去桂加茯苓白朮湯主之。第十五。六味。

傷寒，脉浮，自汗出，小便數，心煩，微惡寒，脚攣急，與桂枝，得之便厥，咽乾，煩躁，吐逆。作甘草乾薑湯與之，厥愈；更作芍藥甘草湯與之，其脚伸。若胃氣不和，與調胃承氣湯；若重發汗，加燒針者，四逆湯主之。第十六。甘草乾薑湯、芍藥甘草湯並二味，調胃承氣湯、四逆湯並三味。

太陽之爲病，脉浮，頭項强痛而惡寒。

太陽病，發熱汗出，惡風脉緩者，名爲中風。

太陽病，或已發熱，或未發熱，必惡寒，體痛，嘔逆，脉陰陽俱緊者，名爲傷寒。

傷寒一日，太陽受之，脉若靜者，爲不傳；頗欲吐，若躁煩，脉數急者，爲傳也。

傷寒二三日，陽明少陽證不見者，爲不傳也。

太陽病，發熱而渴，不惡寒者，爲溫病；若發汗已，身灼熱者，名①風溫。風溫爲病②，脉陰陽俱浮，自汗出，身重，多眠睡，鼻息必鼾，語言③難出。若被下者，小便不利，直視失溲；若被火者，微發黄色，劇則如驚癇，時瘈瘲。若火熏之④，一逆尚引日，再逆促命期。

病有發熱惡寒者，發於陽也；無熱惡寒者，發於陰也。發於陽，七日愈；發於陰，六日愈。以陽數七、陰數六故也。

太陽病，頭痛至七日以上自愈者，以行其經盡故也。若欲作再經者，針足陽明，使經不傳則愈。

---

① 名：《注傷寒・卷二・第五》作『名曰』，似更義長。
② 風溫爲病：《玉函・卷二・第三》作『風溫之爲病』。
③ 語言：《玉函・卷二・第三》作『語聲』。
④ 若火熏之：下文有『太陽病，以火熏之，不得汗，其人必躁；到經不解，必清血。名爲火邪』一段條文，故知『火熏』爲治法。《注傷寒・卷二・第五》成無己注曰：『先曾被火爲一逆，若更以火熏之，是再逆也。』故斷句屬下。又，若：《玉函・卷二・第三》作『復以』。

太陽病欲解時，從巳至未上①。

風家，表解而不了了者，十二日愈。

病人身大②熱，反欲得③衣者，熱在皮膚，寒在骨髓也；身大寒，反不欲近衣者，寒在皮膚，熱在骨髓也。

太陽中風，陽浮而陰弱④，陽浮者熱自發，陰弱者汗自出，嗇嗇惡寒，淅淅惡風，翕翕發熱，鼻鳴乾嘔者，桂枝湯主之。方一：

桂枝三兩，去皮　芍藥三兩　甘草二兩，炙　生薑三兩⑤，切　大棗十二枚，擘

右五味，㕮咀三味，以水七升，微火煮取三升，去滓。適寒溫，服一升。服已須臾，歠熱稀粥一升餘，以助藥力，溫覆令一時許，遍身漐漐微似有汗者益佳，不可令如水流漓⑥，病必不除。若一服汗出病差，停後服，不必盡劑；若不汗，更服依前法；又不汗，後服小促其間，半日許，令三服盡。若病重者，一日一夜服，周時觀之，服一劑盡，病證猶在者，更作服；若汗

---

① 從巳至未上：《玉函·卷二·第三》、《千金翼·卷九·第一》作「從巳盡未」。

② 大：底本刻作「太」，形近致誤。據《注傷寒·卷二·第五》、《玉函·卷二·第三》改。

③ 得：《注傷寒·卷二·第五》下有「近」字。

④ 陰弱：《玉函·卷二·第三》、《玉函·卷五·第十四》、《千金翼·卷九·第一》、《千金翼·卷十·第四之宜發汗》、《脉經·卷七·第二》作「陰濡弱」，且下文「陰弱」作「濡弱」。

⑤ 三兩：《千金翼·卷九·第一》桂枝、芍藥、生薑用量均作「貳兩」。

⑥ 漓：此字中醫圖本刻作「離」。底本爲正。

不出①，乃服至二三劑。禁生冷、粘滑、肉麵、五辛、酒酪、臭惡等物。

太陽病，頭痛發熱，汗出惡風②，桂枝湯主之。方二。用前第一方。

太陽病，項背强几几，反汗出惡風者，桂枝加葛根湯主之。方三。

葛根四兩　麻黄三兩，去節③　芍藥二兩　生薑三兩，切　甘草二兩，炙　大棗十二枚，擘　桂枝二兩④，去皮

右七⑤味，以水一斗，先煑麻黄⑥、葛根，減二升，去上沫；内諸藥，煑取三升，去滓。溫服一升。覆取微似汗，不須啜粥。餘如桂枝法將息及禁忌。臣億等謹按：仲景本論，太陽中風自汗用桂枝，傷寒無汗用麻黄，今證云：汗出惡風，而方中有麻黄，恐非本意也。第三卷有葛根湯證云：無汗惡風，正與此方同，是合用麻黄也。此云：桂枝加葛根湯，恐是桂枝中但加葛根耳。

太陽病，下之後，其氣上衝者，可與桂枝湯，方用前法⑦；若不上衝者，不得與之。四。

太陽病三日，已發汗，若吐、若下、若溫針，仍不解者，此爲壞病，桂枝⑧不中與之也。觀

①　出：《注傷寒·卷二·第五》、《玉函·卷七·第二》下有『者』字。
②　風：本書《卷七·第十六》下有『寒者』，《注傷寒·卷二·第五》下有『者』字，《脉經·卷七·第二》下有『若惡寒』。
③　麻黄三兩去節：《注傷寒·卷二·第五》、《玉函·卷七·第十七》無，當從。
④　二兩：《玉函·卷七·第十七》作『三兩』。
⑤　七：《注傷寒·卷二·第五》、《玉函·卷七·第十七》作『六』，當從。
⑥　麻黄：《玉函·卷七·第十七》無，當從。
⑦　方用前法：本書《卷十·第二十二》無。
⑧　桂枝：《千金翼·卷九·第一》作『桂枝湯復』，似更義長。

其脉證，知犯何逆，隨證治之。桂枝①本爲解肌，若其人脉浮緊，發熱汗不出者，不可與之也。常須識此，勿令誤也。五。

若酒客病，不可與桂枝湯，得之則嘔，以酒客不喜甘故也。

喘家，作桂枝湯，加厚朴、杏子佳。六。

凡②服桂枝湯吐者，其後必吐膿血也。

太陽病，發汗，遂漏不止，其人惡風，小便難，四肢微急，難以屈伸者，桂枝加附子湯主之。方七。

桂枝三兩，去皮　芍藥三兩　甘草三兩③，炙　生薑三兩，切　大棗十二枚，擘　附子一枚，炮，去皮，破八片

右六味，以水七升，煮取三升，去滓。温服一升。本云④桂枝湯，今加附子。將息如前法。

太陽病，下之後，脉促胸滿者，桂枝去芍藥湯主之。方八。促，一作縱。

桂枝三兩，去皮　甘草二兩，炙　生薑三兩，切　大棗十二枚，擘

右四味，以水七升，煮取三升，去滓。温服一升。本云桂枝湯，今去芍藥。將息如前法。

---

① 桂枝：《玉函·卷二·第三》、《千金翼·卷九·第一》作『桂枝湯』，似更義長。又，『桂枝本爲解肌……勿令誤也』此三十一字，《玉函·卷二·第三》、《千金翼·卷九·第一》另作一條，似更義長。

② 凡：《玉函·卷二·第三》、《千金翼·卷九·第一》無此字。

③ 三兩：本書《卷八·第十七》、《玉函·卷七·第六》作『二兩』。

④ 本云：此二字《玉函》全書均作『本方』。

若微寒①者，桂枝去芍藥加附子湯主之。方九。

桂枝三兩，去皮　甘草二兩，炙　生薑三兩，切　大棗十二枚，擘　附子一枚，炮，去皮、破八片

右五味，以水七升，煑取三升，去滓。溫服一升。本云桂枝湯，今去芍藥，加附子。將息如前法。

太陽病，得之八九日，如瘧狀，發熱惡寒，熱多寒少，其人不嘔，清便欲自可②，一日二三度發。脉微緩者，爲欲愈也；脉微而惡寒者，此陰陽俱虚，不可更發汗、更下、更吐也；面色反有熱色者，未欲解也，以其不能得小汗出，身必癢。宜桂枝麻黄各半湯。方十。

桂枝一兩十六銖，去皮　芍藥　生薑切　甘草炙　麻黄各一兩，去節　大棗四枚，擘　杏仁二十四枚③，湯浸，去皮尖及兩仁者

右七味，以水五升，先煑麻黄一二沸，去上沫；内諸藥，煑取一升八合，去滓。溫服六合。本云桂枝湯三合、麻黄湯三合，併爲六合，頓服④。將息如上法。臣億等謹按：桂枝湯方，桂枝、芍藥、生薑各三兩，甘草二兩，大棗十二枚；麻黄湯方，麻黄三兩，桂枝二兩，甘草一兩，杏仁七十箇。今以算法約之，二湯各取三分之一，即得桂枝一兩十六銖，芍藥、生薑、甘草各一兩，大棗四枚，杏仁二十三箇零三分枚之一，收之得二十四箇，合方。詳此方乃三分之一，非各半也，宜云合半湯。

太陽病，初服桂枝湯，反煩不解者，先刺風池、風府，却與桂枝湯則愈。十一。用前第一方

---

① 微寒：《注傷寒·卷二·第五》、《玉函·卷二·第三》、《玉函·卷六·第十九》作「微惡寒」，義勝。又，本條《玉函·卷二·第三》、《玉函·卷六·第十九》、《千金翼·卷九·第一》、《脉經·卷七·第八》接上條爲一段條文，當從。

② 欲自可：本書《卷七·第十五》、《玉函·卷五·第十三》、《脉經·卷七·第二》作「續自可」，《玉函·卷二·第三》作「自調」。

③ 枚：本書《卷十·第二十二》、《注傷寒·卷十·第二十二》作「箇」。又，兩仁：本書《卷十》作「兩人」。

④ 頓服：《玉函·卷七·第二》下有「今裁爲一方」，義勝。

服桂枝湯，大汗出，脉洪大者，與桂枝湯如前法。若形似瘧，一日再發者，汗出必解，宜桂枝二麻黄一湯。方十二。

桂枝一兩十七銖，去皮　芍藥一兩六銖　麻黄十六銖，去節　生薑一兩六銖，切　杏仁十六箇，去皮尖①　甘草一兩二銖，炙　大棗五枚，擘

右七味，以水五升，先煮麻黄一二沸，去上沫；内諸藥，煮取二升，去滓。溫服一升，日再服。本云桂枝湯二分、麻黄湯一分，合爲二升，分再服；今合爲一方。將息如前法。臣億等謹按：桂枝湯方，桂枝、芍藥、生薑各三兩，甘草二兩，大棗十二枚；麻黄湯方，麻黄三兩，桂枝二兩，甘草一兩，杏仁七十箇。今以算法約之，桂枝湯取十二分之五，即得桂枝、芍藥、生薑各一兩六銖，甘草二十銖，大棗五枚；麻黄湯取九分之二，即得麻黄十六銖，桂枝十銖三分銖之二、收之得十一銖，甘草五銖三分銖之一、收之得六銖，杏仁十五箇九分枚之四、收之得十六箇。二湯所取相合，即共得桂枝一兩十七銖，麻黄十六銖，生薑、芍藥各一兩六銖，甘草一兩二銖，大棗五枚，杏仁十六箇，合方。

服桂枝湯，大汗出後，大煩渴不解，脉洪大者，白虎加人參湯主之。方十三。

知母六兩　石膏一斤，碎，綿裹　甘草炙，二兩　粳米六合　人參三兩②

右五味，以水一斗，煮米熟湯成，去滓。溫服一升，日三服。

太陽病，發熱惡寒，熱多寒少，脉微弱者，此無陽也，不可發汗③，宜桂枝二越婢一湯。方十四。

---

① 去皮尖：《千金翼·卷九·第一》下有「兩仁者」，當從。

② 三兩：本書《卷四·第七》、《卷八·第十七》作「二兩」。

③ 發汗：《玉函·卷二·第三》、《脉經·卷七·第一》作「復發其汗」，似更義長。

桂枝（去皮）　芍藥　麻黄　甘草（各十八銖，炙）　大棗（四枚，擘）　生薑（一兩三①銖，切）　石膏（二十四銖，碎，綿裹）

右七味，以水五升，煑②麻黄一二沸，去上沫；內諸藥，煑取二升。去滓，溫服一升。本云當裁爲越婢湯、桂枝湯，合之飲一升；今合爲一方，桂枝湯二分、越婢湯一分。（臣億等謹按：桂枝湯方，桂枝、芍藥、生薑各三兩，甘草二兩，大棗十二枚；越婢湯方，麻黄二兩，生薑三兩，甘草二兩，石膏半斤，大棗十五枚。今以算法約之，桂枝湯取四分之一，即得桂枝、芍藥、生薑各十八銖，甘草十二銖，大棗三枚；越婢湯取八分之一，即得麻黄十八銖，生薑九銖，甘草六銖，石膏二十四銖，大棗一枚八分之七，棄之。二湯所取相合，即共得桂枝、芍藥、甘草、麻黄各十八銖，生薑一兩三銖，石膏二十四銖，大棗四枚，合方。舊云桂枝三，今取四分之一，即當云桂枝二也。越婢湯，方見《仲景雜方》中。《外臺祕要》：一云起脾湯。）

服桂枝湯，或下之，仍頭項强痛，翕翕發熱，無汗，心下滿，微痛，小便不利者，桂枝去桂加茯苓白朮湯主之。方十五。

芍藥（三兩）　甘草（二兩，炙）　生薑（切）　白朮　茯苓（各三兩）　大棗（十二枚，擘）

右六味，以水八升，煑取三升，去滓。溫服一升。小便利則愈。本云桂枝湯，今去桂枝，加茯苓、白朮。

傷寒，脉浮，自汗出，小便數，心煩，微惡寒，脚攣急，反與桂枝③欲攻其表，此誤也。得之便厥，咽中乾，煩躁吐逆者，作甘草乾薑湯與之，以復其陽。若厥愈足溫者，更作芍藥甘草

---

①三：底本刻作「二」，形近致誤。據本條方後宋臣注文、《注傷寒·卷二·第五》、《玉函·卷七·第四》、《千金翼·卷九·第一》改。又，麻黄：《千金翼》下有「去節」，當從。

②煑：《玉函·卷二·第三》、《千金翼·卷九·第一》作「先煑」，當從。

③桂枝：《注傷寒·卷二·第五》、《玉函·卷二·第三》、《玉函·卷六·第十九》作「桂枝湯」，似更義長。

湯與之，其脚即伸；若胃氣不和，讝語者，少與調胃承氣湯；若重發汗，復加燒針者，四逆湯主之。方十六。

甘草乾薑湯方

甘草四兩，炙　乾薑二兩①

右二味，以水三升，煑取一升五合，去滓。分溫再服。

芍藥甘草湯方

白芍藥②　甘草各四兩，炙

右二味，以水三升，煑取一升五合，去滓。分溫再服。

調胃承氣湯方

大黄四兩，去皮，清酒洗③　甘草二兩，炙　芒消半升

右三味，以水三升，煑取一升④，去滓；內芒消，更上火，微煑令沸。少少溫服之。

① 二兩：《注傷寒·卷二·第五》下有『炮』字。
② 白芍藥：《玉函·卷七·第四十二》、《千金翼·卷十·第五》作『芍藥』。
③ 洗：《注傷寒·卷二·第五》、《玉函·卷七·第七十七》作『浸』。
④ 煑取一升：本書《卷五·第八》作『煑二物至一升』，當從。又，更上火微煑令沸：本書《卷五》作『更上微火一二沸』，本書《卷八·第十七》作『更上微火，煑令沸』。

四逆湯方

甘草二兩，炙　乾薑一兩半　附子一枚，生用，去皮，破八片

右三味，以水三升，煑取一升二合，去滓。分溫再服。强人可大附子一枚、乾薑三兩。

問曰：『證象陽旦，按法治之而增劇，厥逆，咽中乾，兩脛拘急而讝語。師曰言：「夜半手足當溫，兩脚當伸。」後如師言。何以知此？』答曰：『寸口脉浮而大，浮爲風，大爲虚①，風則生微熱，虚則兩脛攣。病形②象桂枝，因加附子參其間，增桂令汗出。附子溫經，亡陽故也：厥逆，咽中乾，煩躁，陽明内結，讝語煩亂。更飲甘草乾薑湯，夜半陽氣還，兩足當熱；脛尚微拘急，重與芍藥甘草湯，爾乃脛伸；以③承氣湯微溏，則止其讝語。故知病可愈。』

傷寒論卷第二

① 浮爲風，大爲虚：《注傷寒·卷二·第五》作『浮則爲風，大則爲虚』，《玉函·卷二·第三》作『浮即爲風，大即爲虚』。
② 病形：《注傷寒·卷二·第五》作『病證』，《玉函·卷二·第三》作『其形』。
③ 以：《玉函·卷二·第三》作『與』，且下文無『則』字，『病』作『其病』。

傷寒論卷第三

仲景全書第三

漢・張仲景述
晉・王叔和撰次
宋・林　億校正
明・趙開美校刻
沈　琳仝校

辨太陽病脉證并治中第六合六十六法，方三十九首。并見太陽陽明合病法

太陽病，項背強几几，無汗惡風，葛根湯主之。第一。七味。

太陽陽明合病，必自利，葛根湯主之。第二。用前第一方。一云用後第四方。

太陽陽明合病，不下利，但嘔者，葛根加半夏湯主之。第三。八味。

太陽病，桂枝證，醫反下之，利不止，葛根黄芩黄連湯主之。第四。四味。

太陽病，頭痛發熱，身疼惡風，無汗而喘者，麻黄湯主之。第五。四味。

太陽陽明合病，喘而胷滿，不可下，宜麻黄湯主之。第六。用前第五方。

太陽病，十日以去，脉浮細而嗜卧者，外已解。設胷滿痛，與小柴胡湯；脉但浮者，與麻黄湯。第七。用前第五方，小柴胡湯七味。

太陽中風，脉浮緊，發熱惡寒身疼痛，不汗出而煩躁者，大青龍湯主之。第八。七味。

傷寒，脉浮緩，身不疼但重，乍有輕時，無少陰證，大青龍湯發之。第九。用前第八方。

傷寒，表不解，心下有水氣，乾嘔，發熱而欬，小青龍湯主之。第十。八味。加減法附。

傷寒，心下有水氣，欬而微喘，小青龍湯主之。第十一。用前第十方。

太陽病，外證未解，脉浮弱者，當以汗解，宜桂枝湯。第十二。五味。

太陽病，下之微喘者，表未解，桂枝加厚朴杏子湯主之。第十三。七味。

太陽病，外證未解，不可下也，下之爲逆；解外宜桂枝湯。第十四。用前第十二方。

太陽病，先發汗不解，復下之；脉浮者，當解外，宜桂枝湯。第十五。用前第十二方。

太陽病，脉浮緊，無汗發熱，身疼痛，八九日不解，表證在；發汗已，發煩，必衄，麻黄湯主之。第十六。用前第五方。下有太陽病并二陽併病四證。

脉浮者，病在表，可發汗，宜麻黄湯。第十七。用前第五方。一法用桂枝湯。

脉浮數者，可發汗，宜麻黄湯。第十八。用前第五方。

病常自汗出，榮衛不和也，發汗則愈，宜桂枝湯。第十九。用前第十二方。

病人藏無他病，時自汗出，衛氣不和也，宜桂枝湯。第二十。用前第十二方。

傷寒，脉浮緊，不發汗，因衄，麻黄湯主之。第二十一。用前第五方。

傷寒，不大便六七日，頭痛有熱，與承氣湯，小便清者，知不在裏，當發汗，宜桂枝湯。第二十二。用前第十二方。

傷寒發汗解，半日許復熱煩，脉浮數者，可更發汗，宜桂枝湯。第二十三。用前第十二方。下別有三病證。

下之後，復發汗，晝日煩躁不得眠，夜而安靜，不嘔不渴，無表證，脉沉微者，乾薑附子湯主之。第二十四。二味。

發汗後，身疼痛，脉沉遲者，桂枝加芍藥生薑各一兩人參三兩新加湯主之。第二十五。六味。

發汗後，不可行桂枝湯。汗出而喘，無大熱者，可與麻黄杏子甘草石膏湯。第二十六。四味。

發汗過多，其人叉手自冒心，心悸欲得按者，桂枝甘草湯主之。第二十七。二味。

發汗後，臍下悸，欲作奔豚，茯苓桂枝甘草大棗湯主之。第二十八。四味。下有作甘爛水法。

發汗後，腹脹滿者，厚朴生薑半夏甘草人參湯主之。第二十九。五味。

傷寒吐下後，心下逆滿，氣上衝胷，頭眩，脉沉緊者，茯苓桂枝白朮甘草湯主之。第三十。四味。

發汗病不解，反惡寒者，虛故也，芍藥甘草附子湯主之。第三十一。三味。

發汗，若下之，不解，煩躁者，茯苓四逆湯主之。第三十二。五味。

發汗後惡寒，虛故也；不惡寒，但熱者，實也。與調胃承氣湯。第三十三。三味。

太陽病，發汗後，大汗出，胃中乾躁，不能眠，欲飲水，小便不利者，五苓散主之。第三十四。五味，即豬苓散是。

發汗已，脉浮數，煩渴者，五苓散主之。第三十五。用前第三十四方。

傷寒，汗出而渴者，五苓散；不渴者，茯苓甘草湯主之。第三十六。四味。

中風，發熱六七日，不解而煩，有表裏證，渴欲飲水，水入則吐，名曰水逆，五苓散主之。第三十七。用前第三十四方。下別有三病證。

發汗吐下後，虛煩不得眠，心中懊憹，梔子豉湯主之。若少氣者，梔子甘草豉湯主之；若嘔者，梔子生薑豉湯主之。第三十八。梔子豉湯二味，梔子甘草豉湯、梔子生薑豉湯並三味。

發汗，若下之，煩熱，胷中窒者，梔子豉湯主之。第三十九。用上初方。

傷寒五六日，大下之，身熱不去，心中結痛者，梔子豉湯主之。第四十。用上初方。

傷寒下後，心煩腹滿，臥起不安者，梔子厚朴湯主之。第四十一。三味。

傷寒，醫以丸藥下之，身熱不去，微煩者，梔子乾薑湯主之，第四十二。二味。下有不可與梔子湯一證。

太陽病，發汗不解，仍發熱，心下悸，頭弦，身瞤，真武湯主之。第四十三。五味。下有不可汗五證。

汗家，重發汗，必恍惚心亂，禹餘粮丸主之。第四十四。方本闕。下有吐蚘、先汗下二證。

傷寒，醫下之，清穀不止，身疼痛，急當救裏；後身疼痛，清便自調，急當救表。救裏宜四逆湯，救表宜桂枝湯。第四十五。桂枝湯用前第十二方，四逆湯三味。

太陽病未解，脉陰陽俱停。陰脉微者，下之解，宜調胃承氣湯。第四十六。用前第三十三方。一云用大柴胡湯。前有太陽病一證。

太陽病，發熱汗出，榮弱衛强，故使汗出。欲救邪風，宜桂枝湯。第四十七。用前第十二方。

傷寒五六日，中風，往來寒熱，胷脅滿，不欲食，心煩喜嘔者，小柴胡湯主之。第四十八。再見柴胡湯，加減法附。

血弱氣盡，腠理開，邪氣因入，與正氣分爭，往來寒熱，休作有時，小柴胡湯主之。第四十九。用前方。渴者屬陽明證附，下有柴胡不中與一證。

傷寒四五日，身熱惡風，項强，脅下滿，手足溫而渴者，小柴胡湯主之。第五十。用前方。

傷寒，陽脉濇，陰脉弦，法當腹中急痛，先與小建中湯。不差者，小柴胡湯主之。第五十一。用前方，小建中湯六味。下有嘔家不可用建中湯，并服小柴胡一證。

傷寒二三日，心中悸而煩者，小建中湯主之。第五十二。用前第五十一方。

太陽病，過經十餘日，反二三下之，後四五日，柴胡證仍在，微煩者，大柴胡湯主之。第五十三。加大黄，八味。

傷寒十三日不解，胷脅滿而嘔，日晡發潮熱，柴胡加芒消湯主之。第五十四。八味。

傷寒十三日，過經讝語者，調胃承氣湯主之。第五十五。用前第三十二方。

太陽病不解，熱結膀胱，其人如狂，宜桃核承氣湯。第五十六。五味。

傷寒八九日，下之，胷滿煩驚，小便不利，讝語，身重者，柴胡加龍骨牡蠣湯主之。第五十七。十二味。

傷寒，腹滿讝語，寸口脉浮而緊，此肝乘脾也，名曰縱，刺期門。第五十八。

傷寒發熱，嗇嗇惡寒，大渴欲飲水，其腹必滿，自汗出，小便利，此肝乘肺也，名曰横，刺期門。第五十九。下有太陽病二證。

傷寒脉浮，醫火劫之，亡陽，必驚狂，卧起不安者，桂枝去芍藥加蜀漆牡蠣①龍骨救逆湯主之。第六十。七味。下有不可火五證。

燒針被寒，針處核起，必發奔豚氣，桂枝加桂湯主之。第六十一。五味。

火逆下之，因燒針煩躁者，桂枝甘草龍骨牡蠣湯主之。第六十二。四味。下有太陽四證。

太陽病，過經十餘日，溫溫欲吐，胷中痛，大便微溏，與調胃承氣湯。第六十三。用前第三十三方。

太陽病六七日，表證在，脉微沉，不結胷，其人發狂，以熱在下焦；少腹滿，小便自利者，下血乃愈，抵當湯主之。第六十四。四味。

太陽病，身黃，脉沉結，少腹鞕，小便自利，其人如狂者，血證諦也，抵當湯主之。第六十五。用前方。

傷寒有熱，少腹滿，應小便不利；今反利者，有血也，當下之，宜抵當丸。第六十六。四味。下有太陽病一證。

① 蠣：底本刻作『礪』，形近致誤。據全書統一中藥名改。

太陽病，項背强几几，無汗惡風①，葛根湯主之。方一。

葛根四兩　麻黃三兩，去節　桂枝二兩，去皮　生薑三兩，切　甘草二兩，炙　芍藥二兩　大棗十二枚，擘

右七味，以水一斗，先煑麻黃、葛根，減二升，去白②沫；內諸藥，煑取三升，去滓。溫服一升。覆取微似汗③。餘如桂枝法將息及禁忌。諸湯皆倣此。

太陽與陽明合病者，必自下利④，葛根湯主之。方二。用前第一方。一云用後第四方。

太陽與陽明合病，不下利，但嘔者，葛根加半夏湯主之。方三。

葛根四兩　麻黃三兩⑤，去節　甘草二兩，炙　芍藥二兩　桂枝二兩，去皮　生薑二兩⑥，切　半夏半升，洗　大棗十二枚，擘

右八味，以水一斗，先煑葛根、麻黃，減二升，去白⑦沫；內諸藥，煑取三升，去滓。溫服一升。覆取微似汗。

① 風：本書《卷七・第十六》下有『者』字。
② 白：《玉函・卷七・第十八》、《千金翼・卷九・第二》作『上』。
③ 汗：《注傷寒・卷三・第六》、《玉函・卷七・第十八》下有『不須啜粥』。
④ 利：本書《卷七・第十六》、《脉經・卷七・第二》下有『不嘔者』，當從。又，《玉函・卷二・第三》、《玉函・卷五・第十四》、《千金翼・卷九・第二》下一條無『太陽與陽明合病』，且與本條作一句條文。
⑤ 三兩：《玉函・卷七・第十九》作『二兩』。
⑥ 二兩：本書《卷七・第十六》、《注傷寒・卷三・第六》、《千金翼・卷九・第二》作『三兩』。
⑦ 白：本書《卷七・第十六》、《玉函・卷七・第十九》作『上』。

太陽病，桂枝證，醫反下之，利遂①不止，脉促者，表未解也。喘而汗出者，葛根黄芩黄連湯主之。方四。促，一作縱。

葛根半斤　甘草二兩，炙　黄芩三兩②　黄連三兩

右四味，以水八升，先煮葛根，減二升；內諸藥，煮取二升，去滓。分溫再服。

太陽病，頭痛發熱，身疼腰痛，骨節疼痛，惡風，無汗而喘者，麻黄湯主之。方五。

麻黄三兩，去節　桂枝二兩，去皮　甘草一兩，炙　杏仁七十箇，去皮尖③

右四味，以水九升，先煮麻黄，減二升，去上沫；內諸藥，煮取二升半，去滓。溫服八合。覆取微似汗，不須啜粥。餘如桂枝法將息。

太陽與陽明合病，喘而胷滿者，不可下，宜麻黄湯④。六。用前第五方。

太陽病，十日以⑤去，脉浮細而⑥嗜臥者，外已解也。設胷滿脅痛者，與小柴胡湯；脉但浮

① 利遂：《玉函·卷二·第三》、《千金翼·卷九·第二》、《脉經·卷七·第二》作「遂利」，且「脉促者」作「其脉促者」。均似更義長。
② 三兩：《注傷寒·卷三·第六》作「二兩」。
③ 去皮尖：《千金翼·卷九·第二》下有「兩仁者」，當從。
④ 宜麻黄湯：本書《卷三·第六·子目》、《注傷寒·卷三·第六》、《玉函·卷二·第三》作「宜麻黄湯主之」。
⑤ 以：《玉函·卷二·第三》、《千金翼·卷九·第二》作「已」，似更義長。
⑥ 脉浮細而：本書《卷七·第十六》作「脉浮而細」。

者，與麻黃湯。七。用前第五方。

小柴胡湯方

柴胡半斤　黃芩　人參　甘草炙　生薑各三兩，切　大棗十二枚，擘　半夏半升，洗

右七味，以水一斗二升，煮取六升；去滓，再煎取三升。溫服一升，日三服。

太陽中風，脉浮緊，發熱惡寒，身疼痛，不汗出而煩躁者，大青龍湯主之。若脉微弱，汗出惡風者，不可服之；服之則厥逆，筋惕肉瞤，此爲逆也。大青龍湯，方八。

麻黃六兩，去節　桂枝二兩，去皮　甘草二兩，炙　杏仁四十枚，去皮尖　生薑三兩，切　大棗十枚①，擘　石膏如雞子大，碎

右七味，以水九升，先煮麻黃，減二升，去上沫；內諸藥，煮取三升，去滓。溫服一升。取②微似汗，汗出多者，溫粉粉之。一服汗者，停後服；若復服，汗多亡陽，遂③一作逆虛，惡風煩躁，不得眠也。

傷寒，脉浮緩，身不疼但重，乍有輕時，無少陰證者，大④青龍湯發之。九。用前第八方。

---

① 十枚：《注傷寒·卷三·第六》、《玉函·卷七·第二十七》、《金匱·卷中·第十二》作「十二枚」。又，去皮尖：《千金翼·卷九·第三》下有「兩仁者」，當從。碎：《玉函》、《千金翼》下有「綿裹」，當從。

② 取：本書《卷七·第十六》作「覆取」，當從。又，停後服：本書《卷七》作「勿更服」，《千金翼·卷九·第三》作「勿再服」。汗多：本書《卷七》作「汗出多者」，《千金翼》作「汗出多」。

③ 遂：《千金翼·卷九·第三》作「逆」。

④ 大：本書《卷七·第十六》、《玉函·卷二·第三》、《玉函·卷五·第十四》、《千金翼·卷九·第三》上有「可與」二字。

傷寒，表不解，心下有水氣，乾嘔，發熱而欬，或渴，或利，或噎，或小便不利、少腹滿，或喘者，小青龍湯主之。方十。

麻黄去節　芍藥　細辛　乾薑　甘草炙　桂枝各三兩①，去皮　五味子半升　半夏半升，洗

右八味，以水一斗，先煑麻黄，減二升，去上沫；內諸藥，煑取三升，去滓。溫服一升。若渴，去半夏，加栝樓根三兩；若微利，去麻黄，加蕘花如一雞子、熬令赤色；若噎者，去麻黄，加附子一枚、炮；若小便不利、少腹滿者②，去麻黄，加茯苓四兩；若喘，去麻黄，加杏仁半升、去皮尖。且蕘花不治利，麻黄主喘，今此語反之，疑非仲景意。臣億等謹按：小青龍湯，大要治水。又按《本草》：「蕘花下十二水。」若水去，利則止也。又按《千金》：「形腫者應內麻黄。」乃內杏仁者，以麻黄發其陽故也。以此證之，豈非仲景意也？

傷寒，心下有水氣，欬而微喘，發熱不渴；服湯已渴者，此寒去欲解也，小青龍湯主之。十一。用前第十方。

太陽病，外證未解，脉浮弱者，當以汗解，宜桂枝湯③。方十二。

桂枝去皮　芍藥　生薑各三兩，切　甘草二兩，炙　大棗十二枚，擘

---

① 各三兩：本書《卷七・第十六》麻黄、芍藥、細辛、甘草、桂枝用量均作「二兩」，乾薑用量爲「三兩」。又，洗：《注傷寒・卷三・第六》、《金匱・卷中・第十二》作「湯洗」。

② 者：本書《卷七・第十六》、《千金翼・卷九・第三》無。又，若噎者：本書《卷七》作「若噎」。

③ 湯：《玉函・卷二・第三》下有「主之」。

右五味，以水七升，煮取三升，去滓。溫服一升。須臾，啜熱稀粥一升，助藥力，取微汗。

太陽病，下之微喘者，表未解故①也，桂枝加厚朴杏子湯主之②。方十三。

桂枝三兩，去皮　甘草二兩，炙　生薑三兩，切　芍藥三兩　大棗十二枚，擘　厚朴二兩，炙，去皮　杏仁五十枚，去皮尖

右七味，以水七升，微火煮取三升，去滓。溫服一升。覆取微似汗。

太陽病，外證未解，不可下也，下之爲逆，欲解外者，宜桂枝湯。十四。用前第十二方。

太陽病，先發汗不解，而復③下之，脉浮者，不愈。浮爲在外，而反下之，故令不愈。今脉浮，故④在外，當須解外則愈，宜桂枝湯⑤。十五。用前第十二方。

太陽病，脉浮緊，無汗發熱，身疼痛，八九日不解，表證仍在，此當發其汗。服藥⑥已微除，其人發煩目瞑，劇者必衄，衄乃解。所以然者，陽氣重故也。麻黃湯主之。十六。用前第五方。

太陽病，脉浮緊，發熱，身無汗，自衄者，愈。

---

① 故：本書《卷七・第十六》無。

② 桂枝加厚朴杏子湯主之：《玉函・卷五・第十四》作「宜麻黃湯。又云：桂枝加厚朴杏子湯」，《玉函・卷六・第十九》作「屬桂枝湯證。一云：麻黃湯證」；《千金翼・卷九・第一》作「宜桂枝湯。一云：麻黃湯」，《千金翼・卷九・第二》作「宜麻黃湯。一云：桂枝湯」。

③ 復：本書《卷十・第二十二》、《玉函・卷二・第三》、《玉函・卷六・第十九》、《千金翼・卷九・第一》、《脉經・卷七・第八》無。

④ 故：《注傷寒・卷三・第六》、《玉函・卷二・第三》作「故知」。

⑤ 宜桂枝湯：《注傷寒・卷三・第六》作「宜桂枝湯主之」。

⑥ 服藥：本書《卷七・第十六》、《卷八・第十七》作「服湯」。又，此當發其汗：本書《卷七》作「當復發汗」，本書《卷八》做「此當復發汗」。

二陽併病，太陽初得病時發其汗，汗先出不徹，因轉屬陽明，續自微汗出，不惡寒。若太陽病證不罷者，不可下，下之爲逆，如此可小發汗；設面色緣緣正赤者，陽氣怫鬱在表，當解之、熏之。若發汗不徹不足言，陽氣怫鬱不得越，當汗不汗，其人躁煩①，不知痛處，乍在腹中，乍在四肢，按之不可得，其人短氣，但坐。以汗出不徹故也，更發汗則愈。何以知汗出不徹？以脉濇，故知也。

脉浮數者，法當汗出而愈；若下之，身重、心悸者，不可發汗，當自汗出乃解。所以然者，尺中脉微，此裏虚，須表裏實，津液自②和，便自汗出，愈。

脉浮緊者，法當身疼痛，宜以汗解之；假令尺中遲者，不可發汗。何以知然？以榮氣不足，血少故也。

脉浮者，病在表，可發汗，宜麻黄湯③。十七。用前第五方。一④法用桂枝湯。

脉浮而數者，可發汗，宜麻黄湯⑤。十八。用前第五方。

病常自汗出者，此爲榮氣和，榮氣和者，外不諧，以衛氣不共榮氣諧和故爾。以榮行脉中，

① 躁煩：本書《卷八・第十七》作『煩躁』。又，本書《卷九・第二十》上文『發其汗』作『而發其汗』，下文『太陽病證』作『太陽證』。
② 自：本書《卷十・第二十二》、《玉函・卷六・第十九》、《脉經・卷七・第八》無。
③ 宜麻黄湯：《脉經・卷七・第二》作『屬桂枝湯證』。
④ 一：底本脱文。據本書本卷本篇子目、《卷七・第十六》補。
⑤ 宜麻黄湯：本書《卷七・第十六》作『屬桂枝湯證』。

衛行脉外，復發其汗，榮衛和則愈，宜桂枝湯。十九。（用前第十二方。）

病人藏無他病，時發熱，自汗出而不愈者，此衛氣不和也。先其時發汗則愈，宜桂枝湯①。二十。（用前第十二方。）

傷寒，脉浮緊，不發汗，因致衄者，麻黄湯主之。二十一。（用前第五方。）

傷寒，不大便六七日，頭痛有熱者，與②承氣湯，其小便清者③（一云大便青。）知不在裏，仍④在表也，當須發汗。若頭痛者，必衄，宜桂枝湯。二十二。（用前第十二方。）

傷寒，發汗已解，半日許復煩，脉浮數者，可更發汗，宜桂枝湯⑤。二十三。（用前第十二方。）

凡病，若發汗、若吐、若下、若亡血，亡⑥津液，陰陽自和者⑦，必自愈。

大下之後，復發汗，小便不利者，亡津液故也。勿治之，得小便利，必自愈。

---

①湯：《注傷寒・卷三・第六》下有『主之』。

②與：《玉函・卷二・第三》作『未可與』，《玉函・卷五・第十四》作『不可與』。均似更義長。

③其小便清者：《千金翼・卷九・第一》、《脉經・卷七・第二》作『其大便反青』，且《脉經》下有小注曰：『一作：小便清者。』

④仍：本書《卷七・第十六》作『續』。

⑤湯：《注傷寒・卷三・第六》下有『主之』。

⑥亡：本書《卷一・第一》作『以內無』，《卷十・第二十二》作『無』。

⑦陰陽自和者：本書《卷一・第一》作『此陰陽自和』，《卷十・第二十二》作『陰陽脉自和者』，《玉函・卷二・第三》、《玉函・卷六・第十九》、《千金翼・卷十・第五》、《脉經・卷七・第八》作『而陰陽自和者』。

下之後，復發汗，必振寒，脉微細。所以然者，以內外俱虛故也。

下之後，復發汗，晝日煩躁不得眠，夜而安靜，不嘔不渴，無表證，脉沉微，身無大熱者，乾薑附子湯主之。方二十四。

乾薑一兩　附子一枚，生用，去皮、切八片

右二味，以水三升，煮取一升，去滓。頓服。

發汗後，身疼痛，脉沉遲者，桂枝加芍藥生薑各一兩人參三兩新加湯①主之。方二十五。

桂枝三兩，去皮　芍藥四兩　甘草二兩，炙　人參三兩　大棗十二枚，擘　生薑四兩②

右六味③，以水一斗二升，煮取三升，去滓。溫服一升。本云桂枝湯，今加芍藥、生薑、人參。

發汗後④，不可更行桂枝湯。汗出而喘，無大熱者，可與麻黃杏仁甘草石膏湯⑤。方二十六。

麻黃四兩，去節　杏仁五十箇，去皮尖　甘草二兩，炙　石膏半斤，碎，綿裹

---

① 桂枝……新加湯：此十七字《玉函·卷七·第十一》、《千金翼·卷十·第五》、《脉經·卷七·第三》作『桂枝加芍藥生薑人參湯』。
② 四兩：《千金翼·卷十·第五》下有『切』字，當從。
③ 右六味：《玉函·卷七·第十一》下有『㕮咀四味』，義勝。
④ 發汗後：本書《卷四·第七》、《卷十·第二十二》作『下後』。又，杏仁：本書《卷八·第十七》作『杏子』。
⑤ 湯：《注傷寒·卷三·第六》下有『主之』。又，甘草二兩：《玉函·卷七·第二十二》作『甘草一兩』。

右四味，以水七升，煑①麻黃，減二升，去上沫；內諸藥，煑取二升②，去滓。溫服一升，本云黃耳柸③。

發汗過多，其人叉手自冒心，心下悸，欲得按者，桂枝甘草湯主之。方二十七。

桂枝四兩，去皮　甘草二兩，炙

右二味，以水三升，煑取一升，去滓。頓服。

發汗後，其人臍下悸者，欲作奔豚，茯苓桂枝甘草大棗湯主之。方二十八。

茯苓半斤　桂枝四兩，去皮　甘草二兩，炙　大棗十五枚，擘

右四味，以甘爛水一斗，先煑茯苓，減二升；內諸藥，煑取三升，去滓。溫服一升，日三服。

作甘爛水法：取水二斗，置大盆內，以杓揚之，水上有珠子五六千顆相逐，取用之。

發汗後，腹脹滿者，厚朴生薑半夏甘草人參湯主之。方二十九。

厚朴半斤，炙，去皮　生薑半斤，切　半夏半升，洗　甘草二兩④　人參一兩

---

① 煑：本書《卷四・第七》、《卷八・第十七》、《卷十・第二十二》、《注傷寒・卷三・第六》、《玉函・卷七・第二十二》、《千金翼・卷十・第五》作『先煑』，當從。

② 二升：本書《卷四・第七》、《卷十・第二十二》作『三升』。

③ 柸：通『杯』。

④ 甘草二兩：本書《卷八・第十七》、《注傷寒・卷三・第六》、《千金翼・卷十・第五》下有『炙』字，當從。

右五味，以水一斗，煮取三升，去滓。溫服一升，日三服。

傷寒，若吐、若下後①，心下逆滿，氣上衝胸，起則頭眩，脉沉緊，發汗則動經，身爲振振搖者，茯苓桂枝白朮②甘草湯主之。方三十。

茯苓四兩　桂枝三兩，去皮　白朮③　甘草各二兩，炙

右四味，以水六升，煮取三升，去滓。分溫三服④。

發汗病不解，反惡寒者，虚故也，芍藥甘草附子湯主之。方三十一。

芍藥　甘草各三兩，炙　附子一枚，炮，去皮，破八片

右三味，以水五升⑤，煮取一升五合，去滓。分溫三服。疑非仲景方⑥。

發汗，若下之⑦，病仍不解，煩躁者，茯苓四逆湯主之。方三十二。

---

① 若吐、若下後：《玉函・卷二・第三》作「若吐、若下、若發汗」，《玉函・卷六・第十九》、《千金翼・卷十・第五》、《脉經・卷七・第八》作「吐、下、發汗後」。
② 白朮：《脉經・卷七・第八》無「白」字。
③ 白朮：《玉函・卷七・第三十八》、《金匱・卷中・第十二》下有「三兩」二字。
④ 服：《玉函・卷七・第三十八》下有「小便即利」。
⑤ 五升：本書《卷八・第十七》、《玉函・卷八・第七十一》、《千金翼・卷十・第五》作「三升」。
⑥ 疑非仲景方：《注傷寒・卷三・第六》作「疑非仲景意」。
⑦ 若下之：本書《卷十・第二十二》作「若下之後」，《玉函・卷六・第十九》、《千金翼・卷十・第五》、《脉經・卷七・第八》作「發汗、吐、下以後」。

茯苓四兩①　人參一兩　附子一枚，生用，去皮，破八片　甘草二兩，炙　乾薑一兩半

右五味，以水五升，煑取三升②，去滓。溫服七合，日二服③。

發汗後，惡寒者，虛故也；不惡寒，但熱者，實也。當和胃氣，與調胃承氣湯④。方三十三。《玉函》云：與小承氣湯。

芒消半升　甘草二兩，炙　大黃四兩，去皮，清酒洗

右三味，以水三升，煑取一升⑤，去滓；內芒消，更煑兩沸。頓服。

太陽病，發汗後，大汗出，胃中乾，煩躁不得眠，欲得飲水者，少少與飲之，令胃氣和則愈。若脉浮，小便不利，微熱，消渴者，五苓散主之⑥。方三十四。即豬苓散是。

豬苓十八銖，去皮⑦　澤瀉一兩六銖　白朮十八銖　茯苓十八銖　桂枝半兩，去皮。

---

① 四兩：《注傷寒・卷三・第六》作「六兩」。

② 三升：本書《卷十・第二十二》、《千金翼・卷十・第五》作「二升」。《玉函・卷八・第一百七》作「一升二合」。

③ 二服：《注傷寒・卷三・第六》、《千金翼・卷十・第五》作「三服」。

④ 與調胃承氣湯：《玉函・卷二・第三》、《千金翼・卷九・第五》、《千金翼・卷十・第五》、《脉經・卷七・第三》作「宜小承氣湯」，《玉函・卷六・第十九》作「屬小承氣湯」。

⑤ 煑取一升：本書《卷五・第八》作「煑二物至一升」，當從。又，更煑兩沸：本書《卷五》作「更上微火一二沸」，本書《卷八・第十七》作「更上微火，煑令沸」。

⑥ 五苓散主之：本書《卷七・第十六》作「與五苓散，利小便發汗」。

⑦ 去皮：本書《卷四・第七》、《卷十・第二十二》、《千金翼・卷九・第六》作「去黑皮」，當從。

右五味，擣爲散。以白飲和，服方寸匕，日三服。多飲煖水，汗出愈。如法將息。

發汗已①，脉浮②數，煩渴者③，五苓散主之。三十五。用前第三十四方。

傷寒，汗出而渴者，五苓散主之；不渴者，茯苓甘草湯主之。方三十六。

茯苓二兩④　桂枝二兩，去皮　甘草一兩，炙　生薑三兩，切

右四味，以水四升，煮取二升，去滓。分溫三服。

中風，發熱六七日，不解而煩，有表裏證，渴欲飲水，水入則吐者，名曰水逆，五苓散主之。三十七。用前第三十四方。

未持脉時，病人手叉⑤自冒心，師因教試令欬，而不欬⑥者，此必兩耳聾無聞⑦也。所以然者，以重發汗，虛故如此⑧。

---

① 已：《玉函·卷二·第三》作『後』。
② 浮：《玉函·卷二·第三》、《千金翼·卷十·第五》、《脉經·卷七·第三》下有『而』字。
③ 煩渴者：《千金翼·卷十·第五》作『復煩者』，《脉經·卷七·第三》作『復煩渴者』。
④ 二兩：《玉函·卷七·第三十九》作『三兩』。又，生薑三兩切：本書《卷八·第十七》作『生薑一兩』。
⑤ 手叉：本書《卷八·第十七》、《玉函·卷二·第三》、《玉函·卷六·第十九》、《脉經·卷七·第三》作『乂手』，《千金翼·卷十·第五》作『手乂』。又，後文『叉』：《玉函》、《千金翼》、《脉經》全書均作『乂』。叉：或爲乂之俗體字，《說文》曰：『乂，芟艸也。從丿從乀相交。』段玉裁注曰：『象左右去之，會意也。』
⑥ 不欬：本書《卷八·第十七》、《玉函·卷二·第三》、《玉函·卷六·第十九》、《千金翼·卷十·第五》、《脉經·卷七·第三》作『不即欬』。
⑦ 聾無聞：《玉函·卷六·第十九》、《千金翼·卷十·第五》、《脉經·卷七·第三》作『無所聞』。
⑧ 此：底本下段文字連接於此字下作一段。據本書《卷八·第十七》、《注傷寒·卷三·第六》、《玉函·卷二·第三》、《玉函·卷六·第十九》、《千金翼·卷十·第四之忌水》、《脉經·卷七·第三》分爲兩段。

發汗後，飲水多必喘，以水灌之亦喘。

發汗後，水藥不得入口爲逆。若更發汗，必吐下不止①。

發汗吐下後，虛煩不得眠，若劇者，必反覆顛倒音到，下同，心中懊憹上烏浩、下奴冬切，下同，梔子豉湯主之。若少氣者，梔子甘草豉湯主之；若嘔者，梔子生薑豉湯主之。三十八。

梔子豉湯方

梔子十四箇②，擘　香豉四合，綿裹

右二味，以水四升，先煑梔子，得二升半；內豉，煑③取一升半，去滓。分爲二服，溫進一服；得吐者④，止後服。

梔子甘草豉湯方

梔子十四箇，擘　甘草二兩，炙　香豉四合，綿裹

---

① 止：底本下段文字連接於此字下作一段。據本書《卷八・第十七》、《注傷寒・卷三・第六》、《玉函・卷二・第三》、《玉函・卷六・第十九》、《千金翼・卷十・第五》、《脉經・卷七・第三》分爲兩段。

② 箇：本書《卷五・第八》、《卷十・第二十二》、《注傷寒・卷三・第六》、《玉函・卷七・第四十六》、《千金翼・卷九・第八》作『枚』。又，梔子：本書《卷五・第八》、《卷六・第十二》、《卷十・第二十二》作『肥梔子』。下二方『梔子』：本書《卷十》作『肥梔子』。

③ 煑：本書《卷五・第八》、《卷六・第十二》作『更煑』，義勝。

④ 得吐者：本書《卷五・第八》作『得快吐者』，《玉函・卷七・第四十六》、《千金翼・卷九・第八》作『得快吐』。又，下二方方後注同詞條：《玉函》均作『得快吐』。均當從。

右三味，以水四升，先煮梔子、甘草，取二升半；內豉，煮取一升半，去滓。分二服，溫進一服；得吐者，止後服。

梔子生薑豉湯方

梔子十四箇，擘　生薑五兩①　香豉四合，綿裹

右三味，以水四升，先煮梔子、生薑，取二升半；內豉，煮取一升半，去滓。分二服，溫進一服；得吐者，止後服。

發汗，若下之，而煩熱、胷中窒者，梔子豉湯主之。三十九。用上初方。

傷寒五六日，大下之後，身熱不去，心中結痛者，未欲解也，梔子豉湯主之。四十。用上初方。

傷寒下後，心煩腹滿，臥起不安者，梔子厚朴湯主之。方四十一。

梔子十四箇②，擘　厚朴四兩，炙，去皮　枳實四枚，水浸，炙令黄

右三味，以水三升半，煮取一升半，去滓。分二服，溫進一服；得吐者③，止後服。

傷寒，醫以丸藥大下之，身熱不去，微煩者，梔子乾薑湯主之。方四十二。

---

① 五兩：本書《卷十・第二十二》下有「切」字，當從。

② 箇：本書《卷十・第二十二》、《注傷寒・卷三・第六》、《玉函・卷七・第四十九》、《千金翼・卷十・第五》作「枚」。又，水浸炙令黄：本書《卷十》作「水浸炙令赤」，《注傷寒》作「水浸去穰炒」，《玉函》作「去穰炒」，《千金翼》作「炙」。

③ 得吐者：《玉函・卷七・第四十九》作「得吐」，《千金翼・卷十・第五》作「快吐」。

梔子十四箇，擘　乾薑二兩

右二味，以水三升半，煮取一升半，去滓。分二服，溫進①一服；得吐者，止後服。

凡用梔子湯，病人舊微溏者，不可與服之。

太陽病，發汗，汗出不解，其人仍發熱，心下悸，頭眩，身瞤動，振振欲擗一作僻地者，真②武湯主之。方四十三。

茯苓　芍藥　生薑各三兩，切　白朮二兩　附子一枚，炮，去皮，破八片

右五味，以水八升，煮取三升，去滓。溫服七合，日三服。

咽喉乾燥者，不可發汗。

淋家，不可發汗，發汗必便血。

瘡家，雖身疼痛，不可發汗，汗出則痓。

衄家，不可發汗，汗出必額上陷脉急緊③，直視不能眴④音喚，又胡絹切，下同。一作瞬，不得眠。

---

① 溫進：本書《卷十・第二十二》無。又，得吐者：《玉函・卷七・第五十》、《千金翼・卷十・第五》作『得快吐』。

② 真：《千金翼・卷十・第五》作『玄』。

③ 必額上陷脉急緊：《玉函・卷二・第三》、《脉經・卷八・第十三》作『必額上促急而緊』，《玉函・卷五・第十三》作『則額陷，脉上促急而緊』，《脉經・卷七・第一》作『必額陷，脉上促急而緊』，《千金翼・卷十・第四之忌發汗》作『必額上促急』。

④ 眴：底本刻作『眗』，形近致誤。據本書《卷七・第十五》、《注傷寒・卷三・第六》、《玉函・卷二・第三》、《玉函・卷五・第十三》、《脉經・卷七・第一》、《脉經・卷八・第十三》改。

亡血家①，不可發汗，發汗則寒慄而振。

汗家，重發汗②，必恍惚心亂，小便已陰疼，與禹餘粮丸。四十四。方本闕。

病人有寒，復發汗，胃中冷，必吐蚘一作逆③。

本發汗，而復下之，此爲逆也；若先發汗，治不爲逆。本先下之，而反汗之，爲逆；若先下之，治不爲逆。

傷寒，醫下之，續得下利，清穀不止，身疼痛者，急當救裏；後身疼痛，清便自調者，急當救表。救裏宜四逆湯，救表宜桂枝湯。四十五。用前第十二方。

病④發熱頭痛，脉反沉，若不差，身體疼痛⑤，當救其裏⑥。

四逆湯方

甘草二兩，炙　乾薑一兩半　附子一枚，生用，去皮、破八片

右三味，以水三升，煑取一升二合，去滓。分溫再服。强人可大附子一枚、乾薑三兩。

① 家：本書《卷七·第十五》無。
② 重發汗：本書《卷七·第十五》作『不可發汗，發汗』。
③ 一作逆：《千金翼·卷十·第五》作『一云：吐逆』。
④ 病：《玉函·卷六·第二十》、《千金翼·卷十·第四之宜溫》、《脉經·卷七·第九》上有『師曰』。
⑤ 身體疼痛：《玉函·卷二·第三》、《玉函·卷六·第二十》、《千金翼·卷十·第四之宜溫》、《脉經·卷七·第九》作『身體更疼痛』。
⑥ 裏：《注傷寒·卷三·第六》、《玉函·卷二·第三》下有『宜四逆湯』，《玉函·卷六·第二十》、《千金翼·卷十·第四之宜溫》、《脉經·卷七·第九》下有『宜溫藥四逆湯』。

太陽病，先下而不愈，因復發汗，以此①表裏俱虛，其人因致冒，冒家汗出自愈②。所以然者，汗出表和故也。裏未和③，然後復下之。

太陽病未解，脉陰陽俱停（一作微），必先振慄汗出而解。但陽脉微者，先汗出而解④；但陰脉微（一作尺脉實）者，下之而解。若欲下之，宜調胃承氣湯⑤。四十六。（用前第三十三方。一云用大柴胡湯。）

太陽病，發熱汗出者，此爲榮弱衛强，故使汗出。欲救邪風者⑥，宜桂枝湯。四十七。（方用前法。）

傷寒五六日，中風，往來寒熱⑦，胷脅苦滿，嘿嘿不欲飲食，心煩喜嘔，或胷中煩而不嘔，或渴，或腹中痛，或脅下痞鞕，或心下悸、小便不利，或不渴、身有微熱，或欬者，小柴胡湯主之。方四十八。

---

① 以此：《玉函·卷二·第三》、《玉函·卷六·第十九》、《千金翼·卷十·第五》、《脉經·卷七·第八》無此二字。

② 汗出自愈：《玉函·卷六·第十九》、《千金翼·卷十·第五》、《脉經·卷七·第八》作『當汗出自愈』，似更義長。

③ 裏未和：本書《卷十·第二十二》作『得表和』，中醫圖本刻作『得裏和』，底本爲正；《注傷寒·卷三·第六》作『得裏未和』，《玉函·卷六·第十九》、《千金翼·卷十·第五》、《脉經·卷七·第八》作『表和』。

④ 但陽……而解：本書《卷九·第二十一》無。

⑤ 若欲……氣湯：本書《卷九·第二十一》作『宜大柴胡湯』，《玉函·卷二·第三》作『汗之宜桂枝湯，下之宜承氣湯』。《脉經·卷七·第七》作『屬大柴胡湯證』。

⑥ 者：本書《卷七·第十六》無。

⑦ 傷寒……寒熱：《玉函·卷二·第三》作『中風五六日，傷寒，往來寒熱』，本書《卷七·第十六》、《玉函·卷五·第十三》、《脉經·卷七·第二》作『中風，往來寒熱，傷寒五六日以後』，且《玉函·卷五》『以後』作『已後』。又，心煩：本書《卷七》、《玉函·卷五》、《脉經》作『煩心』。小柴胡湯主之：本書《卷七》作『屬小柴胡湯證』，《脉經》作『屬小柴胡湯』。

柴胡半斤　黃芩三兩　人參三兩　半夏半升，洗　甘草炙　生薑各三兩，切　大棗十二枚，擘

右七味，以水一斗二升，煑取六升；去滓，再煎取三升。溫服一升，日三服。若胷中煩而不嘔者，去半夏、人參，加栝樓實一枚；若渴，去半夏，加人參合前成四兩半、栝樓根四兩；若腹中痛者，去黃芩，加芍藥三兩；若脅下痞鞕，去大棗，加牡蠣四兩①；若心下悸、小便不利者，去黃芩，加茯苓四兩；若不渴、外有微熱者，去人參，加桂枝三兩，溫覆，微汗愈②；若欬者，去人參、大棗、生薑，加五味子半升、乾薑二兩。

血弱氣盡，腠理開，邪氣因入，與正氣相搏，結於脅下；正邪分爭，往來寒熱，休作有時，嘿嘿不欲飲食；藏府相連，其痛必下，邪高痛下，故使嘔也（一云：藏府相違，其病必下，脅鬲中痛），小柴胡湯主之。服柴胡湯已，渴者，屬陽明③，以法治之。四十九。（用前方。）

得病六七日，脉遲浮弱，惡風寒，手足溫，醫二三下之，不能食而脅下滿痛。面目及身黃，頸項强，小便難者，與柴胡湯，後必下重；本渴，飲水而嘔者，柴胡湯④不中與也，食穀者噦。

傷寒四五日，身熱惡風，頸項强，脅下滿，手足溫而渴者，小柴胡湯主之。五十。（用前方。）

---

① 四兩：《千金翼·卷九·第四》作「陸兩」。
② 微汗愈：《注傷寒·卷三·第六》作「取微汗愈」，《玉函·卷七·第三十》、《千金翼·卷九·第四》作「微發其汗」。
③ 明：《注傷寒·卷三·第六》下有「也」字，似更義長。
④ 湯：本書《卷十·第二十二》無。

傷寒，陽脉濇，陰脉弦，法當腹中急痛，先與小建中湯。不差者，小柴胡湯主之。五十一。用前方。

小建中湯方

桂枝三兩，去皮　甘草二兩①，炙　大棗十二枚，擘　芍藥六兩　生薑三兩，切　膠飴一升

右六味，以水七升，煑取三升，去滓；內飴②，更上微火消解。溫服一升，日三服。嘔家不可用建中湯，以甜故也。

傷寒中風，有柴胡③證，但見一證便是，不必悉具。凡柴胡湯病證而下之，若柴胡證不罷者，復與柴胡湯，必蒸蒸而振，却復發熱汗出而解。

傷寒二三日，心中悸而煩者，小建中湯主之。五十二。用前第五十一方。

太陽病，過經十餘日，反二三下之，後四五日，柴胡證仍在者，先與小柴胡④。嘔不止，心

① 二兩：《注傷寒·卷三·第六》、《玉函·卷七·第二十九》、《金匱·卷上·第六》作「三兩」。又，生薑三兩：《注傷寒·卷三·第六》作「生薑貳兩」。
② 飴：《注傷寒·卷三·第六》、《玉函·卷七·第二十九》作「膠飴」。
③ 柴胡：《玉函·卷二·第三》作「小柴胡」。
④ 小柴胡：《注傷寒·卷三·第六》、《玉函·卷二·第三》、《玉函·卷六·第十九》、《千金翼·卷九·第四》、《脉經·卷七·第八》作「小柴胡湯」，義勝。

下急①（一云嘔止小安），鬱鬱微煩者，爲未解也，與大柴胡湯②，下之則愈。方五十三。

柴胡（半斤）　黄芩（三兩）　芍藥（三兩）　半夏（半升，洗）　生薑（五兩，切）　枳實（四枚，炙）　大棗（十二枚，擘）

右七味，以水一斗二升，煮取六升，去滓，再煎③。溫服一升，日三服。一方：加大黄二兩。若不加，恐不爲大柴胡湯④。

傷寒十三日不解，胷脅滿而嘔，日晡所發潮熱，已⑤而微利，此本柴胡證，下之以⑥不得利；今反利者，知醫以丸藥下之，此非其治也。潮熱者，實也。先宜服小柴胡湯以解外，後以柴胡加芒消湯主之。五十四。

柴胡（二兩十六銖）　黄芩（一兩）　人參（一兩）　甘草（一兩，炙）　生薑（一兩，切）　半夏（二十銖，本云⑦五枚，洗）　大棗（四枚，擘）　芒消（二兩）

---

① 嘔不止心下急：《玉函・卷二・第三》、《玉函・卷六・第十九》、《千金翼・卷九・第四》、《脉經・卷七・第八》作「嘔止小安」，且《脉經》下有小字注曰：「一云：嘔不止心下急」。

② 大柴胡湯：《注傷寒・卷三・第六》、《玉函・卷七・第三十四》、《金匱・卷上・第十》本方組成列有「大黄二兩」，當從。後文四次出現大柴胡湯方組成，均當據補。

③ 煎：本書《卷八・第十七》、《卷九・第二十一》、《卷十・第二十二》及《玉函・卷七・第三十四》下有「取三升」，當從。

④ 一方……胡湯：《玉函・卷七・第三十四》作「一方無大黄。然不加，不得名大柴胡湯也」。

⑤ 已：《玉函・卷二・第三》、《玉函・卷六・第十九》、《千金翼・卷九・第四》、《脉經・卷七・第八》無。

⑥ 以：本書《卷十・第二十二》、《玉函・卷二・第三》、《玉函・卷六・第十九》、《千金翼・卷九・第五》、《脉經・卷七・第八》無。

⑦ 本云：本書《卷十・第二十二》作「舊云」。又，半夏：《玉函・卷七・第三十五》其下作「五枚」，《千金翼・卷九・第四》其下作「壹合，洗」。芒硝二兩：《注傷寒・卷三・第六》作「芒硝陸兩」。

右八味，以水四升，煑取二升，去滓；内芒消，更煑微沸。分溫①再服，不觧更作。臣億等謹按：《金匱玉函》方中無芒消②。別一方云：以水七升，下芒消二合、大黃四兩、桑螵蛸五枚，煑取一升半，服五合，微下即愈。本云：柴胡再服，以觧其外；餘二升，加芒消、大黃、桑螵蛸也。

傷寒十三日③，過經讝語者，以④有熱也，當以湯下之。若小便利者，大便當鞕；而反下利，脉調和者，知醫以丸藥下之，非其治也。若自下利者，脉當微厥；今反和者，此爲内實也，調胃承氣湯主之。五十五。用前第三十三方。

太陽病不觧，熱結膀胱，其人如狂，血自下，下者愈。其外不⑤觧者，尚未可攻，當先觧其外，外觧已；但少腹急結者，乃可攻之，宜桃核承氣湯⑥。方五十六。後云：觧外宜桂枝湯。

桃仁五十箇，去皮尖　大黃四兩　桂枝二兩，去皮　甘草二兩，炙　芒消二兩

右五味，以水七升⑦，煑取二升半，去滓；内芒消，更上火，微沸下火。先食溫服五合，日三服。當微利。

---

① 分溫：本書《卷十・第二十二》作「溫分」。
② 無芒消：查今清康熙陳世傑刻本《玉函・卷七・第三十五》本方組成有「芒消二兩」。
③ 日：《注傷寒・卷三・第六》下有「不觧」。
④ 以：《玉函・卷二・第三》、《玉函・卷六・第十九》、《千金翼・卷九・第五》、《脉經・卷七・第八》作「内」，義勝。
⑤ 不：本書《卷七・第十六》、《卷九・第二十一》、《玉函・卷五・第十四》、《脉經・卷七・第二》作「未」。
⑥ 外觧……氣湯：本書《卷七・第十六》、《脉經・卷七・第二》作「屬桂枝湯證」，《玉函・卷五・第十四》作「宜桂枝湯」。
⑦ 升：本書《卷九・第二十一》下有「煑四物」，《玉函・卷八・第七十八》下有「先煑四味」，當從。又，上文「五十箇」：本書《卷九》、《玉函》、《千金翼・卷九・第五》作「枚」。下文「微沸下火」：本書《卷九》作「煎微沸」。

傷寒八九日，下之，胷滿煩驚，小便不利，讝語，一身盡重，不可轉側者，柴胡加龍骨牡蠣湯主之。方五十七。

柴胡四兩　龍骨　黄芩　生薑切　鉛丹　人參　桂枝去皮　茯苓各一兩半　半夏二合半，洗　大黄二兩

牡蠣一兩半，熬　大棗六枚，擘

右十二味①，以水八升，煑取四升；内大黄，切如碁子，更煑一兩沸，去滓。温服一升。本云柴胡湯，今加龍骨等。

傷寒，腹滿讝語，寸口脉浮而緊，此肝乘脾也，名曰縱，刺期門。五十八。

傷寒發熱，嗇嗇惡寒，大渴欲飲水②，其腹必滿，自汗出，小便利，其病欲解，此肝乘肺也，名曰横，刺期門。五十九。

太陽病二日，反躁，凡③熨其背而大汗出，大熱④入胃一作：二日内燒瓦熨背，大汗出，火氣入胃，胃中水竭，躁煩，必發讝語。十餘日振慄，自下利⑤者，此爲欲解也。故其汗從腰以下不得汗，欲小便不得，反

---

① 十二味：《注傷寒·卷三·第六》作「十一味」，義勝。又，上文「二合半」：《注傷寒》作「貳合」，《千金翼·卷九·第四》作「壹合半」。

② 大渴欲飲水：《玉函·卷二·第三》、《脉經·卷七·第十三》作「其人大渴，欲飲酢漿者」，《千金翼·卷十·第四之宜刺》作「其人大渴，欲飲截漿者」。

③ 反躁凡：《玉函·卷二·第三》、《玉函·卷六·第二十一》作「而反燒瓦」，《脉經·卷七·第十六》作「而燒瓦」。

④ 大熱：《玉函·卷二·第三》、《玉函·卷六·第二十一》作「火熱」，《脉經·卷七·第十六》作「火氣」。

⑤ 振慄自下利：《玉函·卷二·第三》、《玉函·卷六·第二十一》、《脉經·卷七·第十六》作「振而反汗出」。

嘔，欲失溲，足下惡風；大便鞕，小便當數，而反不數及不多；大便已，頭卓然而痛；其人足心必熱，穀氣下流故也。

太陽病中風，以火劫發汗，邪風被火熱，血氣流溢，失其常度，兩陽相熏灼，其身發黄。陽盛則欲衄，陰虚小便難，陰陽俱虚竭，身體則枯燥。但頭汗出，劑①頸而還，腹滿微喘，口乾咽爛；或不大便，久則讝語；甚者至噦，手足躁擾，捻②衣摸床。小便利者，其人可治。

傷寒脉浮，醫以火迫劫之，亡陽，必驚狂，臥起不安者，桂枝去芍藥加蜀漆牡蠣龍骨救逆湯主之。方六十。

桂枝三兩，去皮　甘草二兩，炙　生薑三兩，切　大棗十二枚，擘　牡蠣五兩，熬　蜀漆三兩，洗、去腥　龍骨四兩

右七味，以水一斗二升，先煑蜀漆，減二升；内諸藥，煑取三升，去滓。溫服一升。本云桂枝湯，今去芍藥，加蜀漆、牡蠣、龍骨。

形作③傷寒，其脉不弦緊而弱，弱者必渴，被火必讝語。弱者，發熱脉浮，解之，當汗出愈。

太陽病，以火熏之，不得汗，其人必躁；到經不解，必清血，名爲火邪。

---

① 劑：通「齊」，《說文》：「劑，齊也。」《玉函·卷六·第二十一》、《脉經·卷七·第十六》作「齊」。
② 捻：《玉函·卷六·第二十》、《脉經·卷七·第十六》作「循」。
③ 形作：本書《卷七·第十六》、《玉函·卷二·第三》、《玉函·卷五·第十四》、《千金翼·卷十·第四之忌火》無。

脉浮，熱甚，而反灸之，此爲實。實以虚治，因火而動，必咽燥、吐血①。

微數之脉，慎不可灸。因火爲邪，則爲煩逆，追虚逐實，血散脉中；火氣雖微，內攻有力，焦骨傷筋，血難復也②。

脉浮，宜以汗觧；用火灸之，邪無從出，因火而盛，病從腰以下必重而痹，名火逆也。欲自觧者，必當先煩，煩乃有汗而觧③。何以知之?脉浮，故知汗出觧。

燒針令其汗，針處被寒，核起而赤者，必發奔豚。氣從少腹上衝④心者，灸其核上各一壯，與桂枝加桂湯，更加桂二兩也。方六十一。

桂枝五兩，去皮　芍藥三兩　生薑三兩，切　甘草二兩，炙　大棗十二枚，擘

右五味，以水七升，煮取三升，去滓。溫服一升。本云桂枝湯，今加桂滿五兩。所以加桂者，以能泄奔豚氣也。

火逆下之，因燒針煩躁者，桂枝甘草龍骨牡蠣湯主之。方六十二。

桂枝一兩，去皮　甘草二兩，炙　牡蠣二兩，熬　龍骨二兩

---

① 必咽燥吐血：《玉函・卷二・第三》、《千金翼・卷十・第四之忌灸》、《脉經・卷七・第十》作「咽燥，必吐血」。

② 也：底本下段文字連接於此字下作一段。據《注傷寒・卷三・第六》、《玉函・卷二・第三》、《玉函・卷六・第二十三》、《千金翼・卷十・第四之忌灸》、《脉經・卷七・第十》分爲兩段。

③ 而觧：《玉函・卷二・第三》、《脉經・卷七・第十》作「隨汗而觧」，義勝。

④ 衝：本書《卷七・第十六》、《玉函・卷五・第十四》、《脉經・卷七・第二》、《脉經・卷七・第十一》作「撞」。又，泄：本書《卷七》作「洩」。

右四味[1]，以水五升，煮取二升半，去滓。溫服八合，日三服。

太陽傷寒者，加溫針必驚也。

太陽病，當惡寒發熱；今自汗出，反不惡寒發熱，關上脉細數者，以醫吐之過也。一[2]二日吐之者，腹中飢，口不能食；三四日吐之者，不喜糜粥，欲食冷食，朝食暮吐。以醫吐之所致也，此爲小逆。

太陽病，吐之，但太陽病當惡寒；今反不惡寒，不欲近衣[3]，此爲吐之，內煩也。

病人脉數，數爲熱，當消穀引食。而反吐者，此以發汗，令陽氣微，膈氣虛，脉乃數也；數爲客熱，不能消穀，以胃中虛冷，故吐也。

太陽病，過經十餘日，心下溫溫[4]欲吐，而胷中痛，大便反溏，腹微滿，鬱鬱微煩，先此時自[5]極吐下者，與調胃承氣湯；若不爾者，不可與。但欲嘔，胷中痛，微溏者，此非柴胡湯證；以嘔，故知極吐下也。調胃承氣湯，六十三。用前第三十三方。

太陽病六七日，表證仍在，脉微而沉，反不結胷，其人發狂者，以熱在下焦，少腹當鞕滿；

---

① 四味：《注傷寒·卷三·第六》、《玉函·卷七·第十五》作「爲末」。
② 一：本書《卷八·第十八》、《玉函·卷五·第十五》、《脉經·卷七·第四》上有「若得病」，義勝。
③ 衣：本書《卷八·第十八》下有「者」，似更義長。
④ 溫溫：《玉函·卷二·第三》、《玉函·卷六·第十九》作「嗢嗢」，似更義長。
⑤ 自：本書《卷十·第二十二》無。

小①便自利者，下血乃愈。所以然者，以太陽隨經，瘀熱在裏故也②。抵當湯主之。方六十四。

水蛭熬　蝱蟲各三十箇，去翅足，熬　桃仁二十箇，去皮尖　大黃三兩，酒洗③

右四味④，以水五升，煮取三升，去滓。溫服一升；不下，更服。

太陽病，身黃，脉沉結，少腹鞕⑤，小便不利者，爲無血也；小便自利，其人如狂者，血證諦也，抵當湯主之。六十五。用前方。

傷寒有熱，少腹滿，應小便不利；今反利者，爲有血也，當下之，不可餘藥⑥，宜抵當丸。方六十六。

水蛭二十箇，熬　蝱蟲二十箇，去翅足，熬　桃仁二十五箇，去皮尖⑦　大黃三兩

---

① 小：本書《卷九・第二十一》上有「而」字。
② 也：本書《卷九・第二十一》、《千金翼・卷九・第七》下有「宜下之」，似更義長。
③ 酒洗：《注傷寒・卷三・第六》、《玉函・卷八・第八十三》作「酒浸」，本書《卷九・第二十一》作「去皮、破六片」；《千金翼・卷九・第七》作「破陸片」，且「三兩」作「貳兩」。《玉函・卷七・方藥炮制》曰：「附子、大黃之類，皆破解，不㕮咀，或炮或生，皆去黑皮。」又，上文「尖」：本書《卷五》下有「及兩人者」，當從。
④ 味：《注傷寒・卷三・第六》、《玉函・卷八・第八十三》下有「爲末」。又，不下：本書《卷九・第二十一》作「不下者」。
⑤ 鞕：本書《卷九・第二十一》作「鞕滿」。又，血證諦也：本書《卷九》、《脉經・卷七・第七》作「血證諦」。
⑥ 不可餘藥：本書《卷九・第二十一》、《玉函・卷五・第十八》、《脉經・卷七・第七》無。
⑦ 尖：《千金翼・卷九・第七》下有「熬」字，上「抵當湯」同。又，「蝱蟲」用量：《注傷寒・卷三・第六》、《玉函・卷八・第八十二》作「二十五箇」。「桃仁」用量：《注傷寒》作「貳拾箇」，《玉函》作「三十箇」。

右四味，擣分①四丸；以水一升，煑一丸，取七合，服之，晬時當下血；若不下者，更服。

太陽病，小便利者，以飲水多，必心下悸；小便少者，必苦裏急也。

傷寒論卷第三

① 擣分：本書《卷九·第二十一》作「擣篩爲」，《注傷寒·卷三·第六》、《玉函·卷八·第八十二》作「杵分爲」，《千金翼·卷九·第七》作「擣分爲」。

仲景全書第四

傷寒論卷第四

漢・張仲景述　晉・王叔和撰次

宋・林　億校正

明・趙開美校刻

沈　琳仝校

辨太陽病脉證并治下第七合三十九法，方三十首。并見太陽少陽合病法

結胷，項强，如柔痓狀。下則和，宜大陷胷丸。第一。六味。前後有結胷、藏結病六證。

太陽病，心中懊憹，陽氣内陷，心下鞕，大陷胷湯主之。第二。三味。

傷寒六七日，結胷熱實，脉沉緊，心下痛，大陷胷湯主之。第三。用前第二方。

傷寒十餘日，熱結在裏，往來寒熱者，與大柴胡湯。第四。八味。水結附。

太陽病，重發汗，復下之，不大便五六日，舌燥而渴，潮熱，從心下至少腹滿痛，不可近者，大陷胷湯主之。第五。用前第二方。

小結胷病，正在心下，按之痛，脉浮滑者，小陷胷湯主之。第六。三味。下有太陽病二證。

病在陽，應以汗解；反以水潠，熱不得去，益煩不渴，服文蛤散。不差，與五苓散。寒實結胷，無熱證者，與三物小陷胷湯；白散亦可服。第七。文蛤散一味，五苓散五味，小陷胷湯用前第六方，白散三味。

太陽少陽併病，頭痛，眩冒，心下痞者，刺肺俞、肝俞。不可發汗，發汗則讝語；讝語不止，當刺期門。第八。

婦人中風，經水適來，熱除脉遲，脅下滿，讝語，當刺期門。第九。

婦人中風七八日，寒熱，經水適斷，血結如瘧狀，小柴胡湯主之。第十。七味。

婦人傷寒，經水適來，讝語，無犯胃氣及上二焦，自愈。第十一。

傷寒六七日，發熱微惡寒，支節疼，微嘔，心下支結，柴胡桂枝湯主之。第十二。九味。

傷寒五六日，已發汗，復下之，胷脅滿，小便不利，渴而不嘔，頭汗出，往來寒熱，心煩，柴胡桂枝乾薑湯主之。第十三。七味。

傷寒五六日，頭汗出，微惡寒，手足冷，心下滿，不欲食，大便鞕，脉細者，爲陽微結，非少陰也，可與小柴胡湯。第十四。用前第十方。

傷寒五六日，嘔而發熱，以他藥下之，柴胡證仍在，可與柴胡湯。蒸蒸而振，却發熱汗出解。心滿痛者，爲結胷；但滿而不痛，爲痞，宜半夏瀉心湯。第十五。七味。下有太陽併病并氣痞二證。

太陽中風，下利嘔逆，表解乃可攻之，十棗湯主之。第十六。三味。下有太陽一證。

心下痞，按之濡者，大黃黃連瀉心湯主之。第十七。二味。

心下痞，而復惡寒汗出者，附子瀉心湯主之。第十八。四味。

心下痞，與瀉心湯，不解者，五苓散主之。第十九。用前第七證方。

傷寒，汗解後，胃中不和，心下痞，生薑瀉心湯主之。第二十。八味。

傷寒中風，反下之，心下痞；醫復下之，痞益甚，甘草瀉心湯主之。第二十一。六味。

傷寒服藥，利不止，心下痞；與理中，利益甚，宜赤石脂禹餘粮湯。第二十二。二味。下有痞一證。

傷寒發汗，若吐下，心下痞，噫不除者，旋覆代赭湯主之。第二十三。七味。

下後，不可更行桂枝湯。汗出而喘，無大熱者，可與麻黃杏子甘草石膏湯。第二十四。四味。

太陽病，外未除，數下之，遂協熱而利，桂枝人參湯主之。第二十五。五味。

傷寒大下後，復發汗，心下痞，惡寒者，不可攻痞；先解表，表解乃可攻痞。解表宜桂枝湯，攻痞宜大黃黃連瀉心湯。第二十六。瀉心湯用前第十七方。

傷寒發熱，汗出不鮮，心中痞，嘔吐下利者，大柴胡湯主之。第二十七。用前第四方。

病如桂枝證，頭不痛，項不强，寸脉浮，胷中痞，氣上衝不得息，當吐之，宜瓜蔕散。第二十八。三味。下有不可與瓜蔕散證。

病脅下素有痞，連臍痛，引少腹者，此名藏結。第二十九。

傷寒，若吐下後不觧，熱結在裏，惡風，大渴，白虎加人參湯主之。第三十。五味。下有不可與白虎證。

傷寒，無大熱，口燥渴，背微寒者，白虎加人參湯主之。第三十一。用前方。

傷寒，脉浮，發熱無汗，表未觧，不可與白虎湯。渴者，白虎加人參湯主之。第三十二。用前第三十方。

太陽少陽併病，心下鞕，頸項强而眩者，刺大椎、肺俞、肝俞，慎勿下之。第三十三。

太陽少陽合病，自下利，黄芩湯；若嘔，黄芩加半夏生薑湯主之。第三十四。黄芩湯四味，加半夏生薑湯六味。

傷寒，胷中有熱，胃中有邪氣，腹中痛，欲嘔者，黄連湯主之。第三十五。七味。

傷寒八九日，風濕相摶①，身疼煩，不能轉側，不嘔不渴，脉浮虚而濇者，桂枝附子湯主之；大便鞕一云：臍下、心下鞕，小便自利者，去桂加白朮湯主之。第三十六。桂附湯、加朮湯並五味。

風濕相摶②，骨節疼煩，掣痛不得屈伸，汗出短氣，小便不利，惡風，或身微腫者，甘草附

① 摶：底本刻作『摶』，爲『摶』之俗體字。
② 摶：底本刻作『摶』，爲『摶』之俗體字。

子湯主之。第三十七。四味。

傷寒，脉浮滑，此表有熱，裏有寒，白虎湯主之。第三十八。四味。

傷寒，脉結代，心動悸，炙甘草湯主之。第三十九。九味。

問曰：『病有結胷，有藏結，其狀何如？』答曰：『按之痛，寸脉浮，關脉沉，名曰結胷也。』

『何[1]謂藏結？』答曰：『如結胷狀，飲食如故，時時下利，寸脉浮，關脉小細沉緊，名曰藏結。舌上白胎滑者，難治。』

藏結，無陽證，不往來寒熱[2]一云寒而不熱，其人反靜，舌上胎滑者，不可攻也。

病發於陽，而反下之，熱入因作結胷；病發於陰，而反下之[3]一作汗出，因作痞也。所以成結胷者，以下之太早故也。結胷者，項亦强，如柔痓狀，下之則和，宜大陷胷丸。方一。

大黄半斤　葶藶子半升，熬　芒消半升　杏仁半升，去皮尖[4]，熬黑

---

① 何：《玉函·卷三·第四》上有『問曰』，當從。又，時時下利：《玉函》作『時小便不利』。

② 不往來寒熱：《脉經·卷七·第六》作『寒而不熱』，下有小注曰：『《傷寒論》云：不往來寒熱。』

③ 下之：《千金翼·卷九·第六》作『汗之』。又，因作痞也：本書《卷九·第二十》、《玉函·卷三·第四》、《千金翼·卷九·第六》、《脉經·卷七·第六》作『因作痞』。

④ 去皮尖：《千金翼·卷九·第六》下有『兩仁者』，當從；但無『熬黑』炮制。

右四味，擣篩二味，內杏仁、芒消，合研如脂，和散；取如彈丸一枚，別擣甘遂末一錢匕，白蜜二合①，水二升，煑取一升。溫頓服之，一宿乃下；如不下，更服，取下爲效。禁如藥法。

結胷證，其脉浮大者，不可下，下之則死。

結胷證悉具，煩躁者亦死。

太陽病，脉浮而動數，浮則爲風，數則爲熱；動則爲痛，數則爲虛。頭痛發熱，微盜汗出，而反惡寒者，表未解也。醫反下之，動數變遲，膈內拒痛②（一云頭痛即眩），胃中空虛；客氣動膈，短氣躁煩，心中懊憹；陽氣內陷，心下因鞕，則爲結胷，大陷胷湯主之。若不結胷，但頭汗出，餘處無汗，劑頸而還，小便不利，身必發黃。大陷胷湯，方二。

大黃（六兩，去皮④）　芒消（一升）　甘遂（一錢匕）

右三味，以水六升，先煑大黃，取二升，去滓；內芒消，煑一兩沸④，內甘遂末。溫服一升；得快利，止後服。

---

① 二合：《玉函·卷八·第五十四》、《千金翼·卷九·第六》作「一兩」。

② 膈內拒痛：《玉函·卷三·第四》、《玉函·卷六·第十九》作「頭痛則眩」，《千金翼·卷九·第六》、《脉經·卷七·第八》作「頭痛即眩」，且《脉經》下有小注曰：「一云：膈內拒痛。」

④ 去皮：本書《卷十·第二十二》下有「酒洗」。又，甘遂：本書《卷九·第二十一》、《卷十·第二十二》及《千金翼·卷九·第六》作「甘遂末」，當從。

④ 煑一兩沸：本書《卷九·第二十一》作「更煑一二沸」，本書《卷十·第二十二》作「煑兩沸」。

傷寒六七日，結胷熱實，脉沉而緊，心下痛，按之石鞕者，大陷胷湯主之。三。（用前第二方。）

傷寒十餘日，熱結在裏，復往來寒熱者，與大柴胡湯。但結胷，無大熱者，此爲①水結在胷脅也；但頭微汗出者，大陷胷湯主之。四。（用前第二方。）

大柴胡湯方

柴胡（半斤）　枳實（四枚，炙）　生薑（五兩，切）　黄芩（三兩）　芍藥（三兩）　半夏（半升，洗）　大棗（十二枚，擘）

右七味，以水一斗二升，煑取六升，去滓，再煎②。溫服一升，日三服。一方：加大黄二兩。若不加，恐不名大柴胡湯。

太陽病，重發汗而復下之，不大便五六日，舌上燥而渴，日晡所小有潮熱（一云：日晡所發，心胷大煩），從心下至少腹鞕滿而痛，不可近者，大陷胷湯主之。五。（用前第二方。）

小結胷病，正在心下，按之則③痛，脉浮滑者，小陷胷湯主之。方六。

黄連（一兩④）　半夏（半升，洗）　栝樓實（大者一枚）

---

① 此爲：本書《卷九·第二十一》作「以」。
② 再煎：本書《卷八·第十七》、《卷九·第二十一》、《卷十·第二十二》及《玉函·卷七·第三十四》下有「取三升」，當從。
③ 則：《玉函·卷三·第四》、《千金翼·卷九·第六》作「即」。
④ 一兩：《玉函·卷八·第五十二》作「二兩」。

右三味，以水六升，先煑栝樓，取三升，去滓；內諸藥，煑取二升，去滓。分溫三服。

太陽病二三日，不能臥，但欲起①，心下必結，脉微弱者，此本有寒分②也。反下之，若利止，必作結胷；未止者，四日復下之③，此作協熱利也。

太陽病下之，其脉促一作縱，不結胷者，此爲欲解也。脉浮者，必結胷；脉緊者，必咽痛；脉弦者，必兩脅拘急；脉細數者，頭痛未止；脉沉緊者，必欲嘔；脉沉滑者，協熱利；脉浮滑者，必下血。

病在陽，應以汗解之；反以冷水潠之，若灌之，其熱被劫，不得去，彌更益煩，肉上④粟起，意欲飲水，反不渴者，服文蛤散。若不差者，與五苓散。寒實結胷，無熱證者，與三物小陷胷湯⑤用前第六方。白散亦可服。七。一云：與三物小白散。

---

① 起：《玉函・卷三・第四》、《玉函・卷六・第十九》、《千金翼・卷九・第六》、《脉經・卷七・第八》下有『者』字，似更義長。

② 本有寒分也：《玉函・卷三・第四》、《玉函・卷六・第十九》、《千金翼・卷九・第六》、《脉經・卷七・第八》作『本寒也』。

③ 四日復下之：《玉函・卷三・第四》、《玉函・卷六・第十九》、《千金翼・卷九・第六》、《脉經・卷七・第八》作『四五日復重下之』，且『協熱利』作『挾熱利』。又，後文『協』：《玉函》、《千金翼》、《脉經》凡對應條文此字均作『挾』，不復出注。

④ 肉上：《玉函・卷三・第四》、《玉函・卷六・第二十七》、《脉經・卷七・第十四》作『皮上』，義勝；《千金翼・卷九・第六》作『皮』。

⑤ 三物小陷胷湯：《玉函・卷三・第四》、《玉函・卷六・第二十七》、《千金翼・卷九・第六》作『三物小白散』，下文均無『白散亦可服』，義勝。又，底本『白散亦可服』另起一段，據本書同卷同篇子目對應條文與上文連成一段。

文蛤散方

文蛤五兩

右一味爲散。以沸湯和一方寸匕①服，湯用五合。

五苓散方

豬苓十八銖，去黑皮　白朮十八銖　澤瀉一兩六銖　茯苓十八銖　桂枝半兩，去皮

右五味爲散，更於臼中治之。白飲和方寸匕，服之，日三服。多飲煖水，汗出愈②。

白散方

桔梗三分　巴豆一分，去皮心，熬黑，研如脂　貝母三分

右三味，爲散③，内巴豆，更於臼中杵之。以白飲和服，强人半錢匕，羸者減之。病在膈上必吐，在膈下必利；不利，進熱粥一杯；利過不止，進冷粥一杯④。身熱，皮粟不解，欲引衣自覆⑤，若以水潠之、洗之，益令熱却不得出，當汗而不汗則煩。假令汗出已，腹中痛，與芍藥三兩如上法。

太陽與少陽併病，頭項强痛，或眩冒，時如結胷，心下痞鞕者，當刺大椎第一間、肺俞、

① 一方寸匕：《注傷寒·卷四·第七》作『一錢匕』。
② 愈：本書《卷三·第六》下有『如法將息』，當從。
③ 爲散：《千金翼·卷九·第六》作『擣爲散』，似更義長。
④ 冷粥一杯：《千金翼·卷九·第六》下有小字注曰：『一云：冷水一杯。』
⑤ 覆：《注傷寒·卷四·第七》下有『者』字。

肝俞。慎不可發汗，發汗則讝語，脉弦；五日讝語不止，當刺期門①。八。

婦人中風，發熱惡寒，經水適來，得之②七八日，熱除而脉遲身涼③，胸脅下④滿，如結胸狀，讝語者，此爲熱入血室也。當刺期門，隨其實⑤而取之。九。

婦人中風七八日，續得⑥寒熱，發作有時，經水適斷者，此爲熱入血室。其血必結，故使如瘧狀，發作有時，小柴胡湯主之。方十。

柴胡半斤　黃芩三兩　人參三兩　半夏半升，洗　甘草三兩⑦　生薑三兩，切　大棗十二枚，擘

右七味，以水一斗二升，煮取六升；去滓，再煎取三升。溫服一升，日三服。

婦人傷寒，發熱，經水適來，晝日明了，暮則讝語，如見鬼狀者，此爲熱入血室。無⑧犯胃氣，及上二焦，必自愈。十一。

---

① 當刺大椎……期門：本書《卷七・第十五》作『不可發汗』，《玉函・卷五・第十三》、《脉經・卷七・第一》作『不可發其汗』。
② 之：《千金翼・卷九・第七》、《金匱・卷下・第二十二》無。
③ 熱除而脉遲身涼：《金匱・卷下・第二十二》作『熱除脉遲身涼和』。
④ 下：《金匱・卷下・第二十二》此字無。
⑤ 實：《玉函・卷三・第四》、《千金翼・卷九・第七》、《脉經・卷七・第十三》、《脉經・卷九・第六》作『虛實』，義勝。又，取之：《注傷寒・卷四・第七》作『寫之』。
⑥ 得：《金匱・卷下・第二十二》作『來』，《脉經・卷九・第六》作『有』。
⑦ 甘草三兩：本書《卷三・第六》共二處、《卷五・第八》、《卷五・第九》、《卷六・第十二》、《卷七・第十四》、《卷七・第十六》、《卷十・第二十二》及《千金翼・卷九・第四》下有『炙』字，當從。又，本書《卷七・第十四》人參、黃芩、甘草、生薑用量作『二兩』。
⑧ 無：《金匱・卷下・第二十二》上有『治之』，義勝。

傷寒六七日，發熱微惡寒，支節煩疼，微嘔，心下支結，外證未去者，柴胡桂枝湯主之。方十二。

桂枝去皮①　黄芩一兩半　人參一兩半　甘草一兩，炙　半夏二合半，洗　芍藥一兩半　大棗六枚，擘
生薑一兩半，切　柴胡四兩

右九味，以水七升，煑取三升，去滓。溫服一升。本云人參湯，作如桂枝法，加半夏、柴胡、黄芩，復如柴胡法；今用人參，作半劑。

傷寒五六日，已發汗而復下之，胷脅滿，微結，小便不利，渴而不嘔，但頭汗出，往來寒熱，心煩者，此爲未解也，柴胡桂枝乾薑湯主之。方十三。

柴胡半斤　桂枝三兩，去皮　乾薑二兩　栝樓根四兩　黄芩三兩　牡蠣二兩，熬　甘草二兩，炙

右七味，以水一斗二升，煑取六升，去滓，再煎取三升。溫服一升，日三服。初服微煩，復服汗出便愈。

傷寒五六日，頭汗出，微惡寒，手足冷，心下滿，口不欲食，大便鞕，脉細者，此爲陽微結，必有表，復有裏也。脉沉，亦在裏也②；汗出爲陽微，假令純陰結，不得復有外證，悉入在

---

① 桂枝去皮：本書《卷七・第十六》、《卷八・第十七》作「桂枝一兩半去皮」，當從；《注傷寒・卷十・第二十二》、《玉函・卷七・第三十二》、《千金翼・卷九・第四》桂枝用量均作「一兩半」。

② 脉沉亦在裏也：《玉函・卷三・第四》作「沉亦爲病在裏」，《千金翼・卷九・第四》作「沉則爲病在裏」。

裏，此爲半在裏半在外也；脉雖沉緊，不得爲少陰病。所以然者，陰不得有汗，今頭汗出，故知非少陰也。可與小柴胡湯，設不了了者，得屎而觧。十四。用前第十方。

傷寒五六日，嘔而發熱者，柴胡湯證具，而以他藥下之，柴胡證仍在者，復與柴胡湯。此雖已下之，不爲逆，必蒸蒸而振，却發熱汗出而觧。若心下滿而鞕痛者，此爲結胷也，大陷胷湯主之；但滿而不痛者，此爲痞，柴胡不中與之①，宜半夏瀉心湯。方十五。

半夏半升，洗　黄芩　乾薑　人參　甘草炙，各三兩　黄連一兩　大棗十二枚，擘

右七味，以水一斗，煑取六升；去滓，再煎取三升。溫服一升，日三服。須大陷胷湯者，方用前第二法。一方用半夏一升。

太陽少陽併病，而反下之，成結胷，心下鞕，下利不止，水漿不下，其人心煩②。

脉浮而緊，而復③下之，緊反入裏，則作痞。按之自濡，但氣痞耳。

太陽④中風，下利嘔逆，表解者，乃可攻之。其人漐漐汗出，發作有時，頭痛，心下痞鞕滿，引脅下痛，乾嘔⑤短氣，汗出不惡寒者，此表解裏未和也，十棗湯主之。方十六。

---

① 不中與之：《玉函·卷六·第十九》作『不復中與也』，《脉經·卷七·第八》作『復不中與也』。
② 心煩：《玉函·卷三·第四》、《千金翼·卷九·第六》、《脉經·卷七·第八》作『必心煩』。
③ 復：《玉函·卷三·第四》作『反』。
④ 太陽：本書《卷九·第二十一》作『太陽病』。
⑤ 嘔：本書《卷九·第二十一》下有『則』字。

芫花熬　甘遂　大戟[①]

右三味等分，各別擣爲散[②]；以水一升半，先煑大棗肥者十枚，取八合；去滓，内藥末。强人服一錢匕，羸人服半錢，溫服之，平旦服；若下少，病不除者，明日更服，加半錢。得快下利後，糜粥自養。

太陽病，醫發汗，遂發熱惡寒；因復下之，心下痞，表裏俱虚，陰陽氣並竭；無陽則陰獨，復加燒針，因胷煩。面色青黄，膚瞤者，難治；今色微黄，手足溫者，易愈。

心下痞，按之濡，其脉關上浮者，大黄黄連瀉心湯主之。方十七。

大黄二兩[③]　黄連一兩

右二味[④]，以麻沸湯二升漬之；須臾，絞去滓。分溫再服。臣億等看詳：大黄黄連瀉心湯，諸本皆二味。又後附子瀉心湯用大黄、黄連、黄芩、附子，恐是前方中亦有黄芩，後但加附子也，故後云「附子瀉心湯，本云加附子」也。

心下痞，而復惡寒汗出者，附子瀉心湯主之。方十八。

---

① 大戟：本書《卷九・第二十一》、《千金翼・卷九・第六》下有「各等分」，《注傷寒・卷四・第七》下亦無用量，但有「大棗拾枚，擘」。

② 等分各别擣爲散：本書《卷九・第二十一》作「各異擣篩，秤已，合治之」。又，「先煑大棗肥者」作「煑大肥棗」，「去滓」作「去棗」，「一錢匕」作「重一錢匕」，「羸人服半錢」作「羸人半錢」。

③ 二兩：本書《卷十・第二十二》下有「酒洗」二字。

④ 右二味：《玉函・卷八・第五十八》下有「㕮咀」，義勝。

大黄二兩　黄連一兩　黄芩一兩　附子一枚，炮，去皮、破。別煑取汁

右四味，切三味，以麻沸湯二升漬之；須臾，絞去滓，內附子汁。分溫再服。

本以下之，故心下痞，與瀉心湯，痞不鮮，其人渴而口燥煩，小便不利者，五苓散主之。十九。一方云：忍之一日乃愈①。用前第七證方。

傷寒，汗出鮮之後，胃中不和，心下痞鞕，乾噫食臭，脅下有水氣，腹中雷鳴，下利者，生薑瀉心湯主之。方二十。

生薑四兩，切　甘草三兩，炙　人參三兩　乾薑一兩　黄芩三兩　半夏半升，洗　黄連一兩　大棗十二枚，擘

右八味，以水一斗，煑取六升；去滓，再煎取三升。溫服一升，日三服。附子瀉心湯，本云加附子；半夏瀉心湯，甘草瀉心湯，同體別名耳②；生薑瀉心湯，本云理中人參黄芩湯，去桂枝、朮，加黄連，并瀉肝法。

傷寒中風，醫反下之，其人下利，日數十行，穀不化，腹中雷鳴，心下痞鞕而滿，乾嘔心煩，不得安。醫見心下痞，謂病不盡，復下之，其痞益甚。此非結熱，但以胃中虛，客氣上逆，故使鞕也，甘草瀉心湯主之。方二十一。

---

① 一方……乃愈：本書《卷十·第二十二》作小字注文，當從。

② 附子瀉……名耳：本書《卷八·第十七》無此二句。

甘草四兩，炙　黄芩三兩　乾薑三兩　半夏半升，洗　大棗十二枚，擘　黄連一兩①

右六味，以水一斗，煑取六升；去滓，再煎取三升。溫服一升，日三服。臣億等謹按：上生薑瀉心湯法，本云理中人參黄芩湯。今詳瀉心以療痞，痞氣因發陰而生，是半夏、生薑、甘草瀉心三方，皆本於理中也，其方必各有人參；今甘草瀉心中無者，脱落之也。又按：《千金》并《外臺祕要》治傷寒䘌食，用此方皆有人參，知脱落無疑。

傷寒服湯藥，下利不止，心下痞鞕，服瀉心湯已，復以他藥下之，利不止；醫以理中與之，利益甚。理中者，理中焦，此利在下焦，赤石脂禹餘粮湯主之。復不止②者，當利其小便。赤石脂禹餘粮湯，方二十二。

赤石脂一斤，碎　太一③禹餘粮一斤，碎

右二味，以水六升，煑取二升，去滓。分溫三服。

傷寒吐下後，發汗④，虚煩，脉甚微，八九日心下痞鞕，脅下痛，氣上衝咽喉，眩冒，經脉動惕者，久而成痿。

傷寒發汗，若吐若下，觧後，心下痞鞕，噫氣不除者，旋覆代赭湯⑤主之。方二十三。

---

① 黄連一兩：《千金翼・卷九・第六》下有「一方有人參三兩」，《金匱・卷上・第三》甘草瀉心湯方組成有「人參……各三兩」。參考宋臣林億等校注，知此處脱落「人參三兩」，當補。

② 不止：《注傷寒・卷四・第七》作「利不止」，似更義長。又，赤石脂禹餘粮湯主之：本書《卷十・第二十二》作「屬赤石脂禹餘粮湯」。

③ 太一：《注傷寒・卷四・第七》、《玉函・卷八・第六十三》無此二字。

④ 吐下後發汗：本書《卷十・第二十二》作「吐下發汗後」，《玉函・卷六・第十九》、《千金翼・卷九・第六》、《脉經・卷七・第八》作「吐下發汗」。

⑤ 旋覆代赭湯：《注傷寒・卷四・第七》、《玉函・卷三・第四》作「旋覆代赭石湯」，似更義長。

旋覆花三兩　人參二兩　生薑五兩　代赭①一兩　甘草三兩，炙　半夏半升，洗　大棗十二枚，擘

右七味，以水一斗，煑取六升，去滓，再煎取三升。溫服一升，日三服。

下後②，不可更行桂枝湯。若汗出而喘，無大熱者，可與麻黃杏子甘草石膏湯。方二十四。

麻黃四兩③　杏仁五十箇，去皮尖　甘草二兩，炙　石膏半斤，碎，綿裹

右四味，以水七升，先煑麻黃，減二升，去白沫；內諸藥，煑取三升，去滓。溫服一升。

本云黃耳杯。

太陽病，外證未除，而數下之，遂協④熱而利，利下不止，心下痞鞕，表裏不解者，桂枝人參湯主之。方二十五。

桂枝四兩，別切⑤　甘草四兩，炙　白朮三兩　人參三兩　乾薑三兩

---

① 代赭：《注傷寒·卷四·第七》、《玉函·卷八·第六十四》作「代赭石」，《千金翼·卷九·第六》用量下有「碎」字。又，生薑五兩：《注傷寒》、《千金翼》下有「切」字。均當從。

② 下後：本書《卷三·第六》、《卷八·第十七》作「發汗後」。又，若：本書《卷三》、《卷八》、《卷十·第二十二》無，且下文「去白沫」作「去上沫」。

③ 四兩：本書《卷三·第六》、《卷八·第十七》、《卷十·第二十二》、《千金翼·卷十·第四之宜水》下有「去節」，當從。又，甘草二兩：《玉函》作「甘草一兩」。

④ 協：底本刻作「恊」，形近致誤。據本書同卷同篇子目對應條文改。

⑤ 別切：本書《卷十·第二十二》下有「去皮」脩制，當從。《注傷寒·卷四·第七》作「去皮」。又，白朮、人參、乾薑：《千金翼·卷九·第六》作「各貳兩」。

右五味，以水九升，先煑四味，取五升①；内桂，更煑取三升，去滓。溫服一升，日再夜一服。

傷寒大下後②，復發汗，心下痞，惡寒者，表未解也，不可攻痞；當先解表，表解乃可攻痞。解表宜桂枝湯，攻痞宜大黄黄連瀉心湯。二十六。瀉心湯用前第十七方。

傷寒發熱，汗出不解，心中③痞鞕，嘔吐而下利者，大柴胡湯主之。二十七。用前第四方。

病如桂枝證，頭不痛，項不强，寸脉微浮，胷中痞鞕，氣上衝④喉咽，不得息者，此爲胷有寒也。當吐之，宜瓜蔕散。方二十八。

瓜蔕一分，熬黄　赤小豆一分⑤

右二味，各別擣篩，爲散已，合治之，取一錢匕；以香豉一合，用熱湯七合，煑作稀糜；去滓，取汁和散⑥。溫頓服之；不吐者，少少加，得快吐，乃止。諸亡血、虚家，不可與瓜

---

① 取五升：《玉函·卷七·第十四》、《千金翼·卷九·第六》下有「去滓」，似更義長。

② 後：本書《卷十·第二十二》作「之」。又，乃可攻痞：本書《卷十》作「乃攻痞」，《千金翼·卷九·第六》、《脉經·卷七·第八》作「乃攻其痞」。

③ 心中：《注傷寒·卷四·第七》、《玉函·卷三·第四》作「心下」。

④ 衝：本書《卷八·第十九》、《玉函·卷五·第十六》、《脉經·卷七·第五》作「撞」。

⑤ 一分：《玉函·卷八·第六十五》作「各六銖」，《金匱·卷上·第十》下有「煑」字。

⑥ 取一……和散：《千金翼·卷九·第六》作「取半錢匕；豉壹合，湯柒合漬之，須臾去滓；内散湯中，和」。又，本書《卷六·第十二》無「取一錢匕」，「和散」下有「一錢匕」。

蒂散。

病脅下素有痞，連在臍傍，痛引少腹，入陰筋者①，此名藏結，死。二十九。

傷寒，若吐、若②下後，七八日不鮮，熱結在裏，表裏俱熱，時時惡風，大渴，舌上乾燥而煩，欲飲水數升者，白虎加人參湯主之。方三十。

知母六兩　石膏一斤，碎　甘草二兩，炙　人參二兩③　粳米六合

右五味，以水一斗，煑米熟湯成，去滓。溫服一升，日三服。此方立夏後、立秋前乃可服，立秋後不可服；正月、二月、三月尚凜冷④，亦不可與服之，與之則嘔、利而腹痛；諸亡血、虛家，亦不可與。得之則腹痛、利者，但可溫之，當愈。

傷寒，無大熱，口燥渴，心煩，背微惡寒者，白虎加人參湯主之。三十一。用前方。

傷寒，脉浮，發熱無汗，其表不鮮⑤，不可與白虎湯；渴欲飲水，無表證者，白虎加人參湯主之。三十二。用前方。

---

① 入陰筋者：《玉函·卷三·第四》作『入陰俠陰筋者』，《脉經·卷七·第十八》作『入陰俠陰筋』。又，病：《玉函》、《脉經》作『病者』。

② 若：本書《卷十·第二十二》無。

③ 二兩：本書《卷二·第五》、《卷五·第八》、《卷十·第二十二》、《玉函·卷八·第六十七》、《千金翼·卷九·第七》、《金匱·卷上·第二》作『三兩』。又，碎：本書《卷二·第五》、《卷八·第十七》下有『綿裹』。均當從。

④ 正月二月三月尚凜冷：《玉函·卷三·第四》、《千金翼·卷九·第七》作『春三月，病常苦裏冷』。

⑤ 鮮：《注傷寒·卷四·第七》、《玉函·卷三·第四》下有『者』字，似更義長。

太陽少陽併病①，心下鞕，頸項强而眩者，當刺大椎②、肺俞、肝俞，慎勿下之。三十三。

太陽與少陽合病，自下利者，與黄芩湯；若嘔者，黄芩加半夏生薑湯主之。三十四。

黄芩湯方

黄芩三兩　芍藥二兩　甘草二兩，炙　大棗十二枚，擘

右四味，以水一斗，煑取三升，去滓。溫服一升，日再夜一服。

黄芩加半夏生薑湯方

黄芩三兩　芍藥二兩　甘草二兩，炙　大棗十二枚，擘　半夏半升，洗　生薑一兩半；一方三兩，切

右六味，以水一斗，煑取三升，去滓。溫服一升，日再夜一服。

傷寒，胷中有熱，胃中有邪氣，腹中痛，欲嘔吐者，黄連湯主之。方三十五。

黄連三兩　甘草三兩，炙　乾薑三兩　桂枝三兩，去皮　人參二兩③　半夏半升，洗　大棗十二枚，擘

右七味，以水一斗，煑取六升，去滓。溫服④，晝三夜二。疑非仲景方⑤。

① 併病：本書《卷九・第二十》、《千金翼・卷十・第四之宜刺》作『合病』。又，下文『當刺……下之』：本書《卷九》作『不可下』。
② 大椎：《玉函・卷三・第四》、《玉函・卷六・第二十六》下有『第一間』三字。
③ 二兩：《千金翼・卷九・第七》作『參兩』。又，上四味藥用量：《玉函・卷八・第八十六》作『黄連二兩，甘草炙一兩，乾薑一兩，桂枝二兩』。
④ 溫服：《注傷寒・卷四・第七》作『溫服壹升』，義勝。
⑤ 疑非仲景方：《注傷寒・卷四・第七》、《玉函・卷八・第八十六》、《千金翼・卷九・第七》無此五字。

傷寒八九日，風濕相搏，身體疼煩，不能自轉側，不嘔不渴，脉浮虛而濇者，桂枝附子湯主之；若其人大便鞕一云：臍下、心下鞕，小便自利者，去桂加白朮湯①主之。三十六。

桂枝附子湯方

桂枝四兩，去皮　附子三枚，炮，去皮、破②　生薑三兩，切　大棗十二枚，擘　甘草二兩，炙

右五味，以水六升，煮取二升，去滓。分溫三服。

去桂加白朮湯方③

附子三枚，炮，去皮、破　白朮四兩　生薑三兩，切　甘草二兩，炙　大棗十二枚，擘

右五味，以水六升，煮取二升，去滓。分溫三服。初一服其人身如痹④，半日許復服之，三服都盡，其人如冒狀。勿怪，此以附子、朮併走皮內，逐水氣未得除，故使之耳。法當加桂四兩，此本一方二法，以大便鞕、小便自利，去桂也；以大便不鞕、小便不利，當加桂。附子三枚，恐多也，虛弱家及産婦宜減服之。

---

① 去桂加白朮湯：《注傷寒・卷四・第七》作「去桂枝加白朮湯」，《玉函・卷三・第四》、《千金翼・卷九・第七》、《脉經・卷八・第二》作「朮附子湯」。

② 破：《注傷寒・卷四・第七》作「破捌片」，當從。又，大棗十二枚：《玉函・卷八・第六十八》作「大棗十五枚」。

③ 去桂加白朮湯：《金匱・卷上・第二》作「白朮附子湯」，各藥用量爲本書之一半（但明洪武吳遷鈔本作「朮附子湯」，各藥用量與本書相同）。又，下文「破」：《注傷寒・卷十・第二十二》作「破捌片」，當從。大棗十二枚：《玉函・卷八・第六十八》作「大棗十五枚」。

④ 初一服其人身如痹：《玉函・卷八・第六十九》、《千金翼・卷九・第七》、《金匱・卷上・第二》作「一服覺身痹」。

風濕相搏，骨節疼煩，掣痛不得屈伸，近之則痛劇，汗出短氣，小便不利，惡風不欲去衣，或身微腫者，甘草附子湯主之。方三十七。

甘草二兩，炙　附子二枚，炮，去皮、破　白朮二兩①　桂枝四兩，去皮

右四味，以水六升，煮取三升，去滓。溫服一升，日三服。初服得微汗則解；能食，汗止②復煩者，將服五合；恐一升多者，宜服六七合爲始。

傷寒，脉浮滑，此以表有熱，裏有寒，白虎湯主之③。方三十八。

知母六兩　石膏一斤，碎④　甘草二兩，炙　粳米六合

右四味，以水一斗，煮米熟湯成，去滓。溫服一升，日三服。臣億等謹按：前篇云：『熱結在裏，表裏俱熱者，白虎湯主之。』又云：『其表不解，不可與白虎湯。』此云『脉浮滑，表有熱，裏有寒』者，必表裏字差矣。又陽明一證云：『脉浮遲，表熱裏寒，四逆湯主之。』又少陰一證云：『裏寒外熱，通脉四逆湯主之。』以此表裏自差，明矣。《千金翼》云：『白通湯⑤。』非也。

傷寒，脉結代，心動悸⑥，炙甘草湯主之。方三十九。

甘草四兩，炙　生薑三兩，切　人參二兩　生地黃一斤⑦　桂枝三兩，去皮　阿膠二兩　麥門冬半升，去心　麻仁半升

---

① 二兩：《玉函·卷八·第七十》、《千金翼·卷九·第七》作「三兩」。又，甘草二兩：《玉函》作「甘草三兩」。

② 止：《注傷寒·卷四·第七》、《金匱·卷上·第二》作「出」，且下文無「將」，「始」作「妙」。

③ 白虎湯主之：《玉函·卷三·第四》作「白通湯主之」，且之下有「舊云白通湯。一云白虎者，恐非」一句。

④ 碎：本書《卷六·第十二》下有「綿裹」，當從。

⑤ 《千金翼》云白通湯：查今本《千金翼·卷九·第七》，對應宋臣出注條文，方名却作「白虎湯」。

⑥ 心動悸：《玉函·卷三·第四》作「心中驚悸」。

⑦ 斤：《千金翼·卷九·第七》下有「切」字。又，大棗三十枚：《注傷寒·卷四·第七》作「拾貳枚」。

大棗三十枚，擘

右九味，以清酒七升、水八升，先煑八味，取三升，去滓；内膠，烊消盡。溫服一升，日三服。一名復脉湯。

脉按之來緩，時一止復來者，名曰結。又脉來動而中止，更來小數，中有還者反動，名曰結，陰也。脉來動而中止，不能自還，因而復動者，名曰代，陰也；得此脉者，必難治。

傷寒論卷第四①

① 傷寒論卷第四：臺故宮本此行字殘闕。據全書體例及中醫圖本補。又，臺故宮本此頁牌記漫漶，據中醫圖本補。

傷寒論卷第五

仲景全書第五

漢・張仲景述　晉・王叔和撰次
宋・林　億校正
明・趙開美校刻
沈　琳仝校

辨陽明病脉證并治第八合四十四法，方一十首。一方附，并見陽明少陽合病法

陽明病，不吐不下，心煩者，可與調胃承氣湯。第一。三味。前有陽明病二十七證。

陽明病，脉遲，汗出不惡寒，身重短氣，腹滿潮熱，大便鞕，大承氣湯主之。若腹大滿不通者，與小承氣湯。第二。大承氣四味，小承氣三味。

陽明病，潮熱，大便微鞕者，可與大承氣湯。若不大便六七日，恐有燥屎，與小承氣湯；若不轉失氣，不可攻之。後發熱復鞕者，小承氣湯和之。第三。用前第一方。下有二病證。

傷寒，若吐下不解，至十餘日，潮熱，不惡寒，如見鬼狀，微喘直視，大承氣湯主之。第

四。用前第二方。

陽明病，多汗，胃中燥，大便鞕，讝語，小承氣湯主之。第五。用前第二方。

陽明病，讝語潮熱，脉滑疾者，小承氣湯主之。第六。用前第二方。

陽明病，讝語潮熱，不能食，胃中有燥屎，宜大承氣湯下之。第七。用前第二方。下有陽明病一證。

汗出讝語，有燥屎在胃中。過經乃可下之，宜大承氣湯。第八。用前第二方。下有傷寒病一證。

三陽合病，腹滿身重，讝語遺尿，白虎湯主之。第九。四味。

二陽併病，太陽證罷，潮熱汗出，大便難，讝語者，宜大承氣湯。第十。用前第二方。

陽明病，脉浮緊，咽燥口苦，腹滿而喘，發熱汗出，惡熱身重。若下之，則胃中空虛，客氣動膈，心中懊憹。舌上胎者，梔子豉湯主之。第十一。二味。

若渴欲飲水，舌燥者，白虎加人參湯主之。第十二。五味。

若脉浮發熱，渴欲飲水，小便不利者，豬苓湯主之。第十三。五味。下有不可與豬苓湯一證。

脉浮遲，表熱裏寒，下利清穀者，四逆湯主之。第十四。三味。下有二病證。

陽明病下之，外有熱，手足溫，不結胷，心中懊憹，不能食，但頭汗出，梔子豉湯主之。第十五。用前第十一方。

陽明病，發潮熱，大便溏，胷滿不去者，與小柴胡湯。第十六。七味。

陽明病，脅下滿，不大便而嘔，舌上胎者，與小柴胡湯。第十七。用上方。

陽明中風，脉弦浮大，短氣腹滿，脅下及心痛，鼻乾，不得汗，嗜卧，身黄，小便難，潮熱而噦，與小柴胡湯。第十八。用上方。

脉但浮，無餘證者，與麻黄湯。第十九。四味。

陽明病，自汗出，若發汗，小便利，津液内竭，雖鞕，不可攻之。須自大便，蜜煎導而通之；若土瓜根、豬膽汁①。第二十。一味，豬膽方附、二味。

陽明病，脉遲，汗出多，微惡寒，表未解，宜桂枝湯。第二十一。五味。

陽明病，脉浮，無汗而喘，發汗則愈，宜麻黄湯。第二十二。用前第十九方。

陽明病，但頭汗出，小便不利，身必發黄，茵蔯蒿湯主之。第二十三。三味。

陽明證，喜忘，必有畜血，大便黑，宜抵當湯下之。第二十四。四味。

陽明病下之，心中懊憹而煩，胃中有燥屎者，宜大承氣湯。第二十五。用前第二方。下有一病證。

① 豬膽汁：本書《卷八·第十七·子目》下有「爲導」，《卷九·第二十·子目》下有「導之」。均義勝。又，若：又如。

病人煩熱，汗出解，如瘧狀，日晡發熱。脉實者，宜大承氣湯；脉浮虚者，宜桂枝湯。第二十六。大承氣湯用前第二方，桂枝湯用前第二十一方。

大下後，六七日不大便，煩不解，腹滿痛，本有宿食，宜大承氣湯。第二十七。用前第二方。

病人小便不利，大便乍難乍易，時有微熱，宜大承氣湯。第二十八。用前第二方。

食穀欲嘔，屬陽明也，吴茱萸湯主之。第二十九。四味。

太陽病，發熱汗出惡寒，不嘔，心下痞，此以醫下之也。如不下，不惡寒而渴，屬陽明。但以法救之，宜五苓散。第三十。五味。下有二病證。

趺陽脉浮而濇，小便數，大便鞕，其脾爲約，麻子仁丸主之。第三十一。六味。

太陽病三日，發汗不解，蒸蒸熱者，調胃承氣湯主之。第三十二。用前第一方。

傷寒吐後，腹脹滿者，與調胃承氣湯。第三十三。用前第一方。

太陽病，若吐下發汗後，微煩，大便鞕，與小承氣湯和之。第三十四。用前第二方。

得病二三日，脉弱，無太陽柴胡證，煩躁，心下鞕，小便利，屎定鞕，宜大承氣湯。第三十五。用前第二方。

傷寒六七日，目中不了了，睛不和，無表裏證，大便難，宜大承氣湯。第三十六。用前第二方。

陽明病，發熱汗多者，急下之，宜大承氣湯。第三十七。用前第二方。

發汗不鮮，腹滿痛者，急下之，宜大承氣湯。第三十八。用前第二方。

腹滿不減，減不足言，當下之，宜大承氣湯。第三十九。用前第二方。

陽明少陽合病，必下利。脉滑而數，有宿食也，當下之，宜大承氣湯。第四十。用前第二方。

病人無表裏證，發熱七八日，脉數，可下之。假令已下，不大便者，有瘀血，宜抵當湯。第四十一。用前第二十四方。下有二病證。

傷寒七八日，身黄如橘色，小便不利，茵蔯蒿湯主之。第四十二。用前第二十三方。

傷寒，身黄發熱，梔子蘗①皮湯主之。第四十三。三味。

傷寒，瘀熱在裏，身必黄，麻黄連軺赤小豆湯主之。第四十四。八味。

問曰：『病有太陽陽明，有正陽陽明，有少陽②陽明，何謂也？』答曰：『太陽陽明者，脾約一云絡③是也；正陽陽明者，胃家實是也；少陽陽明者，發汗、利小便已，胃中燥、煩、實，大便難是也。』

---

① 蘗：底本刻作『蘖』，形近致誤。據全書統一中藥名改。

② 少陽：《玉函·卷三·第五》、《千金翼·卷九·第八》作『微陽』，且下文同。又，下文『煩、實』：《玉函》、《千金翼》無。

③ 一云絡：《玉函·卷三·第五》作『一作：脾結』。

陽明之爲病，胃家實①（一作寒）是也。

問曰：『何緣得陽明病？』答曰：『太陽病，若發汗、若下、若利小便，此亡津液，胃中乾燥，因轉屬陽明。不更衣，內實，大便難者，此名陽明②也。』

問曰：『陽明病，外證云何？』答曰：『身熱，汗自出，不惡寒，反惡熱也。』

問曰：『病有得之一日，不發熱而惡寒者，何也？』答曰：『雖得之一日③，惡寒將自罷，即自汗出而惡熱也。』

問曰：『惡寒何故自罷？』答曰：『陽明居中，主土也，萬物所歸，無所復傳。始雖惡寒，二日自止，此爲陽明病也。』

本太陽，初得病時發其汗，汗先出不徹，因轉屬陽明也。傷寒，發熱無汗，嘔不能食，而反汗出濈濈然者，是轉屬陽明也。

傷寒三日，陽明脈大④。

傷寒，脈浮而緩，手足自溫者，是爲繫在太陰。太陰者，身當發黃⑤；若小便自利者，不能

---

① 胃家實：《千金翼·卷九·第八》作『胃中寒』。

② 此名陽明：《玉函·卷三·第五》作『爲陽明病』，《千金翼·卷九·第八》作『復爲陽明病』，義勝。

③ 雖得之一日：《千金翼·卷九·第八》作『然雖二日』。又，主土也：《注傷寒·卷五·第八》、《玉函·卷三·第五》作『土也』，《千金翼》作『主土』。

④ 陽明脈大：《玉函·卷二·第三》作『陽明脈大者，爲欲傳』。

⑤ 太陰者身當發黃：本書《卷六·第十》作『太陰當發身黃』，且上文無『是爲』。

發黃。至七八日，大便鞕者，爲陽明病也①。

傷寒，轉②繫陽明者，其人濈然微汗③出也。

陽明中風，口苦咽乾，腹滿微喘，發熱惡寒，脉浮而緊；若下之，則腹滿、小便難也。

陽明病，若能食，名中風；不能食，名中寒。

陽明病，若中寒者，不能食，小便不利，手足濈然汗出，此欲作固瘕，必大便初鞕後溏。所以然者，以胃中冷，水穀不別故也。

陽明病，初欲食，小便反不利④，大便自調，其人骨節疼，翕翕如有熱狀，奄然發狂，濈然汗出而解者，此水不勝穀氣，與汗共并，脉緊則⑤愈。

陽明病欲解時，從申至戌上⑥。

陽明病⑦，不能食，攻其熱必噦。所以然者，胃中虛冷故也；以其人本虛，攻其熱必噦。

---

① 大便……病也：本書《卷六・第十》作「雖暴煩，下利日十餘行，必自止。以脾家實，腐穢當去故也」。
② 轉：《千金翼・卷九・第八》作「傳」。
③ 濈然微汗：《玉函・卷三・第五》作「濈濈然微汗」，似更義長；《千金翼・卷九・第八》作「濈然後汗」。
④ 利：《玉函・卷三・第五》、《千金翼・卷九・第八》作「數」。又，此水：《玉函》、《千金翼》作「此爲水」。
⑤ 脉緊則：《千金翼・卷九・第八》作「堅者即」。
⑥ 從申至戌上：《玉函・卷三・第五》、《千金翼・卷九・第八》作「從申盡戌」。又，戌：底本刻作「戍」，形近致誤。據《玉函・卷三・第五》改。
⑦ 病：本書《卷十・第二十二》下有「能食，下之不解者，其人」，《千金翼・卷九・第八》、《脉經・卷七・第八》下有「不能食，下之不解，其人」。又，不能食：本書《卷十》下有「若」字。

陽明病，脉遲，食難用飽，飽則微①煩，頭眩，必小便難，此欲作穀癉②；雖下之，腹滿如故。所以然者，脉遲故也。

陽③明病，法多汗，反無汗，其身如蟲行皮中狀者，此以久虚故也。

陽明病④，反無汗而小便利，二三日嘔而欬，手足厥者，必苦頭痛⑤。若不欬不嘔，手足不厥者，頭不痛。一云冬陽明。

陽明病⑥，但頭眩，不惡寒，故能食而欬，其人咽必痛。若不欬者，咽不痛。一云冬陽明。

陽明病，無汗，小便不利，心中懊憹者，身必發黄。

陽明病被火，額上微汗出，而小便不利者，必發黄。

陽明病，脉浮而緊者，必潮熱，發作有時；但浮者，必盗汗出。

陽明病，口燥，但欲漱水，不欲嚥者，此必衄。

---

① 微：本書《卷十・第二十二》、《玉函・卷三・第五》、《玉函・卷六・第十九》、《脉經・卷七・第八》、《金匱・卷中・第十五》作『發』。

② 癉：通『疸』。《注傷寒・卷五・第八》、《玉函・卷三・第五》、《玉函・卷六・第十九》、《千金翼・卷九・第八》、《脉經・卷七・第八》、《金匱・卷中・第十五》作『疸』。

③ 陽：《玉函・卷三・第五》、《千金翼・卷九・第八》上有『陽明病，久久而堅者』一句。

④ 陽明病：《玉函・卷三・第五》作『各陽明病』，《千金翼・卷九・第八》作『冬陽明病』。

⑤ 必苦頭痛：《玉函・卷三・第五》、《千金翼・卷九・第八》作『其人頭必痛』。

⑥ 陽明病：《玉函・卷三・第五》作『各陽明病』，《千金翼・卷九・第八》作『冬陽明病』。

陽明病，本自汗出，醫更重發汗，病已差，尚微煩不了了者，此必大便①鞕故也；以亡津液，胃中乾燥，故令大便鞕。當問其小便日幾行，若本小便日三四行，今日再行，故知大便不久出；今爲小便數少，以津液當還入胃中，故知不久必②大便也。

傷寒嘔多，雖有陽明證，不可攻之。

陽明病，心下鞕滿者，不可攻之。攻之，利遂③不止者，死；利止者，愈。

陽明病，面④合色赤，不可攻之。必⑤發熱，色黃者，小便不利也。

陽明病，不吐不下，心煩者，可與調胃承氣湯。方一。

甘草二兩，炙　芒消半升　大黄四兩⑥，清酒洗

右三味，切，以水三升，煑二物至一升，去滓；內芒消，更上微火一二沸。溫頓服之，以調胃氣。

陽明病，脉遲，雖汗出，不惡寒者，其身必重；短氣，腹滿而喘，有潮熱者，此外欲解，

---

① 必大便：《注傷寒·卷五·第八》作「大便必」。又，此必……當問其：本書《卷八·第十七》作「必……當問」。
② 不久必：《玉函·卷三·第五》、《玉函·卷六·第十九》、《千金翼·卷九·第八》，《脉經·卷七·第三》作「必當」。
③ 利遂：《玉函·卷三·第五》、《千金翼·卷九·第八》、《脉經·卷七·第六》作「遂利」。
④ 面：本書《卷九·第二十》、《脉經·卷七·第六》作「身」。
⑤ 必：《玉函·卷三·第五》上有「攻之」，似更義長。
⑥ 四兩：本書《卷二·第五》、《卷三·第六》、《卷八·第十七》下有「去皮」，當從。又，更上微火一二沸：本書《卷二》、《卷九·第二十一》、《玉函·卷八·第七十七》作「更上火，微煑令沸」，本書《卷八》作「更上微火，煑令沸」。

可攻裏也；手足濈然汗出者，此大便已鞕也，大承氣湯主之。若汗多①，微發熱惡寒者，外未解也②一法與桂枝湯；其熱不潮，未可與承氣湯。若腹大滿不通③者，可與小承氣湯，微和胃氣，勿令至大泄下。大承氣湯，方二。

大黃四兩，酒洗　厚朴半斤，炙，去皮　枳實五枚，炙　芒消三合

右四味，以水一斗，先煑二物④，取五升，去滓；內大黃，更煑取二升，去滓；內芒消，更上微火一兩沸。分溫再服；得下，餘勿服。

小承氣湯方

大黃四兩⑤　厚朴二兩，炙，去皮　枳實三枚、大者，炙

右三味，以水四升，煑取一升二合，去滓。分溫二服。初服湯，當更衣；不爾者，盡飲之；若更衣者，勿服之⑥。

① 汗多：本書《卷九・第二十一》、《玉函・卷三・第五》、《千金翼・卷九・第八》作『汗出多』，義勝。
② 也：本書《卷九・第二十一》下有『桂枝湯主之』，無小字注文。
③ 不通：《玉函・卷五・第十八》、《千金翼・卷九・第八》、《脉經・卷七・第七》作『而不大便』。又，可與：本書《卷九・第二十一》作『與』。
④ 物：《玉函・卷八・第七十五》、《千金翼・卷九・第八》作『味』。
⑤ 四兩：本書《卷六・第十二》、《卷九・第二十》、《卷十・第二十二》下有『酒洗』二字，當從。
⑥ 初服……服之：本書《卷六・第十二》作『初一服，讝語止，若更衣者，停後服；不爾，盡服之』，《千金翼・卷九・第五》大致相同。

陽明病，潮熱，大便微鞕者，可與大承氣湯；不鞕者，不可與之。若不大便六七日，恐有燥屎，欲知之法，少與小承氣湯，湯入腹中，轉失①氣者，此有燥屎也，乃可攻之。若不轉失氣者，此但初頭鞕，後必溏，不可攻之，攻之必脹滿不能食也；欲飲水者，與水則噦。其後發熱②者，必大便③復鞕而少也，以④小承氣湯和之；不轉失氣者，慎不可攻也。小承氣湯。三。用前第二方。

夫實則譫語，虛則鄭聲。鄭聲者，重語也。直視譫語，喘滿者，死；下利者，亦死。

發汗多，若重發汗者，亡其陽。譫語，脉短者，死；脉自和者，不死。

傷寒，若吐、若下後不觧，不大便五六日，上至十餘日，日晡所發潮熱，不惡寒，獨語如見鬼狀。若劇者，發則不識人，循衣摸牀，惕而⑤不安一云：順衣妄撮，怵惕不安，微喘直視，脉弦者生，濇者死；微者，但發熱。譫語者，大承氣湯主之。若一服利，則止後服。四。用前第一方。

陽明病，其人多汗，以津液外出，胃中燥，大便必鞕，鞕則譫語，小承氣湯主之。若一服譫語止者，更莫復服。五。用前第二方。

---

① 失：《玉函・卷三・第五》作「矢」。又，失氣：《玉函》全書均刻作「矢氣」。本書、《千金翼》、《脉經》全書均作「失氣」爲正。
② 發熱：《玉函・卷三・第五》作「發潮熱」。
③ 必大便：本書《卷九・第二十》、《卷九・第二十一》作「大便必」。
④ 以：本書《卷九・第二十》作「宜」，本書《卷九・第二十一》作「宜以」。
⑤ 摸牀惕而：《玉函・卷三・第五》作「撮空，怵惕」，《玉函・卷六・第十九》、《脉經・卷七・第八》作「妄撮，怵惕」，《千金翼・卷十・第五》作「妄掇，怵惕」。

陽明病，讝語，發潮熱，脉滑而疾者，小承氣湯主之。因與承氣湯一升，腹中轉氣①者，更服一升；若不轉氣者，勿更與之。明日又不大便，脉反微濇者，裏虛也，爲難治，不可更與承氣湯也②。六。用前第二方。

陽明病，讝語，有潮熱，反不能食者，胃中必③有燥屎五六枚也；若能食者，但鞕耳，宜大承氣湯下之。七。用前第二方。

陽明病，下血讝語者，此爲熱入血室。但頭汗出者，刺④期門，隨其實而寫⑤之，濈然汗出則愈。

汗汗：一作臥出讝語者，以有燥屎在胃中，此爲風也。須下者，過經乃可下之；下之若早⑥，語言必亂，以表虛裏實故也。下之愈，宜大承氣湯。八。用前第二方。一云大柴胡湯。

傷寒四五日，脉沉而喘滿，沉爲在裏，而反發其汗，津液越出，大便爲難。表虛裏實，久則讝語。

---

①轉氣：《玉函・卷三・第五》、《玉函・卷五・第十八》作『轉矢氣』，下文同；《脉經・卷七・第七》作『轉失氣』，下文同。
②也：本書《卷九・第二十一》、《玉函・卷五・第十八》、《千金翼・卷九・第八》、《脉經・卷七・第七》無。
③必：本書《卷九・第二十一》無。
④刺：《玉函・卷三・第五》、《千金翼・卷七・第八》、《脉經・卷七・第十三》、《脉經・卷八・第六》、《金匱・卷下・第二十二》作『當刺』，義勝。又，《金匱》上文作『但頭汗出』，下文作『汗出者愈』。
⑤寫：通『瀉』。《注傷寒・卷五・第八》、《玉函・卷三・第五》、《脉經・卷七・第十三》、《金匱・卷下・第二十二》作『瀉』。
⑥早：本書《卷九・第二十一》下有『者』字。又，裏實：《注傷寒・卷五・第八》作『裏熱』。

三陽合病，腹滿身重，難以轉側，口不仁，面垢①（又作枯。一云向經），讝語，遺尿。發汗則讝語②，下之則額上生汗，手足逆冷。若③自汗出者，白虎湯主之。方九。

知母（六兩）　石膏（一斤，碎④）　甘草（二兩，炙）　粳米（六合）

右四味，以水一斗，煑米熟湯成，去滓。溫服一升，日三服。

二陽併病，太陽證罷，但發潮熱，手足漐漐汗出，大便難而讝語者，下之則愈，宜大承氣湯。十。（用前第二方。）

陽明病，脉浮而緊，咽燥口苦，腹滿而喘，發熱汗出，不惡寒，反惡熱，身重。若發汗，則躁，心憒憒（公對切），反讝語；若加溫針⑤，必怵惕，煩躁不得眠；若下之，則胃中空虛，客氣動膈，心中懊憹。舌上胎者，梔子豉湯主之。方十一。

---

① 面垢：《千金翼·卷九·第八》作「言語向經」。
② 讝語：《玉函·卷三·第五》下有「甚」字，當從。
③ 若：本書《卷十·第二十二》此字在上文「手足逆冷」前。又，手足逆冷：《玉函·卷三·第五》、《千金翼·卷九·第八》、《脉經·卷七·第八》作「手足厥冷」。
④ 碎：本書《卷六·第十二》下有「綿裹」，當從。
⑤ 溫針：《注傷寒·卷五·第八》作「燒針」。又，反讝語：本書《卷十·第二十二》、《玉函·卷六·第十九》、《玉函·卷六·第二十一》、《千金翼·卷九·第八》、《脉經·卷七·第八》、《脉經·卷七·第十六》作「而反讝語」。

肥梔子十四枚①，擘　香豉四合，綿裹

右二味，以水四升，煑②梔子，取二升半，去滓；內豉，更煑取一升半，去滓。分二服，溫進一服；得快吐者，止後服。

若渴欲飲水，口乾舌燥者，白虎加人參湯主之。方十二。

知母六兩　石膏一斤，碎　甘草二兩，炙　粳米六合　人參三兩③

右五味，以水一斗，煑米熟湯成，去滓。溫服一升，日三服。

若脉浮發熱，渴欲飲水，小便不利者，豬苓湯主之。方十三。

豬苓去皮④　茯苓　澤瀉　阿膠　滑石碎，各一兩

右五味，以水四升，先煑四味⑤，取二升，去滓；內阿膠，烊消。溫服七合，日三服。

陽明病，汗出多而渴者，不可與豬苓湯。以汗多，胃中燥，豬苓湯復利其小便故也。

脉浮而遲，表熱裏寒，下利清穀者，四逆湯主之。方十四。

---

① 枚：本書《卷三・第六》、《卷六・第十二》作『箇』。又，肥梔子：本書《卷三》、《玉函・卷七・第四十六》、《千金翼・卷九・第八》作『梔子』。

② 煑：本書《卷三・第六》、《卷六・第十二》、《卷十・第二十二》、《玉函・卷七・第四十六》、《千金翼・卷九・第八》作『先煑』，當從。又，取二升半：本書《卷三》、《卷十》、《玉函》作『得二升半』。

③ 三兩：本書《卷四・第七》、《卷八・第十七》作『二兩』。又，碎：本書《卷二・第三》、《卷八・第十七》下有『綿裹』，當從。

④ 去皮：《千金翼・卷九・第八》作『去黑皮』，當從。

⑤ 四味：本書《卷六・第十一》作『四物』。又，烊消：本書《卷六》作『烊盡』，《玉函・卷八・第七十九》作『消盡』。

甘草二兩，炙　乾薑一兩半　附子一枚，生用，去皮、破八片

右三味，以水三升，煑取一升二合，去滓。分溫二①服。强人可大附子一枚、乾薑三兩。

若②胃中虛冷，不能食者，飲水則噦。

脉浮發熱，口乾鼻燥，能食者，則衄。

陽明病下之，其外有熱，手足溫，不結胷，心中懊憹，飢不能食，但頭汗出者，梔子豉湯主之。十五。用前第十一方。

陽明病，發潮熱，大便溏，小便自可，胷脅滿不去者，與小柴胡湯③。方十六。

柴胡半斤　黄芩三兩　人參三兩　半夏半升，洗　甘草三兩，炙　生薑三兩，切　大棗十二枚，擘

右七味，以水一斗二升，煑取六升；去滓，再煎取三升。溫服一升，日三服。

陽明病，脅下鞕滿，不大便而嘔，舌上白胎者，可與小柴胡湯。上焦得通，津液得下，胃氣因和，身濈然汗出而解。十七。用上方。

陽明中風，脉弦浮大，而短氣，腹都滿，脅下及心痛，久按之氣不通，鼻乾，不得汗，嗜

---

① 二：本書《卷二・第五》、《卷三・第六》、《卷六・第十一》、《卷六・第十二》、《卷七・第十三》、《卷七・第十六》、《卷八・第十七》、《卷十・第二十二》、《玉函・卷八・第一百四》、《千金翼・卷九・第八》作『再』，當從。

② 若：《脉經・卷七・第十四》上有『陽明病』，似更義長。

③ 與小柴胡湯：《注傷寒・卷五・第八》、《玉函・卷三・第五》、《千金翼・卷九・第八》作『小柴胡湯主之』。

臥，一身及目①悉黃，小便難，有潮熱，時時噦，耳前後腫，刺之小差，外不觧。病過十日，脉續浮者，與小柴胡湯。十八。用上方。

脉但浮，無餘證者，與麻黃湯。若不尿，腹滿加噦者，不治②。麻黃湯，方十九。

麻黃三兩，去節　桂枝二兩，去皮　甘草一兩，炙　杏仁七十箇，去皮尖③

右四味，以水九升，煑④麻黃，減二升，去白沫；內諸藥，煑取二升半，去滓。溫服八合。覆取微似汗⑤。

陽明病，自汗出，若發汗，小便自利者，此爲津液內竭，雖鞕，不可攻之。當須自欲大便，宜蜜煎導而通之；若土瓜根及大豬膽汁，皆可爲導。二十。

蜜煎方

食蜜七合

---

① 目：《注傷寒·卷五·第八》、《玉函·卷三·第五》作「面目」。
② 脉但……不治：本書《卷七·第十六》、《玉函·卷三·第五》、《玉函·卷五·第十四》、《千金翼·卷九·第八》、《脉經·卷七·第二》，此條接排於上文「與小柴胡湯」之後，爲一段條文，當從；且「若不尿」均作「不溺」。又，脉但浮：《玉函·卷三》、《玉函·卷五》、《千金翼》、《脉經》作「但浮」。
③ 去皮尖：《千金翼·卷九·第二》下有「兩仁者」，當從。
④ 煑：本書《卷三·第六》、《卷七·第十六》、《卷八·第十七》作「先煑」，當從。又，去白沫：本書《卷三》、《卷七》、《卷八》、《玉函·卷七·第二十一》、《千金翼·卷九·第二》作「去上沫」。
⑤ 汗：本書《卷三·第六》下有「不須啜粥。餘如桂枝法將息」，本書《卷七·第十六》、《玉函·卷七·第二十一》、《千金翼·卷九·第二》大致相同，當從。

右一味，於銅器內，微火煎，當須凝如飴狀①，攪之勿令焦著；欲可丸，併手捻作挺，令頭銳，大如指，長二寸許②；當熱時急作，冷則鞕。以內穀道中，以手急抱，欲大便時乃去之。疑非仲景意。已試甚良③。

又④：大豬膽一枚，瀉汁，和少許法醋，以灌穀道內。如一食頃，當大便，出宿食惡物。甚效。

陽明病，脉遲，汗出多，微惡寒者，表未解也。可發汗，宜桂枝湯。二十一。

桂枝三兩，去皮　芍藥三兩　生薑三兩　甘草二兩，炙　大棗十二枚，擘

右五味，以水七升，煑取三升，去滓。溫服一升。須臾，啜熱稀粥一升，以助藥力，取汗⑤。

陽明病，脉浮，無汗而喘者，發汗則愈，宜麻黃湯。二十二。用前第十九方。

---

① 當須凝如飴狀：《注傷寒・卷五・第八》作「稍凝似飴狀」。

② 大如指，長二寸許：本書《卷八・第十七》作「大如指許，長二寸」，《玉函・卷八・第八十》作「如指許，長二寸」，《千金翼・卷九・第八》作「捻如指許，長二寸」。

③ 疑非仲景意已試甚良：《注傷寒・卷五・第八》、《玉函・卷八・第八十》、《千金翼・卷九・第八》無。本書《卷八・第十七》、《卷九・第二十》均有此二句。

④ 又：《注傷寒・卷五・第八》作「猪膽汁方」，當從。本書《卷八・第十七》、《卷九・第二十》同方同此。

⑤ 取汗：本書《卷三・第六》作「取微汗」，本書《卷九・第二十一》作「取微似汗」。均義勝。又，生薑三兩：本書《卷二・第五》、《卷三・第六》、《卷六・第十》、《卷六・第十二》、《卷七・第十六》、《卷八・第十七》、《卷九・第二十一》、《卷十・第二十二》及《玉函・卷七・第一》、《千金翼・卷九・第一》下有「切」字，當從。

陽明病，發熱汗出者，此爲熱越，不能發黄也。但頭汗出，身無汗，劑①頸而還，小便不利，渴引水漿者，此爲②瘀熱在裏，身必發黄，茵蔯蒿湯主之。方二十三。

茵蔯蒿六兩　梔子十四枚，擘　大黄二兩，去皮

右三味，以水一斗二升，先煑茵蔯，減六升；内二味，煑取三升，去滓。分③三服。小便當利，尿如皂莢汁狀，色正赤，一宿腹減，黄從小便去也。

陽明證，其人喜忘者，必有畜血。所以然者，本有久瘀血，故令喜忘。屎雖鞕，大便反易，其色必黑者，宜抵當湯下之。方二十四。

水蛭熬　蝱蟲去翅足，熬，各三十箇　大黄三兩，酒洗④　桃仁二十箇，去皮尖及兩人者

右四味，以水五升，煑取三升，去滓。温服一升；不下⑤，更服。

陽明病下之，心中懊憹而煩，胃中有燥屎者，可攻；腹微滿，初頭鞕，後必溏，不可攻之。若有燥屎者，宜大承氣湯。二十五。用前第二方。

---

① 劑：《玉函·卷三·第五》、《玉函·卷五·第十八》、《千金翼·卷九·第八》、《脉經·卷七·第七》作『齊』。又，《説文·刀部》：『劑，齊也。』

② 此爲：本書《卷九·第二十一》作『以』。又，下文『去皮』：本書《卷九》作『破』。

③ 分：本書《卷九·第二十一》、《注傷寒·卷五·第八》、《玉函·卷八·第八十四》、《千金翼·卷九·第八》下有『温』字，當從。

④ 酒洗：《注傷寒·卷三·第六》、《玉函·卷八·第八十三》作『酒浸』，本書《卷九·第二十一》作『去皮，破六片』；《千金翼·卷九·第七》作『破陸片』，且『三兩』作『貳兩』。又，本方中『箇』：本書《卷九》、《卷十·第二十二》、《千金翼》均作『枚』。

⑤ 不下：本書《卷九·第二十一》作『不下者』。

病人不大便五六日，繞臍痛，煩躁，發作有時者，此有燥屎，故使不大便也。

病人煩熱，汗出則解，又如瘧狀，日晡所發熱者，屬陽明也①。脉實者，宜下之；脉浮虛者，宜發汗。下之與大承氣湯，發汗宜桂枝湯。二十六。大承氣湯用前第二方，桂枝湯用前第二十一方。

大下後，六七日不大便，煩不解，腹滿痛者，此有燥屎也。所以然者，本有宿食故也。宜大承氣湯。二十七。用前第二方。

病人小便不利，大便乍難乍易，時有微熱，喘冒②一作佛鬱，不能臥者，有燥屎也，宜大承氣湯。二十八。用前第二方。

食穀欲嘔③，屬陽明也，吳茱萸湯主之。得湯反劇者，屬上焦也。吳茱萸湯，方二十九。

吳茱萸一升，洗④　人參三兩　生薑六兩，切　大棗十二枚，擘

右四味，以水七升，煑取二升，去滓。溫服七合，日三服。

① 也：本書《卷七·第十六》以下作「脉浮虛者，當發汗，屬桂枝湯證」，本書《卷九·第二十一》以下作「脉實者，可下之，宜大柴胡、大承氣湯」。

② 喘冒：《玉函·卷五·第十八》、《千金翼·卷九·第八》作「怫鬱」。

③ 嘔：《注傷寒·卷五·第八》、《玉函·卷三·第五》、《千金翼·卷九·第八》下有「者」字。又，欲嘔：《千金翼》作「而嘔」。

④ 洗：本書《卷六·第十二》作「湯洗七遍」，似更義長。

太陽病，寸緩、關浮①、尺弱，其人發熱汗出，復惡寒，不嘔，但心下痞者，此以醫下之也。如其不下者，病人不惡寒而渴者，此轉屬陽明也。小便數者，大便必鞕，不更衣十日，無所苦也。渴欲飲水，少少與之；但以法救之，渴者，宜五苓散。方三十。

豬苓去皮② 白朮 茯苓各十八銖 澤瀉一兩六銖 桂枝半兩，去皮

右五味，爲散。白飲和，服方寸匕，日三服③。

脉陽微，而汗出少者，爲自和④一作如也；汗出多者，爲太過。陽脉實，因發其汗，出多者，亦爲太過。太過者，爲陽絕於裏，亡津液，大便因鞕也。

脉浮而芤，浮爲陽，芤爲陰⑤，浮芤相搏，胃氣生熱，其陽則絕。

趺陽脉浮而濇，浮則胃氣强，濇則小便數，浮濇相搏，大便則鞕，其脾爲約，麻子仁丸主之。方三十一。

麻子仁二升 芍藥半斤 枳實半斤，炙 大黄一斤，去皮 厚朴一尺，炙，去皮 杏仁一升，去皮尖⑥，熬，別作脂

① 關浮：《玉函·卷三·第五》作「關小浮」，《千金翼·卷九·第八》作「關上小浮」。又，如其……苓散：本書《卷十·第二十二》、《脉經·卷七·第八》無。
② 去皮：本書《卷四·第七》、《卷十·第二十二》、《千金翼·卷九·第六》作「去黑皮」，當從。
③ 服：本書《卷三·第六》下有「多飲煖水，汗出愈。如法將息」，當從。
④ 和：《千金翼·卷九·第八》作「如」。又，於裏：《玉函·卷三·第五》、《千金翼》作「於內」。
⑤ 浮爲陽芤爲陰：《玉函·卷三·第五》、《千金翼·卷六·第六》作「浮則爲陽，芤則爲陰」，似更義長。
⑥ 尖：《千金翼·卷九·第八》下有「兩人者」，當從。

右六味，蜜和①丸，如梧桐子大。飲服十丸，日三服；漸加，以知爲度。

太陽病三日，發汗不解，蒸蒸發熱者，屬胃也，調胃承氣湯主之。三十二。（用前第一方。）

傷寒吐後，腹脹滿者，與調胃承氣湯。三十三。（用前第一方。）

太陽病，若吐、若下、若發汗後，微煩，小便數，大便因鞕者，與小承氣湯和之，愈。三十四。（用前第二方。）

得病二三日，脉弱，無太陽柴胡證，煩躁，心下鞕②；至四五日，雖能食，以小承氣湯少少與，微和之，令小安；至六日，與承氣湯一升。若不大便六七日，小便少者，雖不受食③（一云不大便），但初頭鞕，後必溏，未定成鞕④，攻之必溏；須小便利，屎定鞕，乃可攻之，宜大承氣湯⑤。三十五。（用前第二方。）

傷寒六七日，目中不了了，睛不和，無表裏證，大便難，身微熱者，此爲實也。急下之，宜大承氣湯。三十六。（用前第二方。）

---

① 蜜和：《注傷寒·卷五·第八》、《玉函·卷八·第八十一》作「爲末，煉蜜爲」，當從。又，日三服：《注傷寒》作「日貳服」。

② 鞕：本書《卷九·第二十》、《卷九·第二十一》作「痞」。

③ 受食：本書《卷九·第二十》、《卷九·第二十一》、《千金翼·卷九·第八》、《脉經·卷七·第六》作「大便」，《注傷寒·卷五·第八》、《玉函·卷三·第五》、《玉函·卷五·第十八》作「能食」。

④ 未定成鞕：本書《卷九·第二十一》作「此未定成鞕也」。

⑤ 宜大承氣湯：本書《卷九·第二十一》作「宜大承氣、大柴胡湯」，《脉經·卷七·第七》作「屬大柴胡、承氣湯證」。

陽明病，發熱汗多者，急下之，宜大承氣湯①。三十七。用前第二方。一云大柴胡湯。

發汗不解②，腹滿痛者，急下之，宜大承氣湯③。三十八。用前第二方。

腹滿不減，減不足言，當下之，宜大承氣湯。三十九。用前第二方。

陽明少陽合病，必下利，其脉不負者，爲順也；負者，失也，互相尅賊，名爲負也。脉滑而數者，有宿食也④，當下之，宜大承氣湯。四十。用前第二方。

病人無表裏證，發熱七八日，雖脉⑤浮數者，可下之⑥。假令已下，脉數不解，合⑦熱則消穀喜飢，至六七日不大便者，有瘀血，宜抵當湯。四十一。用前第二十四方。

若脉數不解，而下不止，必協⑧熱，便膿血也。

---

① 宜大承氣湯：本書《卷九·第二十一》作「宜大柴胡湯」，《玉函·卷五·第十八》下有小注曰：「一云：大柴胡湯。」《脉經·卷七·第七》作「屬大柴胡湯」。

② 發汗不解：本書《卷八·第十七》作「發汗後不解」。

③ 宜大承氣湯：本書《卷九·第二十一》作「宜大柴胡、大承氣湯」，《玉函·卷五·第十八》作「宜大柴胡、承氣湯」。

④ 也：本書《卷九·第二十一》、《千金翼·卷九·第八》、《千金翼·卷十·第四之宜下》、《脉經·卷七·第七》無。

⑤ 雖脉：本書《卷十·第二十二》、《玉函·卷三·第五》、《玉函·卷五·第十八》、《玉函·卷六·第十九》、《脉經·卷七·第八》作「脉雖」。

⑥ 可下之：本書《卷九·第二十一》、《玉函·卷五·第十八》、《千金翼·卷九·第四》此條以下作「宜大柴胡湯」，《脉經·卷七·第七》此條以下作「屬大柴胡湯證」。

⑦ 合：本書《卷十·第二十二》、《脉經·卷七·第八》作「今」。

⑧ 協：底本刻作「恊」，形近致誤。據本書《卷二·第三》、《卷四·第七》文例用字及醫理改。

傷寒發汗已，身目爲黃。所以然者，以寒濕①一作溫在裏，不解故也。以爲不可下也，於寒濕中求之。

傷寒七八日，身黃如橘子色，小便不利，腹微滿者，茵蔯蒿湯主之。四十二。用前第二十三方。

傷寒，身黃發熱，梔子蘗皮湯主之。方四十三。

肥梔子十五箇②，擘　甘草一兩，炙　黃蘗二兩

右三味③，以水四升，煑取一升半，去滓。分溫再服。

傷寒，瘀熱在裏，身必黃④，麻黃連軺赤小豆湯主之。方四十四。

麻黃二兩，去節　連軺⑤二兩。連翹根是　杏仁四十箇③，去皮尖　赤小豆一升　大棗十二枚，擘　生梓白皮切，一升

生薑二兩，切　甘草二兩，炙

① 寒濕：《玉函・卷三・第五》、《千金翼・卷九・第八》、《脉經・卷七・第三》作「寒濕相搏」，當從。

② 肥梔子十五箇：《玉函・卷七・第五十一》、《千金翼・卷九・第八》作「梔子十五枚」。又，黃蘗用量：《玉函》作「二兩十六銖」，《千金翼》作「拾伍分」。

③ 味：《玉函・卷七・第五十一》下有「㕮咀」，義勝。又，一升半：《千金翼・卷九・第八》作「貳升」。

④ 黃：《注傷寒・卷五・第八》、《玉函・卷三・第五》作「發黃」，義勝。

⑤ 連軺：《千金翼・卷九・第八》作「連翹」，以上方名同；且麻黃、連翹用量作「各壹兩」。又，連翹根是：《注傷寒・卷五・第八》作「連翹房也」。

③ 四十箇：《玉函・卷七・第二十五》、《千金翼・卷九・第八》作「三十枚」。又，甘草二兩：《玉函》作「甘草一兩」。生梓白皮切一升：《千金翼》作「生梓白皮切一斤」。生薑：《千金翼》上有「一方」二字，且此味藥位於本方諸藥之末。

右八味，以潦水一斗，先煑麻黄再沸，去上沫；内諸藥，煑取三升，去滓。分溫三服，半日服盡。

辨少陽病脉證并治第九 方一首。并見三陽合病法

太陽病不鮮，轉入少陽，脅下鞕滿，乾嘔，不能食，往來寒熱，尚未吐下，脉沉緊者，與小柴胡湯。第一。七味。

少陽之爲病，口苦咽乾，目眩也。

少陽中風，兩耳無所聞，目赤，胷中滿而煩者，不可吐下，吐下則悸而驚。

傷寒，脉弦細，頭痛發熱者，屬少陽。少陽不可發汗，發汗則譫語。此屬胃，胃和則愈；胃不和，煩①而悸。一云躁。

本太陽病，不鮮，轉入少陽者，脅下鞕滿，乾嘔，不能食②，往來寒熱，尚未吐下，脉沉緊者，與小柴胡湯。方一。

---

① 煩：《注傷寒·卷五·第九》、《玉函·卷三·第六》上有『則』字，似更義長。又，《注傷寒》下無『而』字。

② 食：《玉函·卷三·第六》、《千金翼·卷九·第九》作『食飲』。

柴胡（八兩） 人參（三兩） 黄芩（三兩） 甘草（三兩，炙） 半夏（半升，洗） 生薑（三兩，切） 大棗（十二枚，擘）

右七味，以水一斗二升，煑取六升；去滓，再煎取三升。温服一升，日三服。

若已吐、下、發汗、温針，讝語，柴胡湯證罷，此爲壞病。知犯何逆，以法治之。

三陽合病，脉浮大，上關上，但欲眠睡①，目合則汗。

傷寒六七日，無大熱，其人躁煩者，此爲陽去入陰故也。

傷寒三日，三陽爲盡，三陰當受邪，其人反能食而不嘔，此爲三陰不受邪也。

傷寒三日，少陽脉小者，欲已也。

少陽病欲解時，從寅至辰上②。

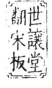

傷寒論卷第五③

---

① 但欲眠睡：《玉函·卷三·第六》、《千金翼·卷九·第九》作「但欲寐」。

② 從寅至辰上：《玉函·卷三·第六》、《千金翼·卷九·第九》作「從寅盡辰」。

③ 傷寒論卷第五：臺故宫本此行字殘闕。據全書體例及中醫圖本補。又，臺故宫本此頁牌記漫漶，據中醫圖本補。

仲景全書第六

傷寒論卷第六

漢·張仲景述
晉·王叔和撰次
宋·林　億校正
明·趙開美校刻
沈　琳仝校

辨太陰病脉證并治第十合三法，方三首

太陰病，脉浮，可發汗，宜桂枝湯。第一。五味。前有太陰病三證。

自利不渴者，屬太陰。以其藏寒故也，宜服四逆輩。第二。下有利自止一證。

本太陽病，反下之，因腹滿痛，屬太陰，桂枝加芍藥湯主之；大實痛者，桂枝加大黃湯主之。第三。桂枝加芍藥湯五味，加大黃湯六味。減大黃、芍藥法附。

太陰之爲病，腹滿而吐，食不下，自利①益甚，時腹自痛；若下之，必胷下結鞕。

太陰中風，四肢煩疼，陽微陰濇而長者，爲欲愈。

太陰病欲解時，從亥至丑上②。

太陰病，脉浮者，可發汗，宜桂枝湯。方一。

桂枝三兩，去皮　芍藥三兩　甘草二兩，炙　生薑三兩，切　大棗十二枚，擘

右五味，以水七升，煑取三升，去滓。溫服一升。須臾，啜熱稀粥一升，以助藥力，溫覆取汗③。

自利不渴者，屬太陰。以其藏有寒故也，當溫之，宜服四逆輩。二。

傷寒，脉浮而緩，手足自溫者，繫④在太陰。太陰當發身黃，若小便自利者，不能發黃。至七八日，雖暴煩，下利日十餘行⑤，必自止。以⑥脾家實，腐穢當去故也。

本太陽病，醫反下之，因爾腹滿時痛者，屬太陰也，桂枝加芍藥湯主之；大實痛者，桂枝

---

① 自利：《玉函·卷五·第十七》、《千金翼·卷十·第一》、《脉經·卷七·第六》作「下之」。又，「自痛」以下，《玉函》作「胸下痞堅」，《千金翼》作「胸下堅結」，《脉經》作「胸下結堅」。若下之：本書《卷九·第二十》作「下之」。

② 從亥至丑上：《玉函·卷四·第七》、《千金翼·卷十·第一》作「從亥盡丑」。

③ 溫覆取汗：本書《卷二·第三》作「溫覆令一時許，遍身漐漐微似有汗者益佳」，本書《卷三·第六》作「取微汗」，本書《卷九·第二十一》作「取微似汗」。均義勝。

④ 繫：《千金翼·卷十·第一》上有「是爲」。

⑤ 雖暴煩下利日十餘行：《千金翼·卷十·第一》作「雖煩，暴利十餘行」。

⑥ 以：《玉函·卷四·第七》作「所以然者，此」，《千金翼·卷十·第一》作「所以自止者」。

加大黄湯主之。三。

桂枝加芍藥湯方

桂枝三兩，去皮　芍藥六兩　甘草二兩，炙　大棗十二枚，擘　生薑三兩，切

右五味，以水七升，煑取三升，去滓。溫分三服。本云桂枝湯，今加芍藥。

桂枝加大黄湯方

桂枝三①兩，去皮　大黄二兩　芍藥六兩　生薑三兩，切　甘草二兩，炙　大棗十二枚，擘

右六味，以水七升，煑取三升，去滓。溫服一升，日三服。

太陰爲病②，脉弱，其人續自便利。設當行大黄、芍藥者，宜減之，以其人胃氣弱，易動故也。下利者，先煎芍藥三沸。

辨少陰病脉證并治第十一 合二十三③法，方一十九首

少陰病，始得之，發熱脉沉者，麻黄細辛附子湯主之。第一。三味。前有少陰病二十證。

① 三：此字臺故宫本殘闕。據中醫圖本補。又，大黄二兩：《玉函·卷七·第十三》作『大黄三兩』。
② 太陰爲病：《千金翼·卷十·第二》作『人無陽證』。
③ 三：此字臺故宫本殘闕。據中醫圖本補。

少陰病二三日，麻黄附子甘草湯微發汗。第二。三味。

少陰病，二三日以上，心煩不得臥，黄連阿膠湯主之。第三。五味。

少陰病一二日，口中和，其背惡寒，附子湯主之。第四。五味。

少陰病，身體痛，手足寒，骨節痛，脉沉者，附子湯主之。第五。用前第四方。

少陰病，下利便膿血者，桃花湯主之。第六。三味。

少陰病，二三日至四五日，腹痛，小便不利，便膿血者，桃花湯主之。第七。用前第六方。下有少陰病一證。

少陰病，吐利，手足逆冷，煩躁欲死者，吴茱萸湯主之。第八。四味。

少陰病，下利咽痛，胷滿心煩者，豬膚湯主之。第九。三味。

少陰病二三日，咽痛，與甘草湯；不差，與桔梗湯。第十。甘草湯一味，桔梗湯二味。

少陰病，咽中生瘡，不能語言，聲不出者，苦酒湯主之。第十一。三味。

少陰病，咽痛，半夏散及湯主之。第十二。三味。

少陰病，下利，白通湯主之。第十三。三味。

少陰病，下利，脉微，與白通湯。利不止，厥逆無脉，乾嘔者，白通加豬膽汁湯主之。第十四。白通湯用前第十三方，加豬膽汁湯五味。

少陰病，至四五日腹痛，小便不利，四肢沉重疼痛，自下利，真武湯主之。第十五。（五味。加減法附。）

少陰病，下利清穀，裏寒外熱，手足厥逆，脉微欲絶，惡寒，或利止脉不出，通脉四逆湯主之。第十六。（三味。加減法附。）

少陰病，四逆，或欬，或悸，四逆散主之。第十七。（四味。加減法附。）

少陰病，下利六七日，欬而嘔、渴，煩不得眠，豬苓湯主之。第十八。（五味。）

少陰病二三日，口燥咽乾者，宜大承氣湯。第十九。（四味。）

少陰病，自利清水，心下痛，口乾者，宜大承氣湯。第二十。（用前第十九方。）

少陰病六七日，腹滿不大便，宜大承氣湯。第二十一。（用前第十九方。）

少陰病，脉沉者，急溫之，宜四逆湯。第二十二。（三味。）

少陰病，食入則吐，心中溫溫欲吐，手足寒，脉弦遲，當溫之，宜四逆湯。第二十三。（用前第二十二方。下有少陰病一證。）

少陰之爲病，脉微細，但欲寐也。

少陰病，欲吐不吐，心煩①，但欲寐，五六日自利而渴者，屬少陰也。虛故引水自救，若小便色白者，少陰病形悉具。小便白者②，以下焦虛有寒，不能制水③，故令色白也。

病人脉陰陽俱緊，反汗出者，亡陽也。此屬少陰，法當咽痛，而復吐利。

少陰病，欬而下利，讝語者，被④火氣劫故也；小便必難，以强責少陰汗也。

少陰病，脉細沉數，病爲在裏，不可發汗。

少陰病，脉微，不可發汗，亡⑤陽故也；陽已虛，尺脉弱濇者，復不可下之。

少陰病，脉緊，至七八日自下利，脉⑥暴微，手足反溫。脉緊反去者，爲欲解也；雖煩，下利必自愈。

少陰病，下利，若利自止，惡寒而踡臥，手足溫者，可治。

少陰病，惡寒而踡，時自煩，欲去衣被者，可治⑦。

少陰中風，脉陽微陰浮者，爲欲愈。

---

① 欲吐不吐心煩：《千金翼・卷十・第二》作「欲吐而不煩」。
② 小便白者：《玉函・卷四・第八》作「所以然者」。
③ 水：《玉函・卷四・第八》、《千金翼・卷十・第二》作「溲」。
④ 被：本書《卷七・第十五》上有「此」字，《千金翼・卷十・第二》上有「是爲」，似更義長。
⑤ 亡：《千金翼・卷十・第二》、《脉經・卷七・第一》、《脉經・卷七・第六》作「無」。
⑥ 脉：《玉函・卷四・第八》、《千金翼・卷十・第二》作「其脉」，似更義長。
⑦ 欲去衣被者可治：《千金翼・卷十・第二》作「欲去其衣被，不可治」。

少陰病欲解時，從子至寅上①。

少陰病，吐利，手足不逆冷，反發熱者，不死；脉不至②者至：一作足，灸少陰七壯。

少陰病八九日，一身手足盡熱者，以熱在膀胱，必便血也。

少陰病，但厥無汗，而强發之，必動其血，未知從何道出，或從口鼻，或從目③出者，是名下厥上竭，爲難治。

少陰病，惡寒，身踡而利，手足逆冷者，不治。

少陰病，吐利，躁煩、四逆者，死。

少陰病，下利止而頭眩，時時自冒者，死。

少陰病，四逆，惡寒而身踡，脉不至，不煩而躁者，死。一作：吐利而躁逆者死。

少陰病六七日，息高者，死。

少陰病，脉微細沉，但欲臥，汗出不煩，自欲吐；至五六日自利，復煩躁，不得臥寐者，死。

少陰病，始得之，反發熱，脉沉者，麻黄細辛附子湯④主之。方一。

---

① 從子至寅上：《玉函・卷四・第八》、《千金翼・卷十・第二》作『從子盡寅』。

② 至：《千金翼・卷十・第二》作『足』，且『灸少陰』作『灸其少陰』。

③ 目：《玉函・卷五・第十三》作『耳目』，《脉經・卷七・第一》下有小注曰：『一本作：耳目。』

④ 麻黄細辛附子湯：《注傷寒・卷六・第十一》、《玉函・目録》、《玉函・卷四・第八》、《玉函・卷七・第二十四》作『麻黄附子細辛湯』。

麻黃二兩，去節　細辛二兩　附子一枚，炮，去皮，破八片

右三味，以水一斗①，先煑麻黃，減二升，去上沫；內諸藥，煑取三升，去滓。溫服一升，日三服。

少陰病，得之二三日，麻黃附子甘草湯微發汗。以二三日無證②，故微發汗也。方二。

麻黃二兩，去節　甘草二兩，炙　附子一枚，炮，去皮，破八片

右三味，以水七升，先煑麻黃一兩沸，去上沫；內諸藥，煑取三升，去滓。溫服一升，日三服。

少陰病，得之二三日以上，心中煩，不得臥③，黃連阿膠湯主之。方三。

黃連四兩　黃芩二兩④　芍藥二兩　雞子黃二枚　阿膠三兩；一云三挺

右五味，以水六升⑤，先煑三物，取二升，去滓；內膠，烊盡；小冷，內雞子黃，攪令相得。溫服七合，日三服。

---

① 一斗：《千金翼·卷十·第二》作『貳斗』，且『減二升』作『減一升』。又，上文『脉沉者』作『脉反沉者』。
② 無證：《玉函·卷四·第八》作『無裏證』，義勝。又，下文『煑取三升』：《玉函》、《千金翼·卷十·第二》作『煑取二升半』。
③ 臥：《千金翼·卷十·第二》下有『者』字。
④ 二兩：《注傷寒·卷六·第十一》、《玉函·卷八·第八十五》、《千金翼·卷十·第二》作『一兩』。又，阿膠三兩：《千金翼》作『阿膠三挺』。
⑤ 六升：《注傷寒·卷六·第十一》、《玉函·卷八·第八十五》作『五升』。

少陰病，得之一二日，口中和，其背惡寒者，當灸之，附子湯主之。方四。

附子二枚，炮，去皮、破八片　茯苓三兩　人參二兩　白朮四兩　芍藥三兩

右五味，以水八升，煮取三升，去滓。溫服一升，日三服。

少陰病，身體痛，手足寒，骨節痛，脉沉①者，附子湯主之。五。用前第四方。

少陰病，下利便膿血者，桃花湯主之。方六。

赤石脂一斤，一半全用，一半篩末　乾薑一兩　粳米一升

右三味，以水七升，煮米令熟，去滓；溫服②七合，內赤石脂末方寸匕。日三服；若一服愈，餘勿服。

少陰病，二三日至四五日，腹痛，小便不利，下利不止，便膿血者，桃花湯主之。七。用前第六方。

少陰病，下利便膿血者，可刺。

少陰病，吐利，手足逆③冷，煩躁欲死者，吳茱萸湯主之。方八。

---

① 沉：《玉函・卷四・第八》下有小注曰：『一作：微。』

② 溫服：《千金翼・卷十・第二》作『溫取』，且下文『方寸匕』作『一方寸匕』。均義勝。又，一半全用：《千金翼》作『一半完』，《金匱・卷中・第十七》作『一半剉』。

③ 逆：《注傷寒・卷六・第十二》作『厥』。

吳茱萸一升① 人參二兩 生薑六兩，切 大棗十二枚，擘

右四味，以水七升，煮取二升，去滓。溫服七合，日三服。

少陰病，下利咽痛，胷滿心煩②，豬膚湯主之。方九。

豬膚一斤

右一味，以水一斗，煮取五升，去滓；加白蜜一升、白粉五合，熬香，和令相得。溫分六服。

少陰病二三日，咽痛者，可與甘草湯。不差③，與桔梗湯。十。

甘草湯方

甘草二兩

右一味，以水三升，煮取一升半，去滓。溫服七合，日二服。

桔梗湯方

桔梗一兩 甘草二兩

---

① 升：本書《卷六·第十二》下有「湯洗七遍」，當從；本書《卷五·第八》、《玉函·卷八·第八十八》下有「洗」。又，人參二兩：本書《卷五》、《卷六》、《玉函》、《千金翼·卷九·第八》作「人參三兩」，當從。

② 煩：《注傷寒·卷六·第十一》下有「者」字。又，和令相得：《注傷寒》、《玉函·卷八·第八十九》作「和相得」。

③ 差：《注傷寒·卷六·第十一》、《玉函·卷四·第八》下有「者」字，義勝。

右二味，以水三升，煑取一升，去滓。溫分①再服。

少陰病，咽中傷，生瘡，不能語言，聲不出者，苦酒湯主之。方十一。

半夏洗，破如棗核②，十四枚　雞子一枚，去黄，内上苦酒，着③雞子殼中

右二味，内半夏著苦酒中；以雞子殼置刀環中，安火上，令三沸，去滓。少少含嚥之；不差，更作三劑④。

少陰病，咽中痛，半夏散及湯主之。方十二。

半夏洗　桂枝去皮　甘草炙

右三味，等分⑤，各別擣，篩已，合治之。白飲和，服方寸匕，日三服。若不能散服者，以水一升，煎七沸；内散兩方寸匕，更煑三沸；下火，令小冷，少少嚥之。半夏有毒，不當散服⑥。

少陰病，下利，白通湯主之。方十三。

① 溫分：《注傷寒·卷六·第十一》、《玉函·卷八·第九十》、《千金翼·卷十·第二》作『分溫』。
② 核：《注傷寒·卷六·第十一》、《玉函·卷八·第九十一》下有『大』字，似更義長。
③ 着：《玉函·卷八·第九十一》、《千金翼·卷十·第二》作『於』，《注傷寒·卷六·第十一》作『著』。
④ 更作三劑：《千金翼·卷十·第二》作『更作。三劑愈』，義勝。
⑤ 等分：《注傷寒·卷六·第十一》、《玉函·卷八·第九十二》無。上文『甘草炙』：《傷寒論》下有『已上各等分』，《玉函》下有『各等分』。又，下方白通湯附子『生』：《注傷寒》、《玉函》作『生用』。
⑥ 半夏有毒不當散服：《注傷寒·卷六·第十一》、《玉函·卷八·第九十二》無。又，更煑：《注傷寒》、《玉函》作『更煎』。少少嚥之：《千金翼·卷十·第二》作『少少含咽之』。

葱白四莖　乾薑一兩　附子一枚，生，去皮、破八片

右三味，以水三升，煮取一升，去滓。分溫再服。

少陰病，下利脈微者，與白通湯。利不止，厥逆無脈，乾嘔煩者，白通加豬膽汁湯主之。服湯，脈暴出者，死；微續者，生。白通加豬膽汁湯，方十四。白通湯用上方。

葱白四莖　乾薑一兩　附子一枚，生，去皮、破八片　人尿五合　豬膽汁一合

右五味①，以水三升，煮取一升，去滓，內膽汁、人尿，和令相得。分溫再服。若無膽，亦可用。

少陰病，二三日不已，至四五日，腹痛，小便不利，四肢沉重、疼痛，自下利者，此爲有水氣。其人或欬、或小便利②、或下利、或嘔者，真武湯主之。方十五。

茯苓三兩　芍藥三兩　白朮二兩　生薑三兩，切　附子一枚，炮，去皮、破八片

右五味，以水八升，煮取三升，去滓。溫服七合，日三服。若欬者，加五味子半升、細辛一兩、乾薑一兩；若小便利者，去茯苓；若下利者，去芍藥，加乾薑二兩；若嘔者，去附子，加生薑足前爲半斤③。

---

① 右五味：《注傷寒・卷八・第九十四》作『已上叁味』，似更義長。
② 小便利：《千金翼・卷十・第二》作『小便不利』，且『真武湯』作『玄武湯』；《玉函・卷四・第八》作『小便自利』。
③ 斤：《千金翼・卷十・第二》下有『利不止，便膿血者，宜桃花湯』。又，若小便利者：《千金翼》作『小便自利者』。

少陰病，下利清穀，裏寒外熱，手足厥逆，脉微欲絕，身反不惡寒①，其人面色赤，或腹痛、或乾嘔、或咽痛、或利止脉不出者，通脉四逆湯主之。方十六。

甘草二兩，炙　附子大者一枚，生用，去皮、破八片　乾薑三兩；强人可四兩

右三味，以水三升，煮取一升二合，去滓。分溫再服。其脉即出者，愈。面色赤者，加葱九莖；腹中痛者，去葱②，加芍藥二兩；嘔者，加生薑二兩；咽痛者，去芍藥，加桔梗一兩；利止、脉不出者，去桔梗，加人參二兩。病皆與方相應者，乃服之③。

少陰病，四逆，其人或欬、或悸、或小便不利、或腹中痛、或泄利下重者，四逆散主之。方十七。

甘草炙　枳實破，水漬，炙乾　柴胡　芍藥

右四味，各十分，擣篩④。白飲和，服方寸匕，日三服。欬者，加五味子、乾薑各五分，并主下利⑤；悸者，加桂枝五分；小便不利者，加茯苓五分；腹中痛者，加附子一枚、炮令坼；泄

① 身反不惡寒：《千金翼·卷十·第二》作「身反惡寒」。
② 去葱：《玉函·卷八·第一百五》無，且下文無「去芍藥」、「去桔梗」。又，桔梗一兩：《玉函》作「桔梗二兩」。
③ 病皆與方相應者乃服之：《注傷寒·卷六·第十一》、《玉函·卷八·第一百五》無。又，乃服之：《千金翼·卷十·第二》作「乃加減服之」。
④ 擣篩：《玉函·卷八·第一百三》作「爲散」，《千金翼·卷九·第二》作「擣爲散」。又，各十分：《玉函》、《千金翼》位於四逆散方藥物之末。
⑤ 下利：《玉函·卷八·第一百三》作「久痢」。又，加桂枝：《千金翼·卷十·第二》作「加桂」。

利下重者，先以水五升，煑薤白三升，煑取三升，去滓，以散三方寸匕內湯中，煑取一升半，分溫再服。

少陰病，下利六七日，欬而嘔渴，心煩不得眠者，豬苓湯主之。方十八。

豬苓去皮①　茯苓　阿膠　澤瀉　滑石各一兩

右五味，以水四升，先煑四物②，取二升，去滓；內阿膠，烊盡。溫服七合，日三服。

少陰病，得之二三日，口燥咽乾者，急下之，宜大承氣湯。方十九。

枳實五枚，炙　厚朴半斤，去皮，炙　大黃四兩，酒洗　芒消三合

右四味，以水一斗，先煑二味，取五升，去滓；內大黃，更煑取二升，去滓；內芒消，更上火，令一兩沸③。分溫再服，一服得利，止後服。

少陰病，自利④清水，色純青，心下必痛，口乾燥者，可下之，宜大承氣湯⑤。二十。用前第十九方。一法用大柴胡。

---

① 去皮：《千金翼・卷九・第八》作「去黑皮」。又，滑石：本書《卷五・第八》、《玉函・卷八・第七十九》、《千金翼》下有「碎」字。均當從。

② 四物：本書《卷五・第八》、《玉函・卷八・第七十九》、《千金翼・卷九・第八》作「四味」。又，烊盡：本書《卷五》、《千金翼》作「烊消」，《玉函》作「消盡」。

③ 更上火令一兩沸：本書《卷五・第八》、《卷九・第二十一》、《玉函・卷八・第七十五》作「更上微火一兩沸」。

④ 自利：本書《卷六・第十一》、《玉函・卷四・第八》、《玉函・卷五・第十八》、《千金翼・卷十・第四之宜下》、《脉經・卷七・第七》作「下利」。又，可下之：《注傷寒・卷六・第十一》、《玉函・卷四・第八》作「急下之」。

⑤ 宜大承氣湯：本書《卷九・第二十一》作「宜大柴胡、大承氣湯」，《玉函・卷五・第十八》作「宜大柴胡湯、承氣湯」，《脉經・卷七・第七》作「屬大柴胡湯、承氣湯證」。

少陰病六七日，腹脹①不大便者，急下之，宜大承氣湯。二十一。用前第十九方。

少陰病，脉沉者，急溫之，宜四逆湯。方二十二。

甘草二兩，炙　乾薑一兩半　附子一枚，生用，去皮、破八片

右三味，以水三升，煮取一升二合，去滓。分溫再服。强人可大附子一枚、乾薑三兩。

少陰病，飲食入口則吐，心中溫溫②欲吐，復不能吐，始得之手足寒，脉弦遲者，此胷中實，不可下也，當吐之。若膈上有寒飲，乾嘔者，不可吐也，當溫之，宜四逆湯。二十三。方依上法。

少陰病，下利，脉微濇，嘔而汗出，必數更衣③；反少者，當溫其上，灸之。《脉經》云：灸厥陰，可五十壯。

辨厥陰病脉證并治第十二

厥利嘔噦附。合一十九法，方一十六首

傷寒，病蚘厥，靜而時煩。爲藏寒，蚘上入膈，故煩。得食而嘔，吐蚘者，烏梅丸主之。

① 腹脹：本書《卷九・第二十一》、《玉函・卷五・第十八》、《千金翼・卷十・第二》、《千金翼・卷十・第四之宜下》、《脉經・卷七・第七》作「腹滿」。

② 溫溫：《玉函・卷四・第八》、《卷五・第十五》、《卷五・第十六》、《卷五・第十七》、《卷六・第二十》作「嗢嗢」，似更義長。又，心中：《玉函・卷四》作「心下」。

③ 嘔而汗出必數更衣：《千金翼・卷十・第二》作「脉微澀者即嘔，汗者必數更衣」。又，灸之：《脉經・卷七・第十一》同，其下小注「《脉經》云」作「一云」。

第一。十味。前後有厥陰病四證，厥逆一十九證。

傷寒，脉滑而厥，裏有熱，白虎湯主之。第二。四味。

手足厥寒，脉細欲絕者，當歸四逆湯主之。第三。七味。

若內有寒者，宜當歸四逆加吳茱萸生薑湯。第四。九味。

大汗出，熱不去，內拘急，四肢疼，下利厥逆，惡寒者，四逆湯主之。第五。三味。

大汗、若大下利，而厥冷者，四逆湯主之。第六。用前第五方。

病人手足厥冷，脉乍緊，心下滿而煩，宜瓜蒂散。第七。三味。

傷寒，厥而心下悸，宜先治水，當服茯苓甘草湯。第八。四味。

傷寒六七日，大下後，寸脉沉遲，手足厥逆，麻黃升麻湯主之。第九。十四味。下有欲自利一證。

傷寒，本自寒下，醫復吐下之，若食入口即吐，乾薑黃芩黃連人參湯主之。第十。四味。下有下利一十病證。

下利清穀，裏寒外熱，汗出而厥者，通脉四逆湯主之。第十一。三味。

熱利，下重者，白頭翁湯主之。第十二。四味。

下利，腹脹滿，身疼痛者，先溫裏，乃攻表。溫裏宜四逆湯，攻表宜桂枝湯。第十三。四逆湯用前第五方，桂枝湯五味。

下利，欲飲水者，以有熱也，白頭翁湯主之。第十四。用前第十二方。

下利，讝語者，有燥屎也，宜小承氣湯。第十五。三味。

下利後更煩，按之心下濡者，虛煩也，宜梔子豉湯。第十六。二味。

嘔而脉弱，小便利，身有微熱，見厥者難治，四逆湯主之。第十七。用前第五方。前有嘔膿一證。

乾嘔，吐涎沫，頭痛者，吳茱萸湯主之。第十八。四味。

嘔而發熱者，小柴胡湯主之。第十九。七味。下有噦二證。

厥①陰之爲病，消渴，氣上撞心，心中疼熱，飢而不欲食②，食則吐蚘；下之，利不止③。

厥陰中風，脉微浮爲欲愈，不浮爲未愈。

厥陰病欲解時，從丑至卯上④。

---

① 厥：《脉經·卷八·第七》上有『師曰』。

② 食：《玉函·卷四·第九》、《玉函·卷五·第十七》、《千金翼·卷十·第三》、《脉經·卷七·第六》下有『甚者』。又，食則吐蚘：《玉函·卷五·第十七》、《脉經·卷七·第六》作『則欲吐』，《千金翼·卷十·第三》作『則欲吐蚘』，《脉經·卷八·第七》作『食即吐』。

③ 下之利不止：《玉函·卷四·第九》、《玉函·卷五·第十七》、《千金翼·卷十·第三》、《脉經·卷七·第六》、《脉經·卷八·第七》作『下之不肯止』。

④ 從丑至卯上：《玉函·卷四·第九》、《千金翼·卷十·第三》作『從丑盡卯』。

厥陰病，渴欲飲水者，少少與之，愈①。

諸四逆厥者，不可下之。虚家亦然。

傷寒，先厥，後發熱而利者，必自止；見厥，復利。

傷寒，始發熱六日，厥反九日而利，凡厥利者，當不能食；今反能食者，恐爲除中（一云消中）。食以索餅②，不發熱者，知胃氣尚在，必愈。恐暴熱來出而復去也，後日③脉之，其熱續在者，期之旦日夜半愈。所以然者，本發熱六日，厥反九日，復發熱三日，并前六日，亦爲九日，與厥相應，故期之旦日夜半愈。後三日脉之，而脉數，其熱不罷者，此爲熱氣有餘，必發癰膿也。

傷寒脉遲，六七日而反與黄芩湯徹其熱。脉遲爲寒，今④與黄芩湯復除其熱，腹中應冷，當不能食；今反能食，此名除中，必死。

傷寒，先厥後發熱，下利必自止；而反汗出，咽中痛者⑤，其喉爲痹。發熱無汗，而利必自止；若不止，必便膿血，便膿血者，其喉不痹。

---

① 愈：《玉函・卷四・第九》、《千金翼・卷十・第三》、《脉經・卷七・第十五》作『即愈』。
② 食以索餅：《千金翼・卷十・第三》作『食之黍餅』。
③ 後日：《注傷寒・卷六・第十二》、《玉函・卷四・第九》作『後三日』，似更義長。
④ 今：《注傷寒・卷六・第十二》、《玉函・卷四・第十》作『而』，似更義長。
⑤ 痛者：《千金翼・卷十・第三》作『强痛』。又，若不止必：《千金翼》無。

傷寒，一二日至四五日厥者，必發熱，前熱者後必厥①，厥深者熱亦深，厥微者熱亦微。厥應下之，而反發汗者，必口傷爛赤。

傷寒，病厥五日，熱亦五日；設六日當復厥，不厥者，自愈。厥終不過五日，以熱五日，故知自愈。

凡厥者，陰陽氣不相順接便爲厥。厥者，手足逆冷者②是也。

傷寒，脉微而厥，至七八日膚冷，其人躁，無暫安時者，此爲藏厥，非蚘厥也；蚘厥者，其人當吐蚘。令病者靜，而復時煩者，此爲藏寒，蚘上入其③膈，故煩，須臾復止；得食而嘔，又煩者，蚘聞食臭出，其人常自吐蚘。蚘厥者，烏梅丸主之。又主久利。方一。

烏梅三百枚　細辛六兩　乾薑十兩　黄連十六兩　當歸四兩　附子六兩，炮，去皮　蜀椒四兩，出汗④　桂枝去皮，六兩

人參六兩　黄蘗六兩

右十味，異擣篩，合治之；以苦酒漬烏梅一宿，去核，蒸之五斗⑤米下，飯熟，擣成泥；和

---

① 前熱者後必厥：本書《卷七・第十五》、《玉函・卷五・第十三》、《千金翼・卷十・第三》作「前厥者後必熱」，義勝。又，上文「厥者」：《注傷寒・卷六・第十二》、《玉函・卷四・第十》作「而厥者」。又，下文「厥應下之」：《玉函・卷五・第十三》作「熱應下之」。

② 者：《注傷寒・卷六・第十二》、《玉函・卷四・第十》無。

③ 其：《注傷寒・卷六・第十二》、《玉函・卷四・第十》無，且「常自吐蚘」作「當自吐蚘」。又，此爲藏厥非蚘厥也；《千金翼・卷十・第三》作「此爲藏寒，蚘上入其膈」。

④ 出汗：《注傷寒・卷六・第十二》作「去汗」，《玉函・卷八・第九十六》作「去子」，《千金翼・卷十・第三》作「汗」。又，烏梅三百枚：《注傷寒》、《玉函》作「烏梅三百箇」。

⑤ 斗：《注傷寒・卷六・第十二》、《玉函・卷八・第九十六》作「升」。

蘗令相得，内臼中，與蜜，杵二千下，丸如梧桐子大。先食飲服十丸，日三服，稍加至二十丸。禁生冷、滑物、臭食等。

傷寒，熱少微厥①，指一作稍頭寒，嘿嘿不欲食，煩躁，數日小便利，色白者，此熱除也；欲得食，其病爲愈。若厥而嘔，胷脅煩滿者，其後必便血。

病者手足厥冷，言我不結胷，小腹滿，按之痛者，此冷結在膀胱、關元也。

傷寒，發熱四日，厥反三日，復熱四日，厥少熱多者，其病當愈。四日至七日②，熱不除者，必便膿血。

傷寒，厥四日，熱反三日，復厥五日，其病爲進。寒多熱少，陽氣退，故爲進也。

傷寒六七日，脉微③，手足厥冷，煩躁，灸厥陰。厥不還者，死。

傷寒發熱，下利厥逆，躁不得臥者，死。

傷寒發熱，下利至甚④，厥不止者，死。

---

① 微厥：《注傷寒・卷六・第十二》、《玉函・卷四・第十》作「厥微」。又，指：《千金翼・卷十・第三》作「稍」。
② 七日：《千金翼・卷十・第三》作「六七日」，且「復熱四日」作「復發熱四日」。又，必便：《注傷寒・卷六・第十二》作「其後必便」，《玉函・卷四・第十》作「必清」。
③ 脉微：《千金翼・卷十・第三》作「其脉數」。
④ 甚：《千金翼・卷十・第三》、《脉經・卷七・第十八》無。

傷寒六七日，不利便①，發熱而利，其人汗出不止者，死。有陰無陽故也。

傷寒五六日，不結胷，腹濡，脉虚，復厥者，不可下。此亡血，下之死②。

發熱③而厥，七日下利者，爲難治。

傷寒脉促，手足厥逆④，可灸之。促，一作縱。

傷寒，脉滑而厥者，裏有熱⑤，白虎湯主之。方二。

知母六兩　石膏一斤，碎，綿裹　甘草二兩，炙　粳米六合

右四味，以水一斗，煑米熟湯成，去滓。溫服一升，日三服⑥。

手足厥寒，脉細欲絶者，當歸四逆湯主之。方三。

當歸三兩　桂枝三兩，去皮　芍藥三兩　細辛三兩　甘草二兩，炙　通草二兩　大棗二十五枚，擘；一法十二枚

---

① 不利便：《玉函·卷四·第十》作「不便利，忽」。又，此條文全句：《脉經·卷七·第十八》作「傷寒厥逆，六七日不利便，發熱而利者，生。其人汗出，利不止者，死；但有陰無陽故也」。

② 此亡血下之死：《注傷寒·卷六·第十二》、《玉函·卷四·第十》作「此爲亡血，下之死」，《玉函·卷五·第十七》、《千金翼·卷十·第三》、《脉經·卷七·第六》、《脉經·卷七·第十八》作「下之亡血，死」，《千金翼·卷十·第四之忌下》作「下之亡血，則死」。

③ 發熱：《玉函·卷四·第十》、《千金翼·卷十·第三》上有「傷寒」二字，義勝。

④ 逆：《注傷寒·卷六·第十二》、《玉函·卷四·第十》、《千金翼·卷十·第三》下有「者」字。

⑤ 裏有熱：《注傷寒·卷六·第十二》、《玉函·卷四·第十》作「裏有熱也」；《千金翼·卷十·第三》作「其表有熱」，且「主之」下有小注曰：「表熱見裏方。」

⑥ 日三服：本書《卷九·第二十》作「半日三服」。又，細辛三兩：《玉函·卷八·第一百九》作「細辛一兩」。桂枝：《千金翼·卷十·第三》作「桂心」。

右七味，以水八升，煑取三升，去滓。溫服一升，日三服。

若其人內有久寒者，宜當歸四逆加吳茱萸生薑湯①。方四。

當歸三兩　芍藥三兩　甘草二兩，炙　通草二兩　桂枝三兩，去皮　細辛三兩　生薑半斤，切

吳茱萸二升②　大棗二十五枚，擘

右九味，以水六升、清酒六升，和③；煑取五升，去滓。溫分五服。一方水、酒各四升。

大汗出，熱不去，內拘急，四肢疼，又④下利，厥逆而惡寒者，四逆湯主之。方五。

甘草二兩，炙　乾薑一兩半　附子一枚，生用，去皮、破八片

右三味，以水三升，煑取一升二合，去滓。分溫再服。若强人可用⑤大附子一枚、乾薑三兩。

---

① 湯：《注傷寒・卷六・第十二》、《玉函・卷四・第十》、《千金翼・卷十・第三》下有「主之」，且《玉函》、《千金翼》上文無「宜」字。

② 二升：《玉函・卷八・第一百十》、《千金翼・卷十・第三》作「二兩」。又，《玉函》甘草、通草用量作「各三兩」。

③ 水六升清酒六升和：《玉函・卷八・第一百十》作「水四升，清酒四升」，《千金翼・卷十・第三》作「水肆升、清酒肆升，和」。又，六升和：此三字臺故宮本殘闕，據中醫圖本補。煑取五升：《玉函》、《千金翼》作「煑取三升」。溫分五服：《玉函》作「溫服一升，日三」，《千金翼》作「分溫肆服」。

④ 又：《千金翼・卷十・第三》作「若」，《脉經・卷七・第三》無。

⑤ 若强人可用：本書《卷二・第五》、《卷三・第六》、《卷五・第八》、《卷六・第十一》、《卷七・第十三》、《卷七・第十六》、《卷八・第十七》、《卷十・第二十二》、《玉函・卷八・第一百四》、《千金翼・卷九・第八》作「强人可」。

大汗①、若大下利，而厥冷者，四逆湯主之。六。用前第五方。

病人手足厥冷，脉乍緊者，邪結在胷中②；心下滿而煩，飢不能食者，病在胷中。當須吐之，宜瓜蔕散③。方七。

瓜蔕　赤小豆④

右二味，各等分，異擣篩，合內臼中，更治之⑤；別以香豉一合，用熱湯七合，煑作稀糜；去滓，取汁和散一錢匕。溫頓服之；不吐者，少少加；得快吐，乃止。諸亡血、虛家，不可與瓜蔕散。

傷寒，厥而心下悸⑥，宜先治水，當服茯苓甘草湯，却治其厥；不爾，水漬入胃，必作利也。茯苓甘草湯，方八。

---

① 大汗：《玉函·卷四·第十》、《千金翼·卷十·第三》作「大汗出」，似更義長。

② 病人……胷中：本書《卷八·第十九》作「病手足逆冷，脉乍結，以客氣在胷中」。又，病人手足厥冷：《玉函·卷五·第十六》、《千金翼·卷十·第三》作「病者手足逆冷」。

③ 當須吐之宜瓜蔕散：本書《卷八·第十九》作「當吐之」，且「飢不能食者」作「欲食不能食者」。

④ 瓜蔕、赤小豆：本書《卷四·第七》、《金匱·卷上·第十》作「瓜蔕一分、熬黃，赤小豆一分」，且《金匱》「一分」下有「煑」字，《玉函·卷八·第六十五》作「瓜蔕熬黃、赤小豆各六銖」，《千金翼·卷九·第六》作「瓜蔕熬、赤小豆各壹分」。均似更義長。

⑤ 各等……治之：本書《卷四·第七》作「各別擣篩，爲散已，合治之，取一錢匕」，且下文無「別」字。又，取汁和散一錢匕：本書《卷四·第七》作「取汁和散」。

⑥ 悸：《注傷寒·卷六·第十二》、《玉函·卷四·第十》下有「者」字。又，水漬入胃必作利也：《千金翼·卷十·第三》作「其水入胃必利，茯苓甘草湯主之」。

茯苓二兩① 甘草一兩，炙 生薑三兩，切 桂枝二兩，去皮

右四味，以水四升，煑取二升，去滓。分溫三服。

傷寒六七日，大下後，寸②脉沉而遲，手足厥逆，下部脉不至，喉咽不利，唾膿血，泄利不止者，爲難治，麻黄升麻湯主之。方九。

麻黄二兩半，去節 升麻一兩一分 當歸一兩一分③ 知母十八銖 黄芩十八銖 萎蕤十八銖。一作：菖蒲 芍藥六銖 天門冬六銖，去心 桂枝六銖，去皮 茯苓六銖 甘草六銖，炙 石膏六銖，碎，綿裹 白朮六銖 乾薑六銖

右十四味，以水一斗，先煑麻黄一兩沸，去上沫；內諸藥，煑取三升，去滓。分溫三服，相去如炊三斗米頃④，令盡。汗出愈。

傷寒四五日，腹中痛，若轉氣下趣少腹者，此欲自利也。

傷寒，本自寒下，醫復吐下⑤之，寒格，更逆吐下。若食入口即吐⑥，乾薑黄芩黄連人參湯

---

① 二兩：《玉函·卷七·第三十九》作「三兩」。又，生薑三兩切：本書《卷八·第十七》作「生薑一兩」。

② 寸：《千金翼·卷十·第三》、《脉經·卷七·第八》無。又，喉咽：《注傷寒·卷六·第十二》、《玉函·卷四·第十》、《千金翼·卷十·第三》作「咽喉」。

③ 升麻一兩一分，當歸一兩一分：本書《卷十·第二十二》、《千金翼·卷十·第三》作「升麻一兩六銖，當歸一兩六銖」，《玉函·卷七·第二十六》作「升麻、當歸各一兩六銖」。又，天門冬：《玉函·卷七·第二十六》、《千金翼·卷十·第三》作「麥門冬」。

④ 相去如炊三斗米頃：《玉函·卷七·第二十六》作「一飯間」，《千金翼·卷九·第三》作「壹炊間」。

⑤ 吐下：《玉函·卷四·第十》、《千金翼·卷十·第三》作「吐」。又，更逆吐下：《玉函·卷六·第十九》、《千金翼》作「更逆吐」；《脉經·卷七·第八》作「更遂吐」，且下有小注曰：「一本作：更逆吐下。」

⑥ 若食入口即吐：《玉函·卷四·第十》、《玉函·卷六·第十九》、《千金翼·卷十·第三》、《脉經·卷七·第八》作「食入即出」。

主之。方十。

乾薑　黄芩　黄連　人參各三兩

右四味，以水六升，煑取二升，去滓。分溫再服。

下利，有微熱而渴，脉弱者，今①自愈。

下利，脉數，有微熱汗出②，今自愈。設復緊，爲未解。一云：設脉浮，復緊。

下利，手足厥冷，無脉者，灸之不溫，若脉不還，反微喘者，死。少陰負趺陽者，爲順也。

下利，寸③脉反浮數，尺中自濇者，必清膿血。

下利清穀，不可攻表④，汗出必脹滿。

下利，脉沉弦者，下重也；脉大者，爲未止；脉微弱數者，爲欲自止，雖發熱，不死。

下利，脉沉而遲，其人面少赤，身有微熱，下利清穀者，必鬱冒，汗出而解，病人必微厥⑤。所以然者，其面戴陽，下虚故也。

---

① 今：《玉函·卷四·第十》、《千金翼·卷十·第三》無。

② 有微熱汗出：《千金翼·卷十·第三》作「若微發熱，汗出者」，《脉經·卷八·第十四》作「若微發熱，汗自出者」。又，今自愈設復緊：《千金翼》、《脉經》作「自愈。設脉復緊」，義勝。

③ 寸：《千金翼·卷十·第三》無。

④ 不可攻表：《玉函·卷四·第十》、《千金翼·卷十·第三》、《脉經·卷七·第一》、《脉經·卷八·第十四》、《金匱·卷中·第十七》作「不可攻其表」。又，《脉經·卷八·第十四》下有「其藏寒者，當下之」。

⑤ 病人必微厥：《千金翼·卷十·第三》、《脉經·卷八·第十四》作「其人微厥」，《金匱·卷中·第十七》作「病人必微熱」。

下利，脉數而渴者①，今自愈。設不差，必清膿血，以有熱故也。

下利後，脉絕，手足厥冷，晬時脉還，手足溫者，生；脉不還者②，死。

傷寒下利，日十餘行，脉反實者，死。

下利清穀，裏寒外熱，汗出而厥者，通脉四逆湯主之。方十一。

甘草二兩，炙　附子大者一枚，生③，去皮、破八片　乾薑三兩；强人可四兩

右三味，以水三升，煑取一升二合，去滓。分溫再服。其脉即出者，愈。

熱利，下重者，白頭翁湯主之。方十二。

白頭翁二兩④　黃蘗三兩　黃連三兩　秦皮三兩

右四味，以水七升，煑取二升，去滓。溫服一升；不愈，更服一升。

下利，腹脹滿，身體疼痛者，先溫其裏，乃攻其表。溫裏宜四逆湯，攻表宜桂枝湯。十三。四逆湯用前第五方。

---

① 脉數而渴者：《玉函·卷四·第十》、《千金翼·卷十·第三》作「脉反數而渴者」；《脉經·卷八·第十四》作「脉數而浮者」，且「浮」字下有小注曰：「一作：渴。」

② 脉不還者：《玉函·卷四·第十》作「不還不溫者」。

③ 生：本書《卷六·第十一》、《玉函·卷八·第一百五》作「生用」，似更義長。

④ 二兩：《玉函·卷八·第九十八》作「三兩」。

桂枝湯方

桂枝三兩，去皮　芍藥三兩　甘草二兩，炙　生薑三兩，切　大棗十二枚，擘

右五味，以水七升，煑取三升，去滓。溫服一升。須臾，啜熱稀粥一升，以助藥力①。

下利，欲飲水者，以有熱故也②，白頭翁湯主之。方十四。用前第十二方。

下利，譫語者，有燥屎也，宜小承氣湯。方十五。

大黃四兩，酒洗　枳實三枚，炙　厚朴二兩，去皮，炙

右三味，以水四升，煑取一升二合，去滓。分二服；初一服，譫語止，若更衣者，停後服；不爾，盡服之③。

下利後更煩，按之心下濡者，爲虛煩也，宜梔子豉湯。方十六。

肥梔子十四箇④，擘　香豉四合，綿裹

---

① 力：本書《卷二・第三》下有『溫覆令一時許，遍身漐漐微似有汗者益佳』，本書《卷三・第六》作『取微汗』，本書《卷九・第二十一》作『取微似汗』。均義勝。

② 以有熱故也：《玉函・卷四・第十》作『爲有熱也』，《千金翼・卷十・第三》作『爲有熱』。

③ 初一……服之：本書《卷五・第八》作『初服湯，當更衣；不爾者，盡飲之；若更衣者，勿服之』，《玉函・卷七十六》大致相同。

④ 箇：本書《卷五・第八》、《卷十・第二十二》、《玉函・卷七・第四十六》、《千金翼・卷九・第八》作『枚』。又，肥梔子：本書《卷三・第六》、《玉函》、《千金翼》作『梔子』。

右二味，以水四升，先煑梔子，取二升半；內豉，更煑取一升半，去滓。分再服；一服得吐①，止後服。

嘔家，有癰膿者，不可治嘔，膿盡自愈。

嘔而脉弱，小便復利，身有微熱，見厥者，難治，四逆湯主之。十七。用前第五方。

乾嘔，吐涎沫，頭痛者②，吳茱萸湯主之。方十八。

吳茱萸一升，湯洗七遍　人參三兩　大棗十二枚，擘　生薑六兩，切

右四味，以水七升，煑取二升③，去滓。溫服七合，日三服。

嘔而發熱者，小柴胡湯主之。方十九。

柴胡八兩　黃芩三兩　人參三兩　甘草三兩，炙　生薑三兩，切　半夏半升，洗　大棗十二枚，擘

右七味，以水一斗二升，煑取六升；去滓，更煎取三升。溫服一升，日三服。

傷寒，大吐、大下之，極虛；復極汗者，其人外氣怫鬱④；復與之水，以發其汗，因得噦。

---

① 分再服一服得吐：本書《卷五·第八》作『分二服，溫進一服；得快吐者』，《玉函·卷七·第四十六》、《千金翼·卷九·第八》與本書《卷五》大致相同。又，取二升半：本書《卷三·第六》、《卷十·第二十二》、《玉函》作『得二升半』。

② 頭痛者：《玉函·卷四·第十》、《千金翼·卷十·第三》作『而復頭痛』。

③ 以水七升煑取二升：《金匱·卷中·第十七》作『以水五升，煑取三升』。

④ 復極……怫鬱：《玉函·卷四·第十》作『復極汗出者，以其人外氣怫鬱』。

所以然者，胃中寒冷故也。

傷寒，噦而腹滿，視①其前後，知何部不利，利之即愈。

世讓堂翻宋板

傷寒論卷第六②

① 視：《玉函・卷四・第十》作『問』。又，利之即愈：《注傷寒・卷六・第十二》、《千金翼・卷十・第三》作『利之則愈』。

② 傷寒論卷第六：臺故宮本此行字殘闕。據全書體例補。

傷寒論卷第七　仲景全書第七

漢・張仲景述　晉・王叔和撰次
宋・林　億校正
明・趙開美校刻
沈　琳仝校

辨霍亂病脉證并治第十三 合六法，方六首

惡寒，脉微而利，利止者，亡血也，四逆加人參湯主之。第一。四味。前有吐利三證。

霍亂，頭痛發熱身疼，熱多飲水者，五苓散主之；寒多不用水者，理中丸主之。第二。五苓散五味，理中丸四味。作加減法附。

吐利止，身痛不休，宜桂枝湯小和之。第三。五味。

吐利汗出，發熱惡寒，四肢拘急，手足厥冷者，四逆湯主之。第四。三味。

吐利，小便利，大汗出，下利清穀，內寒外熱，脉微欲絕，四逆湯主之。第五。用前第四方。

吐已下斷，汗出而厥，四肢不解，脉微絕，通脉四逆加豬膽湯主之。第六。四味。下有不勝穀氣一證。

問曰：『病有霍亂者何？』答曰：『嘔吐而利，此名霍亂。』

問曰：『病發熱頭痛，身疼惡寒，吐利①者，此屬何病？』答曰：『此名霍亂。霍亂自吐下，又利止復更發熱也。』

傷寒，其脉微濇者，本是霍亂，今是傷寒，却四五日，至陰經上，轉入陰，必利②；本嘔，下利者，不可治也。欲似大便，而反失氣，仍不利者，此屬陽明也，便必鞕，十三日愈。所以然者，經盡故也。下利後，當便鞕，鞕則能食者，愈。今反不能食，到後經中，頗能食，復過一經能食，過之一日當愈；不愈者，不屬陽明也。

惡寒脉微一作緩，而復利，利止，亡血也③，四逆加人參湯主之。方一。

甘草二兩，炙　附子一枚，生，去皮，破八片　乾薑一兩半　人參一兩

右四味，以水三升，煑取一升二合，去滓。分溫再服。

---

① 吐利：《玉函·卷四·第十一》作『不復吐利』，《千金翼·卷十·第六》、《脉經·卷八·第四》作『而復吐利』。
② 必利：《玉函·卷四·第十一》、《千金翼·卷十·第六》作『當利』，《脉經·卷八·第四》作『必吐利』。
③ 亡血也：《千金翼·卷十·第六》作『必亡血』。

霍亂，頭痛發熱，身疼痛，熱多欲飲水者，五苓散主之；寒多不用水者，理中丸[①]主之。二。

五苓散方

豬苓去皮[②]　白朮　茯苓各十八銖　桂枝半兩，去皮　澤瀉一兩六銖

右五味，爲散，更治之。白飲和，服方寸匕，日三服。多飲煖水，汗出愈[③]。

理中丸方下有作湯加減法。

人參　乾薑　甘草炙　白朮各三兩

右四味，擣篩[④]，蜜和爲丸，如雞子黄許大。以沸湯數合，和一丸，研碎；溫服之，日三四[⑤]、夜二服；腹中未熱，益至三四丸。然不及湯，湯法：以四物依兩數切，用水八升，煑取三升，去滓。溫服一升，日三服。若臍上築者，腎氣動也，去朮，加桂四兩；吐多者，去朮，加生薑三兩；下多者[⑥]，還用朮；悸者，加茯苓二兩；渴欲得水者，加朮足前成四兩半；腹中痛

① 丸：此字臺故宫本漫漶。據中醫圖本補。《玉函·卷四·第十一》、《千金翼·卷十·第六》作「湯」。
② 去皮：本書《卷四·第七》、《卷十·第二十二》、《千金翼·卷九·第六》作「去黑皮」，當從。
③ 愈：本書《卷三·第六》下有「如法將息」，當從。
④ 擣篩：《注傷寒·卷七·第十三》、《玉函·卷八·第一百二》下有「爲末」。
⑤ 三四：《注傷寒·卷七·第十三》、《玉函·卷八·第一百二》作「三服」，似更義長。
⑥ 下多者：《千金翼·卷十·第六》作「下利多者」。

者，加人參足前成四兩半；寒者，加乾薑足前成四兩半；腹滿者，去朮，加附子一枚。服湯後，如食頃，飲熱粥一升許，微自溫，勿發揭衣被。

吐利止而身痛不休者，當消息和解其外，宜桂枝湯小和之。方三。

桂枝三兩，去皮　芍藥三兩　生薑三兩①　甘草二兩，炙　大棗十二枚，擘

右五味②，以水七升，煑取三升，去滓。溫服一升。

吐利汗出，發熱惡寒，四肢拘急，手足厥冷者，四逆湯主之。方四。

甘草二兩，炙　乾薑一兩半　附子一枚，生③，去皮，破八片

右三味，以水三升，煑取一升二合，去滓。分溫再服。强人可大附子一枚、乾薑三兩。

既吐且利，小便復利，而大汗出，下利清穀，內寒外熱，脉微欲絕者，四逆湯主之。五。用前第四方。

吐已下斷，汗出而厥，四肢拘急不解，脉微欲絕者，通脉四逆加豬膽④湯主之。方六。

---

① 三兩：本書《卷二・第五》、《卷三・第六》、《卷六・第十》、《卷六・第十二》、《卷七・第十六》、《卷八・第十七》、《卷九・第二十一》、《卷十・第二十二》及《玉函・卷七・第一》、《千金翼・卷九・第一》下有「切」字，當從。

② 味：本書《卷二・第五》、《千金翼・卷九・第一》下有「㕮咀三味」，《玉函・卷七・第一》下有「㕮咀三物」。又，煑取：本書《卷二・第五》、《玉函・卷七・第一》、《千金翼・卷九・第一》作「微火煑取」，且下文「一升」下有啜粥、發汗、更服、禁食等方後注。均當從。

③ 生：本書《卷二・第五》、《卷三・第六》、《卷五・第八》、《卷六・第十一》、《卷六・第十二》、《卷八・第十七》、《卷十・第二十二》作「生用」，義勝。

④ 豬膽：《注傷寒・卷七・第十三》、《玉函・卷四・第十一》作「猪膽汁」，義勝。

甘草二兩，炙　乾薑三兩；强人可四兩　附子大者一枚，生，去皮、破八片　豬膽汁半合

右四①味，以水三升，煮取一升二合，去滓；内豬膽汁。分溫再服，其脉即來。無豬膽，以羊膽代之。

吐、利、發汗②，脉平，小煩者，以新虛不勝穀氣故也。

辨陰陽易差後勞復病脉證并治第十四合六法，方六首

傷寒陰易病，身重，少腹裏急，熱上衝胷，頭重不欲舉，眼中生花，燒褌散主之。第一。一味。

大病差後，勞復者，枳實梔子湯主之。第二。三味。下有宿食加大黄法附。

傷寒差以後，更發熱，小柴胡湯主之。第三。七味。

大病差後，從腰以下有水氣者，牡蠣澤瀉散主之。第四。七味。

大病差後，喜唾，久不了了，胷上有寒，當以丸藥溫之，宜理中丸。第五。四味。

傷寒解後，虛羸少氣，氣逆欲吐，竹葉石膏湯主之。第六。七味。下有病新差一證。

---

① 四：《玉函·卷八·第一百八》作「三」，當從。

② 汗：本書《卷十·第二十二》、《脉經·卷七·第八》下有「後」字，當從。

傷寒，陰易①之爲病，其人身體重，少氣，少腹裏急，或引陰中拘攣，熱上衝胷，頭重不欲舉，眼中生花（花，一作眵②），膝脛拘急者，燒褌散主之。方一。

婦人中褌近隱處，取燒作灰。

右一味，水③服方寸匕，日三服。小便即利，陰頭微腫，此爲愈矣。婦人病，取男子褌燒服。

大病差後，勞復者，枳實梔子湯主之。方二。

枳實（三枚，炙）　梔子（十四箇，擘）　豉（一升，綿裹）

右三味，以清漿水④七升，空煑取四升；內枳實、梔子，煑取二升；下豉，更煑五六沸，去滓。溫分再服。覆令微似汗。若有宿食者，內大黄，如博碁子⑤五六枚，服之愈。

傷寒差以後，更發熱⑥，小柴胡湯主之。脉浮者，以汗解之；脉沉實（一作緊）者，以下解之。

---

① 陰易：《注傷寒·卷七·第十二》、《玉函·卷四·第十二》作「陰陽易」，義勝。

② 眵：底本刻作「胗」，形近致誤。今據醫理、文理改。又，下文「膝」字上：《玉函·卷四·第十二》有「眼胞赤」，《千金翼·卷十·第七》有「痂胞赤」。

③ 取燒作灰右一味水：《注傷寒·卷七·第十四》、《玉函·卷八·第一百十一》作「剪燒灰。以水和」。又，此爲愈矣：《注傷寒》、《玉函》作「則愈」。褌燒服：《注傷寒》、《玉函》作「裩當燒灰」。

④ 清漿水：《千金翼·卷十·第七》作「酢漿」。

⑤ 子：《注傷寒·卷七·第十四》、《玉函·卷四·第十二》、《玉函·卷八·第一百二十》、《千金翼·卷十·第七》下有「大」字，當從。上文「內」：《注傷寒》、《玉函·卷四》、《玉函·卷八》作「加」。

⑥ 熱：《注傷寒·卷七·第十四》、《玉函·卷四·第十二》下有「者」字。

方三。

柴胡八兩　人參二兩　黄芩二兩　甘草二兩，炙　生薑二兩①　半夏半升，洗　大棗十二枚，擘

右七味，以水一斗二升，煑取六升；去滓，再煎取三升。温服一升，日三服。

大病差後，從腰以下有水氣者，牡蠣澤瀉散主之。方四。

牡蠣熬　澤瀉　蜀漆煖水洗，去腥　葶藶子熬　商陸根熬　海藻洗，去鹹　栝樓根各等分

右七味，異擣，下篩爲散，更於臼中治之。白飲和，服方寸匕，日三服；小便利，止後服。

大病差後，喜唾，久不了了，胷②上有寒，當以丸藥温之，宜理中丸。方五。

人參　白朮　甘草炙　乾薑各三兩

右四味，擣篩，蜜和爲丸，如雞子黄許大。以沸湯數合，和一丸，研碎；温服之，日三服。

傷寒解後，虚羸少氣，氣逆欲吐③，竹葉石膏湯主之。方六。

竹葉二把　石膏一斤④　半夏半升，洗　麥門冬一升，去心　人參二兩⑤　甘草二兩，炙　粳米半升

---

① 二兩：此處人參、黄芩、甘草、生薑均作二兩，本書《卷三・第六》、《卷四・第七》、《卷五・第八》、《卷五・第九》、《卷六・第十二》、《卷七・第十六》及《玉函・卷七・第三十》、《千金翼・卷九・第四》小柴胡湯中此四味藥均作「三兩」，且除《玉函》，生薑均有脩制法「切」。均當從。

② 久不了了胷：《注傷寒・卷七・第十四》、《玉函・卷四・第十二》作「久不了了者，胃」。

③ 吐：《注傷寒・卷七・第十四》下有「者」字，似更義長。

④ 一斤：《千金翼・卷十・第七》下有「碎」字，當從。

⑤ 二兩：《注傷寒・卷七・第十四》、《玉函・卷八・第一百十四》作「三兩」。

右七味，以水一斗，煑取六升，去滓；內粳米，煑米熟湯成，去米。溫服一升，日三服。

病人①脉已解，而日暮微煩，以病新差，人强與穀，脾胃氣尚弱，不能消穀，故令微煩。損穀則②愈。

辨不可發汗病脉證并治第十五（一法，方本闕）

汗家，不可發汗，發汗必恍惚心亂，小便已，陰疼，宜禹餘粮丸。第一。（方本闕。前後有二十九病證。）

夫以爲疾病至急，倉卒③尋按，要者難得，故重集諸可與不可方治，比之三陰三陽篇中，此易見也。又時有不止是三陽三陰，出在諸可與不可中也。

少陰病，脉細沉數，病爲在裏，不可發汗。

脉浮緊者，法當身疼痛④，宜以汗解之；假令尺中遲者，不可發汗。何以知然？以榮氣不足，血少故也。

---

① 病人：《玉函·卷四·第十二》作「傷寒」。
② 則：《玉函·卷四·第十二》、《千金翼·卷十·第七》作「即」。
③ 卒：《玉函·卷四·第十二》作「猝」。
④ 身疼痛：《玉函·卷二·第三》作「身疼頭痛」。

少陰病，脉微，不可發汗，亡陽故也。

脉濡而弱，弱反在關，濡反在巔；微反在上，濇反在下。微則陽氣不足，濇則無血。陽氣反微，中風汗出，而反躁煩；濇則無血，厥而且寒。陽微發汗，躁不得眠。

動氣在右，不可發汗，發汗則衄而渴，心苦煩，飲即吐水。

動氣在左，不可發汗，發汗則頭眩，汗不止，筋惕肉瞤。

動氣在上，不可發汗，發汗則氣上衝，正在心端①。

動氣在下，不可發汗，發汗則無汗，心中大煩，骨節苦疼，目運惡寒，食則反吐，穀不得前。

咽中閉塞，不可發汗，發汗則吐，血氣微②絶，手足厥冷，欲得蜷臥，不能自溫。

諸脉得數動微弱者，不可發汗，發汗則大便難，腹中乾③一云：小便難，胞中乾，胃燥④而煩。其形相象，根本異源。

脉濡而弱，弱反在關，濡反在巔；弦反在上，微反在下。弦爲陽運，微爲陰寒；上實下虛，意欲得溫。微弦爲虛，不可發汗，發汗則寒慄，不能自還。

---

① 衝正在心端：《玉函·卷五·第十三》作「衝心」。

② 微：《注傷寒·卷七·第十五》作「欲」。

③ 大便難腹中乾：《玉函·卷五·第十三》作「小便反難，胞中反乾」，《脉經·卷七·第一》下有小注曰：「一云：小便難，胞中乾。」

④ 燥：底本刻作「躁」，形近致誤。據《注傷寒·卷七·第十五》、《玉函·卷五·第十三》、《脉經·卷七·第一》改。

欬者則劇，數吐涎沫，咽中必乾，小便不利，心中飢煩，晬時①而發，其形似瘧，有寒無熱，虚而寒慄，欬而發汗，蜷②而苦滿，腹中復堅。

厥，脉緊③，不可發汗，發汗則聲亂，咽嘶舌萎，聲不得前④。

諸逆發汗，病微者難差⑤，劇者言亂，目眩者死一云：讝言目眩，睛亂者死，命將難全。

太陽病，得之八九日，如瘧狀，發熱惡寒，熱多寒少，其人不嘔，清便續⑥自可，一日二三度發⑦，脉微而惡寒者，此陰陽俱虚，不可更發汗⑧也。

太陽病，發熱惡寒，熱多寒少，脉微弱者，無陽也⑨，不可發汗。

咽喉乾燥者，不可發汗。

---

① 時：此字臺故宫本殘闕。據中醫圖本補。
② 汗蜷：此二字臺故宫本殘闕。據中醫圖本補。
③ 脉緊：此二字臺故宫本殘闕。據中醫圖本補。《玉函・卷五・第十三》作「而脉緊」。
④ 聲不得前：《玉函・卷五・第十三》作「其聲不能出」，《脉經・卷七・第一》作「穀不得前」。
⑤ 病微者難差：《玉函・卷五・第十三》、《脉經・卷七・第一》作「微者難愈」。又，目眩：《玉函》、《脉經》作「睛眩」。
⑥ 續：本書《卷二・第五》、《卷十・第二十二》、《千金翼・卷九・第一》作「欲」。
⑦ 發：本書《卷二・第五》、《卷十・第二十二》、《千金翼・卷九・第一》下有「脉微緩者，爲欲愈也」，《玉函・卷二・第三》、《千金翼・卷九・第一》大致相同。
⑧ 汗：本書《卷二・第五》、《卷十・第二十二》、《千金翼・卷九・第一》下有「更下更吐」，《玉函・卷二・第三》、《千金翼・卷九・第一》大致相同。
⑨ 無陽也：本書《卷二・第五》、《玉函・卷二・第三》作「此無陽也」，《玉函・卷五・第十三》、《千金翼・卷九・第一》、《千金翼・卷十・第四之忌發汗》、《脉經・卷七・第一》作「則無陽也」。

亡血，①不可發汗②，發汗則寒慄而振。

衄家，不可發汗，汗出必額上陷脉急緊③，直視不能眴，不得眠。音見上。

汗家，不可發汗④，發汗必恍惚心亂，小便已陰疼，宜⑤禹餘粮丸。一。方本闕。

淋家，不可發汗，發汗必便血。

瘡家，雖身疼痛，不可發汗，汗出則痓。

下利，不可發汗⑥，汗出必脹滿。

欬而小便利，若失小便者，不可發汗，汗出則四肢厥，逆冷。

傷寒，一二日至四五日厥者，必發熱，前厥者後必熱⑦，厥深者熱亦深，厥微者熱亦微。厥

---

① 亡血：本書《卷三・第六》、《玉函・卷五・第十三》、《千金翼・卷十・第四之忌發汗》、《脉經・卷七・第一》作『亡血家』。

② 不可發汗：《玉函・卷五・第十三》、《脉經・卷七・第一》作『不可攻其表』，《千金翼・卷十・第四之忌發汗》作『忌攻其表』，且下文『衄家』、『瘡家』、『失小便者』同。

③ 必額上陷脉急緊：《玉函・卷二・第三》、《脉經・卷八・第十三》作『必額上促急而緊』，《玉函・卷五・第十三》作『則額陷，脉上促急而緊』，《千金翼・卷十・第四之忌發汗》作『必額上促急』。

④ 汗家不可發汗：本書《卷三・第六》、《玉函・卷五・第十三》、《千金翼・卷十・第四之忌發汗》、《脉經・卷七・第一》作『汗家，重』。

⑤ 宜：本書《卷三・第六》作『與』，《玉函・卷五・第十三》、《脉經・卷七・第一》作『可與』。

⑥ 下利不可發汗：本書《卷六・第十二》作『下利清穀，不可攻表』，《玉函・卷五・第十三》、《千金翼・卷十・第三》、《脉經・卷七・第一》作『下利清穀，不可攻其表』。

⑦ 前厥者後必熱：本書《卷六・第十二》、《玉函・卷四・第十》『前熱者後必厥』。又，厥應下之：《玉函・卷五・第十三》作『熱應下之』。

應下之，而反發汗者，必口傷爛赤。

傷寒，脉弦細，頭痛發熱者，屬少陽，少陽不可發汗①。

傷寒頭痛，翕翕發熱，形象中風，常微汗出，自嘔者，下之益煩，心懊憹如飢；發汗則致痓，身强難以伸屈②；熏之則發黃，不得小便，久則發欬唾。

太陽與少陽併病，頭項强痛，或眩冒，時如結胷，心下痞鞕者，不可發汗③。

太陽病，發汗④，因致痓。

少陰病，欬而下利，譫語者，此⑤被火氣刼故也；小便必難，以强責少陰汗也。

少陰病，但厥無汗，而强發之，必動其血，未知從何道出，或從口鼻，或從目⑥出者，是名下厥上竭，爲難治。

---

① 汗：本書《卷五·第九》、《玉函·卷三·第六》、《千金翼·卷九·第九》下有『發汗則譫語』。
② 伸屈：《注傷寒·卷七·第十五》、《玉函·卷五·第十三》、《脉經·卷七·第一》作『屈伸』。又，上文『心』：《注傷寒》作『心中』，當從。
③ 不可發汗：本書《卷四·第七》作『當刺大椎第一間、肺俞、肝俞。慎不可發汗，發汗則譫語，脉弦。五日譫語不止，當刺期門』，《玉函·卷三·第四》、《千金翼·卷九·第六》大致相同。
④ 汗：本書《卷二·第四》、《金匱·卷上·第二》下有『太多』，當從。又，因致痓：《脉經·卷八·第二》下有小注曰：『論云：發其汗太多，因致痓。』
⑤ 此：本書《卷六·第十一》、《玉函·卷四·第九》無。
⑥ 目：《玉函·卷五·第十三》作『耳目』，《脉經·卷七·第一》下有小注曰：『一本作：耳目。』

辨可發汗病脉證并治第十六合四十一法，方一十四首

太陽病，外證未解，脉浮弱，當以汗解，宜桂枝湯。第一。五味。前有四法。

脉浮而數者，可發汗，屬桂枝湯證。第二。用前第一方。一法用麻黃湯。

陽明病，脉遲，汗出多，微惡寒，表未解也，屬桂枝湯證。第三。用前第一方。下有可汗二證。

病人煩熱，汗出解，又如瘧狀，脉浮虛者，當發汗，屬桂枝湯證。第四。用前第一方。

病常自汗出，此榮衛不和也。發汗則愈，屬桂枝湯證。第五。用前第一方。

病人藏無他病，時發熱汗出，此衛氣不和也。先其時發汗則愈，屬桂枝湯證。第六。用前第一方。

脉浮緊，浮爲風，緊爲寒；風傷衛，寒傷榮；榮衛俱病，骨節煩疼，可發汗，宜麻黃湯。第七。四味。

太陽病不解，熱結膀胱，其人如狂，血自下，愈。外未解者，屬桂枝湯證。第八。用前第一方。

太陽病，下之微喘者，表未解，宜桂枝加厚朴杏子湯。第九。七味。

傷寒，脉浮緊，不發汗，因衄者，屬麻黃湯證。第十。用前第七方。

陽明病，脉浮，無汗而喘者，發汗愈，屬麻黄湯證。第十一。用前第七方。

太陰病，脉浮者，可發汗，屬桂枝湯證。第十二。用前第一方。

太陽病，脉浮緊，無汗發熱，身疼痛，八九日表證在，當發汗，屬麻黄湯證。第十三。用前第七方。

脉浮者，病在表，可發汗，屬麻黄湯證。第十四。用前第七方。一法用桂枝湯。

傷寒，不大便六七日，頭痛有熱者，與承氣湯，其小便清者，知不在裏，續在表，屬桂枝湯證。第十五。用前第一方。

下利，腹脹滿，身疼痛者，先溫裏，乃攻表。溫裏宜四逆湯，攻表宜桂枝湯。第十六。四逆湯三①味，桂枝湯用前第一方。

下利後，身疼痛，清便自調者，急當救表，宜桂枝湯。第十七。用前第一方。

太陽病，頭痛發熱，汗出惡風寒者，屬桂枝湯證。第十八。用前第一方。

太陽中風，陽浮陰弱，熱發汗出，惡寒惡風，鼻鳴乾嘔者，屬桂枝湯證。第十九。用前第一方。

太陽病，發熱汗出，此爲榮弱衛强，屬桂枝湯證。第二十。用前第一方。

---

① 三：底本刻作「二」，形近致誤。本書他處、《玉函・卷八・第一百四》、《千金翼・卷九・第八》四逆湯組成均作甘草、乾薑、附子三味藥，故據改。

太陽病，下之，氣上衝者，屬桂枝湯證。第二十一。用前第一方。

太陽病，服桂枝湯反煩者，先刺風池、風府，却與桂枝湯，愈。第二十二。用前第一方。

燒針被寒，針處核起者，必發奔豚氣，與桂枝加桂湯。第二十三。五味。

太陽病，項背强几几，汗出惡風者，宜桂枝加葛根湯。第二十四。七味，注見第二卷中。

太陽病，項背强几几，無汗惡風者，屬葛根湯證。第二十五。用前方。

太陽陽明合病，自利，屬葛根湯證。第二十六。用前方。一云用後第二十八方。

太陽陽明合病，不利，但嘔者，屬葛根加半夏湯。第二十七。八味。

太陽病，桂枝證，反下之，利遂不止，脉促者，表未解也。喘而汗出，屬葛根黄芩黄連湯。第二十八。四味。

太陽病，頭痛發熱，身疼，惡風無汗，屬麻黄湯證。第二十九。用前第七方。

太陽陽明合病，喘而胷滿者，不可下，屬麻黄湯證。第三十。用前第七方。

太陽中風，脉浮緊，發熱惡寒，身疼，不汗而煩躁者，大青龍湯主之。第三十一。七味。下有一病證。

陽明中風，脉弦浮大，短氣腹滿，脅下及心痛，鼻乾，不得汗，嗜卧，身黄，小便難，潮熱，外不解，過十日，脉浮者，與小柴胡湯；脉但浮，無餘證者，與麻黄湯。第三十二。小柴胡湯七味，麻黄湯用前第七方。

太陽病，十日以去，脉浮細，嗜臥者，外鮮也；設胷滿脅痛者，與小柴胡湯；脉但浮，與麻黄湯。第三十三。並用前方。

傷寒，脉浮緩，身不疼但重，乍有輕時，無少陰證，可與大青龍湯發之。第三十四。用前第三十一方。

傷寒，表不鮮，心下有水氣，乾嘔，發熱而欬，或渴，或利，或噎，或小便不利，或喘，小青龍湯主之。第三十五。八味。加減法附。

傷寒，心下有水氣，欬而微喘，發熱不渴，屬小青龍湯證。第三十六。用前方。

傷寒五六日，中風，往來寒熱，胷脅苦滿，不欲飲食，心煩喜嘔者，屬小柴胡湯證。第三十七。用前第三十二方。

傷寒四五日，身熱惡風，頸項强，脅下滿，手足溫而渴，屬小柴胡湯證。第三十八。用前第三十二方。

傷寒六七日，發熱微惡寒，支節煩疼，微嘔，心下支結，外證未去者，柴胡桂枝湯主之。第三十九。九味。

少陰病，得之二三日，麻黄附子甘草湯微發汗。第四十。三味。

脉浮，小便不利，微熱消渴者，與五苓散。第四十一。五味。

大法，春夏宜發汗。

凡發汗，欲令手足俱周，時出似①漐漐然，一時間②許益③佳，不可令如水流漓④。若病不解，當重發汗。汗多者⑤，必亡陽；陽虚，不得重發汗也。

凡服湯發汗，中病便止，不必盡劑也。

凡云可發汗，無湯者，丸散亦可用，要以汗出爲解；然不如湯，隨證良驗。

太陽病，外證未解，脉浮弱者，當以汗解，宜桂枝湯。方一。

桂枝三兩，去皮　芍藥三兩　甘草二兩，炙　生薑三兩，切　大棗十二枚，擘

右五味，以水七升，煮取三升，去滓。温服一升。啜粥。將息如初法。

脉浮而數者，可發汗，屬桂枝湯證⑥。二。用前第一方。一法用麻黄湯。

陽明病，脉遲，汗出多，微惡寒者，表未解也。可發汗，屬桂枝湯證⑦。三。用前第一方。

① 似：《注傷寒·卷七·第十六》作「以」。
② 間：通「間」。
③ 益：《注傷寒·卷七·第十六》作「亦」。
④ 漓：底本刻作「離」，形近致誤。據本書《卷二·第五》、《玉函·卷五·第十四》改。
⑤ 者：《注傷寒·卷七·第十六》、《玉函·卷五·第十四》、《千金翼·卷十·第四之宜發汗》、《脉經·卷七·第二》無。
⑥ 屬桂枝湯證：本書《卷三·第六》、《玉函·卷二·第三》、《千金翼·卷九·第二》作「宜麻黄湯」，《玉函·卷五·第十四》作「宜桂枝湯」。一云：麻黄湯。
⑦ 屬桂枝湯證：本書《卷五·第八》、《玉函·卷三·第五》、《玉函·卷五·第十四》、《千金翼·卷九·第八》作「宜桂枝湯」。

夫病脉浮大，問病者言，但便鞕耳。設利者，爲大逆；鞕爲實，汗出而解。何以故？脉浮，當以汗解。

傷①寒，其脉不弦緊而弱，弱者必渴，被火必譫語。弱者，發熱脉浮，解之，當汗出愈。

病人煩熱，汗出即解；又如瘧狀，日晡所發熱者，屬陽明也②。脉浮虛者，當發汗，屬桂枝湯證。四。用前第一方。

病常自汗出者，此爲榮氣和，榮氣和者，外不諧，以衛氣不共榮氣諧和故爾。以榮行脉中，衛行脉外③，復發其汗，榮衛和則愈，屬桂枝湯證④。五。用前第一方。

病人藏無他病，時發熱，自汗出而不愈者，此衛氣不和也。先其時發汗則愈，屬桂枝湯證。六。用前第一方。

脉⑤浮而緊，浮則爲風，緊則爲寒；風則傷衛，緊則傷榮；榮衛俱病，骨節煩疼。可發其

---

① 傷：本書《卷三・第六》上有「形作」。

② 也：本書《卷五・第八》以下作「脉實者，宜下之；脉浮虛者，宜發汗。下之與大承氣湯，發汗宜桂枝湯」，本書《卷九・第二十一》以下作「脉實者，可下之，宜大柴胡、大承氣湯」。

③ 榮行脉中衛行脉外：《玉函・卷二・第三》、《千金翼・卷九・第一》作「榮行脉中，爲陰主內；衛行脉外，爲陽主外」，但《玉函》「榮」作「營」。

④ 屬桂枝湯證：本書《卷三・第六》、《玉函・卷二・第三》、《千金翼・卷九・第一》作「宜桂枝湯」。下一條處方文字與書證同。

⑤ 脉：本書《卷一・第一》、《玉函・卷二・第二》作「寸口脉」。

汗，宜麻黃湯①。方七。

麻黃三兩，去節　桂枝二兩　甘草一兩，炙　杏仁七十箇，去皮尖

右四味，以水八②升，先煮麻黃，減二升，去上沫；內諸藥，煮取二升半，去滓。溫服八合。溫覆取微似汗，不須啜粥。餘如桂枝將息。

太陽病不觧，熱結膀胱，其人如狂，血自下，下者愈。其外未觧者，尚未可攻，當先觧其外，屬桂枝湯證③。八。用前第一方。

太陽病，下之微喘者，表未觧④也，宜⑤桂枝加厚朴杏子湯。方九。

桂枝三兩，去皮　芍藥三兩　生薑三兩，切　甘草二兩，炙　厚朴二兩，炙，去皮　杏仁五十箇，去皮尖　大棗十二枚，擘

右七味，以水七升，煮取三升，去滓。溫服一升。

---

① 可發其汗宜麻黃湯：本書《卷一・第一》、《玉函・卷二・第二》作「當發其汗也」，本書《卷九・第二十》作「當發其汗，而不可下也」。

② 八：本書《卷三・第六》、《卷五・第八》、《卷八・第十七》及《玉函・卷七・第二十一》、《千金翼・卷九・第二》作「九」，當從。又，溫覆：本書《卷三》、《卷五》、《卷八》、《千金翼》作「覆」。下文「桂枝」：本書《卷三》作「桂枝法」，義勝。

③ 屬桂枝湯證：《玉函・卷五・第十四》、《千金翼・卷九・第一》作「宜桂枝湯」。又，上文「未觧」：本書《卷三・第六》作「不觧」。

④ 觧：本書《卷三・第六》、《卷十・第二十二》、《玉函・卷二・第三》、《玉函・卷五・第十四》下有「故」字，似更義長。

⑤ 宜：本書《卷三・第六》、《玉函・卷二・第三》無，下文「湯」下有「主之」；本書《卷十・第二十二》作「屬」。

傷寒，脉浮緊，不發汗，因致衄者，屬麻黄湯證①。十。用前第七方。

陽明病，脉浮，無汗而喘者，發汗則愈，屬麻黄湯證②。十一。用前第七方。

太陰病，脉浮者，可發汗，屬桂枝湯證③。十二。用前第一方。

太陽病，脉浮緊，無汗發熱，身疼痛，八九日不解，表證仍在，當復發汗。服湯④已微除，其人發煩目瞑，劇者必衄，衄乃解。所以然者，陽氣重故也。屬麻黄湯證⑤。十三。用前第七方。

脉浮者，病在表，可發汗，屬麻黄湯證。十四。用前第七方。一法用桂枝湯。

傷寒，不大便六七日，頭痛有熱者，與⑥承氣湯，其小便清者⑦一云大便青，知不在裏，續在表也，當須發汗。若頭痛者，必衄，屬桂枝湯證⑧。十五。用前第一方。

---

① 屬麻黄湯證：本書《卷三・第六》作「麻黄湯主之」，《玉函・卷二・第三》、《玉函・卷五・第十四》、《千金翼・卷九・第二》作「宜麻黄湯」。

② 屬麻黄湯證：本書《卷五・第八》作「宜麻黄湯」。

③ 屬桂枝湯證：本書《卷六・第十》、《玉函・卷四・第七》作「宜桂枝湯」。

④ 當復發汗服湯：本書《卷三・第六》、《玉函・卷二・第三》、《千金翼・卷九・第二》作「此當發其汗。服藥」。

⑤ 屬麻黄湯證：本書《卷三・第六》、《玉函・卷二・第三》作「麻黄湯主之」，下一條處方文字作「宜麻黄湯」，書證同。又，本條本書《卷八・第十七》、《玉函・卷五・第十四》、《千金翼・卷九・第二》作「宜麻黄湯」。

⑥ 與：《玉函・卷二・第三》作「未可與」，《玉函・卷五・第十四》作「不可與」，似更義長。

⑦ 其小便清者：《千金翼・卷九・第一》、《脉經・卷七・第二》作「其大便反青」，且《脉經》下有小注曰：「一作：小便清者。」

⑧ 續……屬桂枝湯證：本書《卷三・第六》、《卷十・第二十二》、《玉函・卷五・第十四》作「仍……宜桂枝湯」。

下利，腹脹滿，身體疼痛者，先溫其裏，乃攻其表。溫裏宜四逆湯，攻表宜桂枝湯。十六。（用前第一方。）

四逆湯方

甘草（二兩，炙）　乾薑（一兩半）　附子（一枚，生①，去皮，破八片）

右三味，以水三升，煮取一升二合，去滓。分溫再服。强人可大附子一枚、乾薑三兩。

下利後，身疼痛，清便自調者，急當救表，宜桂枝湯發汗。十七。（用前第一方。）

太陽病，頭痛發熱，汗出惡風寒者②，屬桂枝湯證③。十八。（用前第一方。）

太陽中風，陽浮而陰弱，陽浮者熱自發，陰弱者汗自出，嗇嗇惡寒，淅淅惡風，翕翕發熱，鼻鳴乾嘔者，屬桂枝湯證。十九。（用前第一方。）

太陽病，發熱汗出者，此爲榮弱衛强，故使汗出。欲救邪風，屬桂枝湯證④。二十。（用前第一方。）

---

① 生：本書《卷二・第五》、《卷三・第六》、《卷五・第八》、《卷六・第十一》、《卷六・第十二》、《卷八・第十七》、《卷十・第二十二》作『生用』，似更義長。

② 寒者：本書《卷二・第五》、《玉函・卷二・第三》、《千金翼・卷九・第一》無，《脉經・卷七・第二》作『若惡寒』。

③ 屬桂枝湯證：本書《卷二・第五》、《玉函・卷二・第三》、《千金翼・卷九・第一》作『桂枝湯主之』。下一條處方文字與書證同。

④ 屬桂枝湯證：本書《卷二・第五》作『宜桂枝湯』，且上文『風』下有『者』字。

太陽病，下之後，其氣上衝者，屬桂枝湯證①。二十一。用前第一方。

太陽病，初服桂枝湯，反煩不解者，先刺風池、風府，却與桂枝湯則愈。二十二。用前第一方。

燒針令其汗，針處被寒，核起而赤者，必發奔豚。氣從少腹上撞②心者，灸其核上各一壯，與桂枝加桂湯③。方二十三。

桂枝五兩，去皮　甘草二兩，炙　大棗十二枚，擘　芍藥三兩　生薑三兩，切

右五味，以水七升，煮取三升，去滓。溫服一升。本云桂枝湯，今加桂滿五兩。所以加桂者，以能洩奔豚氣也。

太陽病，項背强几几，反汗出惡風者，宜桂枝加葛根湯④。方二十四。

葛根四兩　麻黄三兩，去節　甘草二兩，炙　芍藥三兩⑤　桂枝二兩　生薑三兩　大棗十二枚，擘。

① 屬桂枝湯證：本書《卷二・第五》、《卷十・第二十二》作『可與桂枝湯；若不上衝者，不得與之』，《玉函・卷二・第三》、《千金翼・卷九・第一》大致相同。

② 撞：本書《卷三・第六》、《玉函・卷二・第三》、《玉函・卷六・第二十四》、《千金翼・卷九・第七》作『衝』。

③ 與桂枝加桂湯：本書《卷三・第六》下有『更加桂二兩也』。

④ 宜桂枝加葛根湯：本書《卷二・第五》作『桂枝加葛根湯主之』，《玉函・卷二・第三》作『桂枝湯主之。論云：桂枝加葛根湯主之』，《千金翼・卷九・第一》作『桂枝湯主之。本論云：桂枝加葛根湯』。

⑤ 三兩：本書《卷二・第五》、《注傷寒・卷十・第二十二》、《玉函・卷七・第十七》作『二兩』。又，桂枝二兩：本書《卷二・第五》、《注傷寒・卷十・第二十二》下有『去皮』，當從；《玉函・卷七・第十七》作『桂枝三兩』。生薑三兩：本書《卷二・第五》、《注傷寒・卷十・第二十二》下有『切』字，當從。

右七味，以水一斗，煑麻黄、葛根，減二升，去上沫；内諸藥，煑取三升，去滓。溫服一升。覆取微似汗，不須啜粥助藥力。餘將息依桂枝法。注見第二卷中。

太陽病，項背強几几，無汗惡風者，屬葛根湯證①。二十五。用前第二十四方。

太陽與陽明合病，必自下利，不嘔者②，屬葛根湯證。二十六。用前方。一云用後第二十八方。

太陽與陽明合病，不下利，但嘔者，宜③葛根加半夏湯。方二十七。

葛根四兩　半夏半升，洗　大棗十二枚，擘　桂枝去皮，二兩　芍藥二兩　甘草二兩，炙　麻黄三兩，去節　生薑三兩④

右八味，以水一斗，先煑葛根、麻黄，減二升，去上沫；内諸藥，煑取三升，去滓。溫服一升。覆取微似汗。

太陽病，桂枝證，醫反下之，利遂不止，脉促者，表未解也。喘而汗出者，宜葛根黄芩黄連湯⑤。方二十八。促作縱。

① 屬葛根湯證：本書《卷三・第六》、《玉函・卷二・第三》、《千金翼・卷九・第二》作『葛根湯主之』。下一條處方文字與書證同。又，上文『者』字：本書《卷三・第六》、《千金翼・卷九・第二》、《脉經・卷七・第二》無。

② 不嘔者：本書《卷三・第六》、《玉函・卷二・第三》、《千金翼・卷九・第二》無。又，上文『合病』，本書《卷三》下有『者』字。

③ 宜：本書《卷三・第六》、《玉函・卷二・第三》、《千金翼・卷九・第二》無，下文『湯』下有『主之』。

④ 三兩：本書《卷三・第六》、《玉函・卷七・第十九》作『二兩』。本書《卷三・第六》、《千金翼・卷九・第二》下有『切』字，當從。又，去上沫：本書《卷三・第六》作『去白沫』。

⑤ 宜葛根黄芩黄連湯：本書《卷三・第六》作『葛根黄芩黄連湯主之』，《玉函・卷二・第三》作『葛根黄連黄芩湯主之』。

葛根八兩　黃連三兩　黃芩三兩　甘草二兩，炙

右四味，以水八升，先煮葛根，減二升；內諸藥，煮取二升，去滓。分溫再服。

太陽病，頭痛發熱，身疼腰痛，骨節疼痛，惡風，無汗而喘者，屬麻黃湯證①。二十九。用前第七方。

太陽與陽明合病，喘而胸滿者，不可下，屬麻黃湯證②。三十。用前第七方。

太陽中風，脉浮緊，發熱惡寒，身疼痛，不汗出而煩躁者，大青龍湯主之。若脉微弱，汗出惡風者，不可服之；服之則厥逆，筋惕肉瞤，此爲逆也。大青龍湯，方三十一。

麻黃六兩，去節　桂枝二兩，去皮　杏仁四十枚，去皮尖　甘草二兩，炙　石膏如雞子大，碎③　生薑三兩，切　大棗十二枚，擘

右七味，以水九升，先煮麻黃，減二升，去上沫；內諸藥，煮取三升④。溫服一升。覆取微似汗，汗出多者，溫粉粉之。一服汗者，勿更服⑤；若復服，汗出多者，亡陽，遂⑥一作逆虛，惡風煩躁，不得眠也。

---

① 屬麻黃湯證：本書《卷三・第六》、《玉函・卷二・第三》、《千金翼・卷九・第二》作「麻黃湯主之」。
② 屬麻黃湯證：本書《卷三・第六》、《千金翼・卷九・第二》作「宜麻黃湯」，《玉函・卷二・第三》作「宜麻黃湯主之」。
③ 碎：《玉函・卷七・第二十七》、《千金翼・卷九・第三》下有「綿裹」，且上文「去皮尖」：《千金翼》下有「兩仁者」。均當從。又，十二枚：本書《卷三・第六》、《千金翼》作「十枚」。
④ 升：本書《卷三・第六》、《玉函・卷七・第二十七》、《千金翼・卷九・第三》下有「去滓」，當從。又，下文「覆」：本書《卷三・第六》、《玉函・卷七・第二十七》無。
⑤ 勿更服：本書《卷三・第六》、《玉函・卷七・第二十七》作「停後服」。又，汗出多者：本書《卷三》、《玉函》作「汗多」。
⑥ 遂：《千金翼・卷九・第三》作「逆」。

陽明中風，脉弦浮大，而短氣，腹都滿，脅下及心痛，久按之氣不通，鼻乾，不得汗，嗜臥，一身及目悉黄，小便難，有潮熱，時時噦，耳前後腫，刺之小差，外不解。過①十日，脉續浮者，與小柴胡湯；脉但浮，無餘證者，與麻黄湯用前第七方；不溺②，腹滿加噦者，不治。三十二。

小柴胡湯方

柴胡八兩　黄芩三兩　人參三兩　甘草三兩，炙　生薑三兩，切　半夏半升，洗　大棗十二枚，擘

右七味，以水一斗二升，煑取六升。去滓，再煎取三升。溫服一升，日三服。

太陽病，十日以去，脉浮而細，嗜臥者③，外已解也，設胷滿脅痛者，與小柴胡湯；脉但浮者，與麻黄湯。三十三。並用前方。

傷寒，脉浮緩，身不疼但重，乍有輕時，無少陰證者，可與④大青龍湯發之。三十四。用前第三十一方。

傷寒，表不解，心下有水氣，乾嘔，發熱而欬，或渴，或利，或噎，或小便不利、少腹滿，或喘者，宜小青龍湯⑤。方三十五。

---

① 過：本書《卷五・第八》、《玉函・卷三・第五》、《玉函・卷五・第十四》、《千金翼・卷九・第八》、《脉經・卷七・第二》上有『病』字，義勝。

② 不溺：本書《卷五・第八》作『若不尿』，且『脉但……不治』與上文分别各作一段條文。

③ 脉浮而細嗜臥者：本書《卷三・第六》作『脉浮細而嗜臥者』，《玉函・卷二・第三》、《玉函・卷五・第十四》、《千金翼・卷九・第二》作『其脉浮細，嗜臥』，《脉經・卷七・第二》作『脉浮細，嗜臥』。

④ 可與：本書《卷三・第六》、《脉經・卷七・第二》無。

⑤ 宜小青龍湯：本書《卷三・第六》、《玉函・卷二・第三》、《千金翼・卷九・第三》作『小青龍湯主之』。下一條處方文字與書證同。

麻黃二兩，去節　芍藥二兩　桂枝二兩，去皮　甘草二兩，炙　細辛二兩①　五味子半升　半夏半升，洗　乾薑三兩

右八味，以水一斗，先煮麻黃，減二升，去上沫；內諸藥，煮取三升，去滓。溫服一升。若渴，去半夏，加栝樓根三兩；若微利，去麻黃，加蕘花如一雞子、熬令赤色；若噎②，去麻黃，加附子一枚、炮；若小便不利、少腹滿，去麻黃，加茯苓四兩；若喘，去麻黃，加杏仁半升、去皮尖。且蕘花不治利，麻黃主喘，今此語反之，疑非仲景意。注見第三卷中。

傷寒，心下有水氣，欬而微喘，發熱不渴；服湯已渴者，此寒去欲解也，屬小青龍湯證。三十六。用前方。

中風，往來寒熱，傷寒五六日以後③，胷脅苦滿，嘿嘿不欲飲食，煩心喜嘔，或胷中煩而不嘔，或渴，或腹中痛，或脅下痞鞕，或心下悸、小便不利，或不渴、身有微熱，或欬者，屬小柴胡湯證。三十七。用前第三十二方。

---

① 麻黃二兩……細辛二兩：本書《卷三・第六》、《千金翼・卷九・第三》、《金匱・卷中・第十二》麻黃、芍藥、桂枝、甘草、細辛用量均作『三兩』。

② 若噎：本書《卷三・第六》作『若噎者』，《玉函・卷七・第二十八》、《千金翼・卷九・第三》作『噎者』。又，少腹滿：本書《卷三・第六》、《玉函・卷七・第二十八》作『少腹滿者』。

③ 中風……以後：本書《卷三・第六》、《千金翼・卷九・第四》作『傷寒五六日，中風，往來寒熱』，《玉函・卷二・第三》作『中風五六日，傷寒，往來寒熱』。下文『煩心』作『心煩』；『屬小柴胡湯證』作『小柴胡湯主之』，下一條處方文字同。書證均同上三出處。

傷寒四五日，身熱惡風，頸項强，脅下滿，手足溫而渴者，屬小柴胡湯證。三十八。用前第三十二方。

傷寒六七日，發熱微惡寒，支節煩疼，微嘔，心下支結，外證未去者，柴胡桂枝湯主之。方三十九。

柴胡四兩 黄芩一兩半 人參一兩半 桂枝一兩半，去皮 生薑一兩半，切 半夏二合半，洗 芍藥一兩半

大棗六枚，擘 甘草一兩，炙

右九味，以水六升①，煑取三升，去滓。溫服一升，日三服。本云人參湯，作如桂枝法；加半夏、柴胡、黄芩，如柴胡法。今著人參，作半劑。

少陰病，得之二三日，麻黄附子甘草湯微發汗。以二三日無證，故微發汗也。四十。

麻黄二兩，去根節 甘草二兩，炙 附子一枚，炮，去皮，破八片

右三味，以水七升，先煑麻黄一二沸，去上沫；內諸藥，煑取二升半②，去滓。溫服八合，日三服。

脉浮③，小便不利，微熱消渴者，與五苓散，利小便發汗。四十一。

---

① 六升：本書《卷四・第七》、《玉函・卷七・第三十二》作「七升」。又，如柴胡法今著人參：本書《卷四・第七》、《千金翼・卷九・第四》作「復如柴胡法。今用人參」。

② 二升半：本書《卷六・第十二》作「三升」。又，下文「八合」作「一升」。

③ 脉浮：本書《卷三・第六》、《卷八・第十七》作「若脉浮」。又，與五苓散：本書《卷三》作「五苓散主之」，《卷八》作「屬五苓散」。《卷三》、《卷八》下文均無「利小便發汗」。

豬苓十八銖，去皮①　茯苓十八銖　白朮十八銖　澤瀉一兩六銖　桂枝半兩，去皮

右五味，擣爲散。以白飲和，服方寸匕，日三服。多飲煖水，汗出愈②。

傷寒論卷第七③

世讓堂翻宋板

① 去皮：本書《卷四・第七》、《卷十・第二十二》、《千金翼・卷九・第六》作『去黑皮』，當從。
② 愈：本書《卷三・第六》下有『如法將息』，當從。
③ 傷寒論卷第七：臺故宮本此行字所在半頁殘闕。據全書體例及中醫圖本補。又，同時據中醫圖本補入牌記。

傷寒論卷第八

仲景全書第八

漢・張仲景述　晉・王叔和撰次
宋・林　億校正
明・趙開美校刻
沈　琳仝校

辨發汗後病脉證并治第十七 合二十五法，方二十四首

太陽病，發汗，遂漏不止，惡風，小便難，四肢急，難以屈伸者，屬桂枝加附子湯。第一。六味。前有八病證。

太陽病，服桂枝湯，煩不解，先刺風池、風府，却與桂枝湯。第二。五味。

服桂枝湯，汗出，脉洪大者，與桂枝湯。若形似瘧，一日再發者，屬桂枝二麻黄一湯。第三。七味。

服桂枝湯，汗出後，煩渴不解，脉洪大者，屬白虎加人參湯。第四。五味。

傷寒，脉浮，自汗出，小便數，心煩，惡寒，脚攣急，與桂枝攻表，得之便厥，咽乾，煩躁，吐逆。作甘草乾薑湯，厥愈；更作芍藥甘草湯，其脚即伸。若胃氣不和，與調胃承氣湯；若重發汗，加燒針者，與四逆湯。第五。甘草乾薑湯、芍藥甘草湯並二味，調胃承氣湯、四逆湯並三味。

太陽病，脉浮緊，無汗發熱，身疼，八九日不解，服湯已，發煩必衄，宜麻黄湯。第六。四味。

傷寒，發汗已解，半日復煩，脉浮數者，屬桂枝湯證。第七。用前第二方。

發汗後，身疼，脉沉遲者，屬桂枝加芍藥生薑各一兩人參三兩新加湯。第八。六味。

發汗後，不可行桂枝湯。汗出而喘，無大熱者，可與麻黄杏子甘草石膏湯。第九。四味。

發汗過多，其人叉①手自冒心，心下悸，欲得按者，屬桂枝甘草湯。第十。二味。

發汗後，臍下悸，欲作奔豚，屬茯苓桂枝甘草大棗湯。第十一。四味。甘爛水法附。

發汗後，腹脹滿者，屬厚朴生薑半夏甘草人參湯。第十二。五味。

發汗病不解，反惡寒者，虚也，屬芍藥甘草附子湯。第十三。三味。

發汗後，不惡寒，但熱者，實也。當和胃氣，屬調胃承氣湯證。十四。用前第五方。

---

① 叉：底本刻作『义』，形近致誤。據本書《卷三·第六》、同卷同篇正文對應條文改。

太陽病，發汗後，大汗出，胃中乾，煩躁不得眠。若脉浮，小便不利，渴者，屬五苓散。第十五。五味。

發汗已，脉浮數，煩渴者，屬五苓散證。第十六。用前第十五方。

傷寒，汗出而渴者，宜五苓散；不渴者，屬茯苓甘草湯。第十七。四味。

太陽病，發汗不解，發熱，心悸，頭眩，身瞤動，欲擗一作僻地者，屬真武湯。第十八。五味。

傷寒，汗出解之後，胃中不和，心下痞，乾噫，腹中雷鳴下利者，屬生薑瀉心湯。第十九。八味。

傷寒，汗出不解，心中痞，嘔吐下利者，屬大柴胡湯。第二十。八味。

陽明病，自汗，若發其汗，小便自利，雖鞕，不可攻。須自欲大便，宜蜜煎；若土瓜根、豬膽汁爲導。第二十一。蜜煎一味，豬膽方二味。

太陽病三日，發汗不解，蒸蒸發熱者，屬調胃承氣湯證。第二十二。用前第五方。

大汗出，熱不去，內拘急，四肢疼，又下利，厥逆惡寒者，屬四逆湯證。第二十三。用前第五方。

發汗後不解，腹滿痛者，急下之，宜大承氣湯。第二十四。四味。

發汗多，亡陽讝語者，不可下，與柴胡桂枝湯和其榮衛，後自愈。第二十五。九味。

二陽併病，太陽初得病時發其汗，汗先出不徹，因轉屬陽明，續自微汗出，不惡寒。若太陽病證不罷者，不可下，下之爲逆，如此可小發汗；設面色緣緣正赤者，陽氣怫鬱在表①，當解之、熏之。若發汗不徹②不足言，陽氣怫鬱不得越，當汗不汗，其人煩躁③，不知痛處，乍在腹中，乍在四肢，按之不可得，其人短氣，但坐。以汗出不徹故也，更發汗則愈。何以知汗出不徹？以脉濇，故知也。

未持脉時，病人叉④手自冒心，師因教試令欬，而不即欬者，此必兩耳聾無聞⑤也。所以然者，以重發汗，虚故如此。

發汗後，飲水多必喘，以水灌之亦喘。

發汗後，水藥不得入口爲逆。若更發汗，必吐下不止。

陽明病，本自汗出，醫更重發汗，病已差，尚微煩不了了者，必⑥大便鞕故也；以亡津液，胃中乾燥，故令大便鞕。當問⑦小便日幾行，若本小便日三四行，今日再行，故知大便不久出；

---

① 在表：《玉函・卷二・第三》作「不得越」，《玉函・卷六・第二十二》作「在表不得越」。
② 不徹：《玉函・卷六・第十九》、《脉經・卷七・第三》作「不大徹」。
③ 煩躁：本書《卷三・第六》、《玉函・卷二・第三》、《玉函・卷六・第十九》、《玉函・卷六・第二十二》、《脉經・卷七・第三》作「躁煩」。
④ 叉：底本刻作「乂」，形近致誤。據本書《卷三・第六》改。又，叉手：本書《卷三・第六》作「手叉」，《千金翼・卷十・第五》作「手乂」。參見本書《卷二・第六》同條注文。
⑤ 無聞：《玉函・卷六・第十九》、《千金翼・卷十・第五》、《脉經・卷七・第三》作「無所聞」。
⑥ 必：本書《卷五・第八》作「此必」。
⑦ 問：本書《卷五・第八》、《玉函・卷三・第五》作「問其」。

今爲小便數少，以津液當還入胃中，故知不久必大便也。

發汗多，若重發汗者，亡其陽。讝語，脉短者，死；脉自和者，不死。

傷寒發汗已，身目爲黃。所以然者，以寒濕（一作溫）在裏，不解故也。以爲不可下也，於寒濕中求之。

病人有寒，復發汗，胃中冷，必吐蚘。

太陽病，發汗，遂漏不止，其人惡風，小便難，四肢微急，難以屈伸者，屬桂枝加附子湯①。方一。

桂枝（三兩，去皮）　芍藥（三兩）　甘草（二兩，炙）　生薑（三兩，切）　大棗（十二枚，擘）　附子（一枚，炮②）

右六味，以水七升，煮取三升，去滓。溫服一升。本云桂枝湯，今加附子③。

太陽病，初服桂枝湯，反煩不解者，先刺風池、風府，却與桂枝湯則愈。方二。

桂枝（三兩，去皮）　芍藥（三兩）　生薑（三兩，切）　甘草（二兩，炙）　大棗（十二枚，擘）

右五味，以水七升，煮取三升，去滓。溫服一升。須臾，啜熱稀粥一升，以助藥力④。

---

① 屬桂枝加附子湯：本書《卷二・第五》、《玉函・卷二・第三》、《千金翼・卷九・第一》作『桂枝加附子湯主之』。
② 炮：本書《卷二・第五》、《玉函・卷七・第六》下有『去皮、破八片』，當從。
③ 附子：本書《卷二・第五》下有『將息如前法』，當從。
④ 力：本書《卷二・第三》下有『溫覆令一時許，遍身漐漐微似有汗者益佳』，本書《卷三・第六》作『取微汗』，本書《卷九・第二十二》作『取微似汗』。均義勝。

服桂枝湯，大汗出，脉洪大者，與桂枝湯如前法。若形似瘧，一日再發者，汗出必①解，屬②桂枝二麻黄一湯。方三。

桂枝一兩十七銖③　芍藥一兩六銖　麻黄十六銖，去節　生薑一兩六銖　杏仁十六箇，去皮尖　甘草一兩二銖，炙　大棗五枚，擘

右七味，以水五升，先煑麻黄一二沸，去上沫；內諸藥，煑取二升，去滓。溫服一升，日再服。本云桂枝湯二分、麻黄湯一分，合爲二升，分再服；今合爲一方④。

服桂枝湯，大汗出後，大煩渴不解，脉洪大者，屬白虎加人參湯⑤。方四。

知母六兩　石膏一斤，碎，綿裹　甘草二兩，炙　粳米六合　人參二兩⑥

右五味，以水一斗，煑米熟湯成，去滓。溫服一升，日三服。

傷寒，脉浮，自汗出，小便數，心煩，微惡寒，脚攣急，反與桂枝⑦欲攻其表，此誤也。得之便厥，咽中乾，煩躁，吐逆者，作甘草乾薑湯與之，以復其陽。若厥愈足溫者，更作芍藥甘草湯與

---

① 必：《玉函・卷二・第三》、《玉函・卷六・第十九》、《脉經・卷七・第三》作「便」。
② 屬：本書《卷二・第五》、《玉函・卷二・第三》作「宜」，《玉函・卷六・第十九》作「與」。
③ 銖：本書《卷二・第五》下有「去皮」，且生薑用量下有「切」字。又，去皮尖：《千金翼・卷九・第一》下有「兩仁者」。均當從。
④ 方：本書《卷二・第五》下有「將息如前法」，當從。
⑤ 屬白虎加人參湯：本書《卷二・第五》、《玉函・卷二・第三》作「白虎加人參湯主之」。
⑥ 二兩：本書《卷二・第五》、《卷五・第八》、《卷十・第二十二》、《玉函・卷八・第六十七》、《千金翼・卷九・第七》、《金匱・卷上・第二》作「三兩」，當從。
⑦ 桂枝：《玉函・卷二・第三》、《玉函・卷六・第十九》作「桂枝湯」，似更義長。

之，其脚即伸；若胃氣不和，讝語者，少與調胃承氣湯；若重發汗，復加燒針者，與四逆湯①。五。

甘草乾薑湯方

甘草四兩，炙　乾薑二兩

右二味，以水三升，煮取一升五合，去滓。分溫再服。

芍藥甘草湯方

白芍藥②四兩　甘草四兩，炙

右二味，以水三升，煮取一升五合，去滓。分溫再服。

調胃承氣湯方

大黃四兩，去皮，清酒洗　甘草二兩，炙　芒消半升

右三味，以水三升，煮取一升③，去滓；內芒消，更上微火，煮令沸。少少溫服之。

① 與四逆湯：本書《卷二·第五》、《玉函·卷二·第三》、《千金翼·卷十·第五》作『四逆湯主之』，《脉經·卷七·第三》作『屬四逆湯』。

② 白芍藥：《玉函·卷七·第四十二》、《千金翼·卷十·第五》作『芍藥』。

③ 煮取一升：本書《卷五·第八》作『煮二物至一升』，當從。又，更上微火煮令沸：本書《卷五》作『更上微火一二沸』，本書《卷二·第五》、《卷九·第二十一》、《玉函·卷八·第七十七》作『更上火，微煮令沸』。

四逆湯方

甘草二兩，炙　乾薑一兩半　附子一枚，生用，去皮、破八片

右三味，以水三升，煑取一升二合，去滓。分溫再服。强人可大附子一枚、乾薑三兩。

太陽病，脉浮緊，無汗發熱，身疼痛，八九日不解，表證仍在，此當復發汗①。服湯已微除，其人發煩目瞑，劇者必衄，衄乃解。所以然者，陽氣重故也。宜麻黄湯②。方六。

麻黄三兩，去節　桂枝二兩，去皮　甘草一兩，炙　杏仁七十箇，去皮尖③

右四味，以水九升，先煑麻黄，減二升，去上沫；內諸藥，煑取二升半，去滓。溫服八合。覆取微似汗，不須啜粥④。

傷寒，發汗已解，半日許復煩，脉浮數者，可更發汗，屬桂枝湯證⑤。七。用前第二方。

---

① 此當復發汗：本書《卷三·第六》、《玉函·卷二·第三》、《玉函·卷五·第十四》、《千金翼·卷九·第二》、《脉經·卷七·第二》作『此當發其汗』，本書《卷七·第十六》作『當復發汗』。又，服湯：本書《卷三·第六》、《玉函·卷二·第三》、《千金翼·卷九·第二》作『服藥』，《玉函·卷五·第十四》作『服湯藥』。

② 宜麻黄湯：本書《卷三·第六》、《玉函·卷二·第三》作『麻黄湯主之』，本書《卷七·第十六》、《脉經·卷七·第二》作『屬麻黄湯證』。

③ 去皮尖：《千金翼·卷九·第二》下有『兩仁者』，當從。

④ 粥：本書《卷三·第六》下有『餘如桂枝法將息』，本書《卷七·第十六》下有『餘如桂枝將息』，《玉函·卷七·第二十一》、《千金翼·卷九·第二》下有『餘如桂枝法』。均義勝。

⑤ 屬桂枝湯證：本書《卷三·第六》、《玉函·卷二·第三》、《玉函·卷六·第十九》作『宜桂枝湯』，《千金翼·卷九·第一》作『宜服桂枝湯』。

發汗後，身疼痛，脉沉遲者，屬①桂枝加芍藥生薑各一兩人參三兩新加湯。方八。

桂枝三兩，去皮　芍藥四兩　生薑四兩②　甘草二兩，炙　人參三兩　大棗十二枚，擘

右六味，以水一斗二升，煮取三升，去滓。温服一升。本云桂枝湯，今加芍藥、生薑、人參。

發汗後③，不可更行桂枝湯。汗出而喘，無大熱者，可與麻黄杏子甘草石膏湯。方九。

麻黄四兩，去節　杏仁五十箇，去皮尖　甘草二兩，炙　石膏半斤，碎④

右四味，以水七升，先煮麻黄，減二升⑤，去上沫；内諸藥，煮取二升，去滓。温服一升。本云黄耳杯。

發汗過多，其人叉手自冒心，心下悸，欲得按者，屬⑥桂枝甘草湯。方十。

桂枝二兩，去皮　甘草二兩，炙

右二味，以水三升，煮取一升，去滓。頓服。

發汗後，其人臍下悸者，欲作奔豚，屬茯苓桂枝甘草大棗湯。方十一。

---

① 屬：本書《卷三·第六》無，下文『湯』下有『主之』。
② 四兩：《千金翼·卷十·第五》下有『切』字，當從。
③ 發汗後：本書《卷四·第七》、《卷十·第二十二》作『下後』。又，杏子：本書《卷三·第六》作『杏仁』。
④ 碎：本書《卷三·第六》、《卷四·第七》、《注傷寒·卷三·第六》、《玉函·卷七·第二十二》下有『綿裹』，當從。又，甘草二兩：《玉函》作『甘草一兩』。
⑤ 減二升：《千金翼·卷十·第五》作『壹貳沸』，且下文『二升』作『叁升』。
⑥ 屬：本書《卷三·第六》無，下文『湯』下有『主之』。下接連三條處方文字與書證均同。

茯苓半斤　桂枝四兩，去皮　甘草一兩①，炙　大棗十五枚，擘

右四味，以甘爛水一斗，先煑茯苓，減二升；內諸藥，煑取三升，去滓。溫服一升，日三服。

作甘爛水法，取水二斗，置大盆內，以杓揚之，水上有珠子五六千顆相逐，取用之。

發汗後，腹脹滿者，屬厚朴生薑半夏甘草人參湯。方十二。

厚朴半斤，炙②　生薑半斤　半夏半升，洗　甘草二兩，炙　人參一兩

右五味，以水一斗，煑取三升，去滓。溫服一升，日三服。

發汗病不解，反惡寒者，虛故也，屬芍藥甘草附子湯。方十三。

芍藥三兩　甘草三兩　附子一枚，炮，去皮，破六片

右三味，以水三升，煑取一升二合③，去滓。分溫三服。疑非仲景方。

發汗後，惡寒者，虛故也；不惡寒，但熱者，實也。當和胃氣，屬調胃承氣湯證④。十四。

---

① 一兩：本書《卷三・第六》、《注傷寒・卷三・第六》、《玉函・卷七・第三十七》、《金匱・卷上・第八》作「二兩」，當從。

② 炙：本書《卷三・第六》下有「去皮」。又，生薑半斤：本書《卷三》、《千金翼・卷十・第五》下有「切」字。均當從。

③ 以水……二合：本書《卷三・第六》作「五升，煑取一升五合」，《玉函・卷八・第七十一》作「三升，煑取一升三合」。

④ 屬調胃承氣湯證：本書《卷三・第六》作「與調胃承氣湯」，《玉函・卷二・第三》、《千金翼・卷九・第五》、《千金翼・卷十・第五》、《脉經・卷七・第三》作「宜小承氣湯」，《玉函・卷六・第十九》作「屬小承氣湯」。

用前第五方。一法用①小承氣湯。

太陽病，發汗後，大汗出，胃中乾，煩躁不得眠，欲得飲水者，少少與飲之，令胃氣和則愈。若脉浮，小便不利，微熱，消渴者，屬五苓散②。方十五。

豬苓十八銖，去皮③　澤瀉一兩六銖　白朮十八銖　茯苓十八銖　桂枝半兩，去皮

右五味，擣爲散。以白飲和，服方寸匕，日三服。多飲煖水，汗出愈④。

發汗已，脉浮數，煩渴者，屬五苓散證⑤。十六。用前第十五方。

傷寒，汗出而渴者，宜五苓散；不渴者，屬茯苓甘草湯⑥。方十七。

茯苓二兩　桂枝二兩　甘草一兩，炙　生薑一兩⑦

右四味，以水四升，煮取二升，去滓。分溫三服。

---

① 一法用：本書《卷三・第六》作『《玉函》云：與』。

② 屬五苓散：本書《卷三・第六》作『五苓散主之』，《玉函・卷二・第三》作『與五苓散主之』，本書《卷七・第十六》、《脉經・卷七・第二》作『與五苓散，利小便發汗』。

③ 去皮：本書《卷四・第七》、《卷十・第二十二》、《千金翼・卷九・第六》作『去黑皮』，當從。

④ 愈：本書《卷三・第六》下有『如法將息』，當從。

⑤ 屬五苓散證：本書《卷三・第六》、《玉函・卷二・第三》作『五苓散主之』。

⑥ 宜五苓散……屬茯苓甘草湯：本書《卷三・第六》、《玉函・卷二・第三》作『五苓散主之……茯苓甘草湯主之』。

⑦ 一兩：本書《卷三・第六》、《卷六・第十二》作『三兩，切』，當從；《玉函・卷七・第三十九》、《千金翼・卷十・第三》作『三兩』。又，桂枝二兩：本書《卷三》、《卷六》下有『去皮』炮制，當從。茯苓二兩：《玉函》作『茯苓三兩』。

太陽病，發汗，汗出不解，其人仍發熱，心下悸，頭眩，身瞤動，振振欲擗（一作僻）地者，屬真武湯①。方十八。

茯苓三兩　芍藥三兩　生薑三兩，切　附子一枚，炮，去皮，破八片　白朮二兩

右五味，以水八升，煮取三升，去滓。溫服七合，日三服。

傷寒，汗出解之後，胃中不和，心下痞鞕，乾噫食臭，脅下有水氣，腹中雷鳴，下利者，屬②生薑瀉心湯。方十九。

生薑四兩　甘草三兩，炙　人參三兩　乾薑一兩　黃芩三兩　半夏半升，洗　黃連一兩　大棗十二枚，擘

右八味，以水一斗，煮取六升；去滓，再煎取三升。溫服一升，日三服。生薑瀉心湯，本云理中人參黃芩湯，去桂枝、朮，加黃連，并瀉肝法。

傷寒發熱，汗出不解，心中痞鞕，嘔吐而下利者，屬大柴胡湯③。方二十。

柴胡半斤　枳實四枚，炙　生薑五兩④　黃芩三兩　芍藥三兩　半夏半升，洗　大棗十二枚，擘

---

① 屬真武湯：本書《卷三・第六》、《玉函・卷二・第三》作「真武湯主之」，《千金翼・卷十・第五》作「玄武湯主之」。

② 屬：本書《卷四・第七》無，下文「湯」下有「主之」。

③ 屬大柴胡湯：本書《卷四・第七》、《玉函・卷三・第四》、《千金翼・卷九・第四》作「大柴胡湯主之」，本書《卷九・第二十一》、《玉函・卷五・第十八》作「屬大柴胡湯」。又，心中：《玉函・卷三・第四》作「心下」。

④ 五兩：本書《卷三・第六》、《卷四・第七》、《千金翼・卷九・第四》下有「切」字，當從；但《玉函・卷七・第三十四》作「三兩」，且方中有「大黃二兩」。

右七味，以水一斗二升，煑取六升；去滓，再煎取三升。溫服一升，日三服。一方：加大黄二兩。若不加，恐不名大柴胡湯。

陽明病，自汗出，若發汗，小便自利者，此爲津液内竭，雖鞕，不可攻之。須①自欲大便，宜蜜煎導而通之；若土瓜根及大豬膽汁，皆可爲導。二十一。

蜜煎方

食蜜七合

右一味，於銅器内，微火煎，當須凝如飴狀，攪之勿令焦著；欲可丸，併手捻作挺，令頭鋭，大如指許，長二寸②；當熱時急作，冷則鞕。以内穀道中，以手急抱，欲大便時乃去之。疑非仲景意。已試甚良。

又：大豬膽一枚，瀉汁，和少許法醋，以灌穀道内。如一食頃，當大便，出宿食惡物。甚效。

太陽病三日，發汗不觧，蒸蒸發熱者，屬胃也，屬調胃承氣湯證③。二十二。用前第五方。

① 須：本書《卷五・第八》、《玉函・卷三・第五》、《玉函・卷五・第十七》、《玉函・卷六・第十九》、《千金翼・卷九・第八》、《脉經・卷七・第六》上有『當』字，當從。又，須：等待。
② 大如指許長二寸：本書《卷五・第八》、《卷九・第二十》作『大如指，長二寸許』。
③ 屬調胃承氣湯證：本書《卷五・第八》、《玉函・卷三・第五》、《千金翼・卷九・第五》作『調胃承氣湯主之』。

大汗出，熱不去，内拘急，四肢疼，又下利，厥逆而惡寒者，屬四逆湯證①。二十三。用前第五方。

發汗後不解②，腹滿痛者，急下之，宜大承氣湯。方二十四。

大黄四兩，酒洗　厚朴③半斤，炙　枳實五枚，炙　芒消三合

右四味，以水一斗，先煑二物，取五升④；内大黄，更煑取二升，去滓；内芒消，更一二沸。分再服；得利者，止後服。

發汗多，亡陽，讝語⑤者，不可下，與柴胡桂枝湯，和其榮衛，以通津液，後自愈。方二十五。

柴胡四兩　桂枝一兩半，去皮　黄芩一兩半　芍藥一兩半　生薑⑥一兩半　大棗六箇，擘　人參一兩半　半夏二合半，洗　甘草一兩，炙

右九味，以水六升，煑取三升，去滓。溫服一升，日三服。

---

① 屬四逆湯證：本書《卷六·第十二》、《玉函·卷四·第十》、《千金翼·卷十·第三》作「四逆湯主之」。
② 發汗後不解：本書《卷五·第八》、《玉函·卷三·第五》、《玉函·卷六·第十九》、《千金翼·卷九·第八》作「發汗不解」。
③ 厚朴：本書《卷五·第八》、《卷六·第十一》、《卷九·第二十一》、《玉函·卷八·第七十五》用量或「炙」下有「去皮」炮制，當從。
④ 升：本書《卷五·第八》、《卷六·第十一》、《玉函·卷八·第七十五》下有「去滓」，當從。又，更一二沸：本書《卷五》、《卷九·第二十一》、《玉函》作「更上微火一兩沸」，本書《卷六》作「更上火，令一兩沸」。
⑤ 讝語：《玉函·卷六·第十九》、《千金翼·卷九·第四》作「狂語」。
⑥ 生薑：本書《卷四·第七》用量下有炮制法「切」，《千金翼·卷九·第四》下有「切」字，當從。

辨不可吐第十八合四證

太陽病，當惡寒發熱；今自汗出，反不惡寒發熱，關上脉細數者，以醫吐之過也。若得病一二日吐之者，腹中飢，口不能食；三四日吐之者，不喜糜粥，欲食冷食，朝食暮吐。以醫吐之所致也，此爲小逆。

太陽病，吐之，但太陽病當惡寒；今反不惡寒，不欲近衣者，此爲吐之，内煩也。

少陰病，飲食入口則吐，心中溫溫[①]欲吐，復不能吐，始得之手足寒，脉弦遲者，此胷中實，不可下也[②]。若膈上有寒飲，乾嘔者，不可吐也，當溫之。

諸四逆厥者，不可吐[③]之。虛家亦然。

---

① 溫溫：《玉函·卷四·第八》、《卷五·第十五》、《卷五·第十六》、《卷五·第十七》、《卷六·第二十》作「嗢嗢」，似更義長。又，心中：《玉函·卷四》作「心下」。

② 也：本書《卷六·第十一》、《玉函·卷四·第八》下有「當吐之」，《千金翼·卷十·第二》下有「當遂吐之」。又，當溫之：本書《卷六·第十一》、《玉函·卷四·第八》、《玉函·卷六·第二十》、《千金翼·卷十·第二》、《脉經·卷七·第九》下有「宜四逆湯」。

③ 吐：本書《卷六·第十二》、《卷九·第二十》作「下」。

辨可吐第十九合二法，五證

大法，春宜吐。

凡用吐湯①，中病便②止，不必盡劑也。

病如桂枝證，頭不痛，項不强，寸脉微浮，胷中痞鞕，氣上撞③咽喉，不得息者，此爲有寒④，當吐之。一云：此以内有久痰，宜吐之。

病胷上諸實一作寒，胷中鬱鬱而痛，不能食，欲使人按之，而反有涎唾⑤，下利日十餘行，其脉反遲，寸口脉微滑，此可吐之。吐之，利則止。

少陰病，飲食入口則吐，心中温温⑥欲吐，復不能吐者，宜吐之⑦。

① 凡用吐湯：《玉函·卷五·第十六》、《脉經·卷七·第五》作『凡服湯吐』，《千金翼·卷十·第四之宜吐》作『凡服吐湯』。
② 便：《注傷寒·卷八·第十九》作『即』。
③ 撞：本書《卷四·第七》、《玉函·卷三·第四》、《千金翼·卷九·第六》作『衝』。
④ 有寒：本書《卷四·第七》、《玉函·卷三·第四》作『胸有寒也』，《玉函·卷五·第十六》、《千金翼·卷九·第六》、《脉經·卷七·第五》作『胸有寒』，當從。又，當吐之：本書《卷四》、《玉函·卷三》、《千金翼》下有『宜瓜蔕散』。
⑤ 涎唾：《脉經·卷七·第六》作『濁唾』。
⑥ 温温：《玉函·卷四·第八》、《卷五·第十五》、《卷五·第十六》、《卷五·第十七》、《卷六·第二十》作『嗢嗢』，似更義長。
⑦ 宜吐之：《玉函·卷五·第十六》、《脉經·卷七·第五》作『當遂吐之』。

宿食在上管①者，當吐之。
病手足逆冷②，脉乍結，以客氣③在胷中，心下滿而煩，欲食④不能食者，病在胷中，當吐之。

傷寒論⑤卷第八

①管：《注傷寒·卷八·第十九》、《玉函·卷五·第十六》、《脉經·卷七·第五》作『脘』。
②病手足逆冷：本書《卷六·第十二》、《注傷寒·卷八·第十九》作『病人手足厥冷』，《玉函·卷四·第十》、《千金翼·卷十·第四之宜吐》、《脉經·卷七·第五》作『病者手足厥冷』。
③脉乍結以客氣：本書《卷六·第十二》、《玉函·卷四·第十》、《千金翼·卷十·第三》作『脉乍緊者，邪結』，《玉函·卷五·第十六》、《千金翼·第十·第四之宜吐》、《脉經·卷七·第五》同，但無『者』字。
④欲食：本書《卷六·第十二》、《玉函·卷四·第十》、《玉函·卷五·第十六》、《千金翼·卷十·第三》、《千金翼·卷十·第四之宜吐》、《脉經·卷七·第五》作『飢』。又，當吐之：本書《卷六》作『當須吐之』，且本書《卷六》、《玉函·卷四》、《千金翼·卷十·第三》下有『宜瓜蔕散』。
⑤傷寒論：臺故宮本此三字殘闕。據全書體例及中醫圖本補。

傷寒論卷第九

仲景全書第九

漢・張仲景述
晉・王叔和撰次
宋・林　億校正
明・趙開美校刻
沈　琳仝校

辨不可下病脉證并治第二十 合四法，方六首

陽明病，潮熱，大便微鞕，與大承氣湯。若不大便六七日，恐有燥屎，與小承氣湯和之。第一。大承氣四味，小承氣三味。前有四十病證。

傷寒，中風，反下之，心下痞；醫復下之，痞益甚，屬甘草瀉心湯。第二。六味。

下利，脉大者，虚也，以强下之也；設脉浮革，腸鳴者，屬當歸四逆湯。第三。七味。下有陽明病二證。

陽明病，汗自出，若發汗，小便利，津液内竭，雖鞕，不可攻。須自大便，宜蜜煎；若土瓜根、豬膽汁導之。第四。蜜煎一味，豬膽汁二味。

脉濡而弱，弱反在關，濡反在巔；微反在上，濇反在下。微則陽氣不足，濇則無血。陽氣反微，中風汗出，而反躁煩；濇則無血，厥而且寒。陽微則[①]不可下，下之則心下痞鞕。

動氣在右，不可下，下之則津液内竭，咽燥鼻乾，頭眩心悸也。

動氣在左，不可下，下之則腹内拘急，食不下，動氣更劇，雖有身熱，卧則欲踡。

動氣在上，不可下，下之則掌握熱煩，身上浮冷，熱汗自泄，欲得水自灌。

動氣在下，不可下，下之則腹脹滿，卒起頭眩，食則下清穀，心下痞也。

咽中閉塞，不可下，下之則上輕下重，水漿不下，卧則欲踡，身急痛，下利日數十行。

諸外實者，不可下，下之則發微熱，亡脉，厥者，當齊握熱。

諸虛者，不可下，下之則大渴。求水者，易愈；惡水者，劇。

脉濡而弱，弱反在關，濡反在巔；弦反在上，微反在下。弦爲陽運，微爲陰寒；上實下虛，意欲得溫。微弦爲虛，虛者不可下也；微則爲欬，欬則吐涎。下之則欬止，而利因不休；利不休，則胷中如蟲齧，粥入則出，小便不利，兩脅拘急，喘息爲難，頸背相引，臂則不仁，極寒反汗出，身冷若冰，眼睛不慧，語言不休；而穀氣多入，此爲除中（亦云消中），口雖欲言，舌不得前。

脉濡而弱，弱反在關，濡反在巔；浮反在上，數反在下。浮爲陽虛，數爲無血。浮爲虛，

---

① 則：《注傷寒·卷九·第二十》、《玉函·卷五·第十七》、《脉經·卷七·第六》無，當從。又，陽微……痞鞕：本書《卷七·第十五》作『陽微發汗，躁不得眠』。

數生熱①。浮爲虚，自汗出而惡寒；數爲痛，振而寒慄。微弱在關，胷下爲急，喘汗而不得呼吸，呼吸之中，痛在於脅，振寒相搏②，形如瘧狀。醫反下之，故令脉數③發熱，狂走見鬼，心下爲痞，小便淋漓④，少腹甚鞕，小便則尿血也。

脉濡而緊，濡則衛氣微，緊則榮中寒。陽微衛中風，發熱而惡寒；榮緊胃氣冷，微嘔心内煩。醫謂有大熱，解肌而發汗，亡陽虚煩躁，心下苦痞堅；表裏俱虚竭，卒起而頭眩；客熱在皮膚，悵快不得眠；不知胃氣冷，緊寒在關元。技巧無所施，汲水灌其身，客熱應時罷，慄慄而振寒。重被而覆之，汗出而冒巔，體惕而又振，小便爲微難。寒氣因水發，清穀不容閒⑤，嘔變反腸出，顛倒不得安，手足爲微逆，身冷而内煩。遲欲從後救，安可復追還？

脉浮而大，浮爲氣實，大爲血虚。血虚爲無陰，孤陽獨下陰部者，小便當赤而難，胞中當虚，今反小便利而大汗出；法應衛家當微，今反更實。津液四射，榮竭血盡，乾煩而不眠⑥，血薄肉消，而成暴一云黑液。醫復以毒藥攻其胃，此爲重虚，客陽去有期，必下如汙泥而死。

---

① 浮爲虚數生熱：《注傷寒·卷九·第二十》作「浮爲虚，數爲熱」。《玉函·卷五·第十七》、《脉經·卷七·第六》作「浮則爲虚，數則生熱」。下文「胷下爲急」：《玉函》作「心下爲急」。
② 搏：底本刻作「摶」，爲「搏」之俗體字。
③ 故令脉數：《玉函·卷五·第十七》、《脉經·卷七·第六》作「令脉數急」。
④ 淋漓：《注傷寒·卷九·第二十》、《脉經·卷七·第六》作「淋瀝」。又，少腹：《注傷寒》、《玉函·卷五·第十七》作「小腹」。
⑤ 閒：通「間」。《玉函·卷五·第十七》、《脉經·卷七·第六》作「間」。又，上文「衛氣微」：《玉函》、《脉經》作「陽氣微」。
⑥ 而不眠：《注傷寒·卷九·第二十》作「而不得眠」，《玉函·卷五·第十七》作「不得眠」。均似更義長。又，下文「汙泥」：《注傷寒》、《玉函》作「污泥」。

脉①浮而緊，浮則爲風，緊則爲寒；風則傷衛，寒則傷榮；榮衛俱病，骨節煩疼。當發其汗，而不可下也②。

趺陽脉遲而緩，胃氣如經也。趺陽脉浮而數，浮則傷胃，數則動脾，此非本病，醫特下之所爲也。榮衛內陷，其數先微，脉反但浮，其人必大便鞕，氣噫而除。何以言之？本以③數脉動脾，其數先微，故知脾氣不治，大便鞕，氣噫而除；今脉反浮，其數改微，邪氣獨留，心中則飢，邪熱不殺穀，潮熱發渴。數脉當遲緩，脉因前後度數如法，病者則飢；數脉不時，則生惡瘡也。

脉數者，久數不止，止則邪結，正氣④不能復，正氣却結于藏，故邪氣浮之，與皮毛相得。脉數者，不可下，下之⑤必煩，利不止。

少陰病，脉微，不可發汗，亡陽故也。陽已虛，尺中弱濇者，復不可下之。

脉浮大，應發汗；醫反下之，此爲大逆也。

脉浮而大，心下反鞕，有熱；屬藏者，攻之，不令發汗；屬府者，不令溲數，溲數則大便鞕。汗多則熱愈，汗少則便難⑥；脉遲，尚未可攻。

---

① 脉：本書《卷一・第一》、《玉函・卷一・第二》作「寸口脉」。
② 當發其汗而不可下也：本書《卷一・第一》作「當發其汗也」，《卷七・第十六》作「可發其汗，宜麻黄湯」。
③ 本以：《玉函・卷五・第十七》、《脉經・卷七・第六》作「脾脉本緩，今」。
④ 正氣：《玉函・卷五・第十七》作「血氣」。
⑤ 之：《注傷寒・卷九・第二十》下有「則」字。
⑥ 脉浮而……便難：敦煌甲本作「浮脉而大，心下反堅。有熱屬藏，攻之不全（原作全）；微汗屬腑，溲（溲）數即堅。汗多即愈，少汗溲（溲）難」，《脉經・卷七・第六》與敦煌甲本基本相同。又，可攻：敦煌甲本作「可取」，其下連接文字參見本書《卷一・第一》同條注文。

二陽併病，太陽初得病時而[1]發其汗，汗先出不徹，因轉屬陽明，續自微汗出，不惡寒。若太陽證不罷者，不可下，下之爲逆。

結胷證，脉[2]浮大者，不可下，下之即死。

太陽與陽明合病，喘而胷滿者，不可下[3]。

太陽與少陽合病[4]者，心下鞕，頸項强而眩者，不可下。

諸四逆厥者，不可下之。虚家亦然。

病欲吐者，不可下。

太陽病，有外證未觧，不可下，下之爲逆。

病發於陽，而反下之，熱入因作結胷；病發於陰，而反下之，因作痞[5]。

病脉浮而緊，而復下之，緊反入裏，則作痞。

夫病，陽多者熱，下之則鞕。

本虚，攻其熱，必噦。

① 而：本書《卷三・第六》、《卷八・第十七》、《玉函・卷五・第十七》、《千金翼・卷九・第八》、《脉經・卷七・第六》無，當從。
② 脉：本書《卷四・第七》、《玉函・卷五・第十七》、《千金翼・卷十・第四之忌下》、《脉經・卷七・第六》作『其脉』，似更義長。
③ 不可下：本書《卷三・第六》下有『宜麻黄湯』，《卷七・第十六》下有『屬麻黄湯證』。
④ 合病：本書《卷四・第七》作『併病』，且下文『不可下』作『當刺大椎、肺俞、肝俞，慎勿下之』。
⑤ 痞：本書《卷三・第六》下有『也』字，似更義長。

無陽陰强，大便鞕者，下之①必清穀、腹滿。

太陰之爲病，腹滿而吐，食不下，自利益甚，時腹自痛；下之②，必胷下結鞕。

厥陰之爲病，消渴，氣上撞心，心中疼熱，飢而不欲食，食則吐蚘；下之，利不止。

少陰病，飲食入口則吐，心中溫溫③欲吐，復不能吐，始得之手足寒，脉弦遲者，此胷中實，不可下也④。

傷寒五六日，不結胷，腹濡，脉虛，復厥者，不可下。此亡血，下之死⑤。

傷寒，發熱頭痛，微汗出，發汗則不識人；熏之則喘，不得小便，心腹滿；下之則短氣，小便難，頭痛，背强；加溫針則衄。

傷寒，脉陰陽俱緊，惡寒發熱，則脉欲厥。厥者，脉初來大，漸漸小，更來漸大⑥，是其候也。如此者惡寒，甚者⑦翕翕汗出，喉中痛；若熱多者，目赤脉多，睛不慧。醫復發之，咽中則

---

① 下之：《注傷寒·卷九》下有『則』字。

② 下之：本書《卷六·第十》、《卷十·第二十二》作『若下之』，當從。

③ 溫溫：《玉函·卷四·第八》、《卷五·第十五》、《卷五·第十六》、《卷五·第十七》、《卷六·第二十》作『嗢嗢』，似更義長。又，心中：《玉函·卷四》作『心下』。

④ 不可下也：本書《卷六·第十一》下有『當吐之。若膈上有寒飲，乾嘔者，不可吐也，當溫之，宜四逆湯』。

⑤ 此亡血下之死：《玉函·卷五·第十七》、《千金翼·卷十·第三》、《脉經·卷七·第六》、《脉經·卷七·第十八》作『下之亡血，死』，《千金翼·卷十·第四之忌下》作『下之亡血，則死』。

⑥ 漸大：《注傷寒·卷九·第二十》作『漸漸大』，似更義長。

⑦ 如此者惡寒甚者：《玉函·卷五·第十七》、《脉經·卷七·第六》作『惡寒甚者』。

傷；若復下之，則兩目閉，寒多便清穀，熱多①便膿血；若熏之，則身發黄；若熨之，則咽燥。若小便利者，可救之；若小便難者，爲危殆。

傷寒發熱，口中勃勃氣出，頭痛目黄，衄不可制，貪水者必嘔，惡水者厥。若下之，咽中生瘡，假令手足溫者，必下重便膿血；頭痛目黄者，若下之，則目②閉。貪水者，若下之，其脉必厥，其聲嚶，咽喉塞；若發汗，則戰慄，陰陽俱虛。惡水者，若下之，則裏冷，不嗜食，大便完穀出；若發汗，則口中傷，舌上白胎③，煩躁，脉數實，不大便，六七日後必便血。若發汗，則小便自利也。

得病二三日，脉弱，無太陽柴胡證，煩躁，心下痞④；至四日⑤，雖能食，以承氣湯⑥少少與，微和之，令小安；至六日，與承氣湯一升。若不大便六七日，小便少⑦，雖不大便⑧，但頭⑨鞕，後

①寒多……熱多：《注傷寒·卷九·第二十》作「寒多者……熱多者」。
②目：《注傷寒·卷九·第二十》作「兩目」。
③白胎：《玉函·卷五·第十七》作「胎滑」。
④痞：本書《卷五·第八》作「鞕」，《玉函·卷三·第五》、《玉函·卷五·第十八》、《千金翼·卷九·第八》、《脉經·卷七·第六》作「堅」。
⑤四日：本書《卷五·第八》、《卷九·第二十一》、《玉函·卷三·第五》作「四五日」，當從。
⑥承氣湯：本書《卷五·第八》、《玉函·卷三·第五》、《千金翼·卷九·第八》作「小承氣湯」。
⑦少：本書《卷五·第八》、《卷九·第二十一》下有「者」字，義勝。
⑧大便：本書《卷五·第八》作「受食」。
⑨頭：本書《卷五·第八》、《卷九·第二十一》作「初頭」，義勝。

必溏，未定成鞕①，攻之必溏；須小便利，屎定鞕，乃可攻之②。

藏結，無陽證，不往來寒熱，其人反靜，舌上胎滑者，不可攻也。

傷寒嘔多，雖有陽明證，不可攻之。

陽明病，潮熱，大便微鞕者，可與大承氣湯；不鞕者，不可與之。若不大便六七日，恐有燥屎，欲知之法，少與小承氣湯，湯入腹中，轉失氣者，此有燥屎也，乃可攻之。若不轉失氣者，此但初頭鞕，後必溏，不可攻之，攻之必脹滿不能食也；欲飲水者，與水則噦。其後發熱者，大便必復鞕而少也，宜③小承氣湯和之；不轉失氣者，慎不可攻也。大承氣湯。方一。

大黃四兩④　厚朴八兩，炙　枳實五枚，炙　芒消三合

右四味，以水一斗，先煑二味，取五升；下大黃，煑⑤取二升，去滓；下芒消，再煑一二沸。分二服；利，則止後服。

---

① 未定成鞕：本書《卷九·第二十一》作『此未定成鞕也』。
② 之：本書《卷五·第八》、《卷九·第二十一》、《玉函·卷三·第五》下有『宜大承氣湯』，當從。
③ 宜：本書《卷五·第八》作『以』，《卷九·第二十一》作『宜以』。又，上文『大便必』：本書《卷五·第八》作『必大便』。
④ 四兩：本書《卷五·第八》、《卷六·第十一》、《卷八·第十七》、《卷九·第二十一》、《卷十·第二十二》、《玉函·卷八·第七十五》下有『酒洗』。又，厚朴：本書《卷五》、《卷六》、《卷九》及《玉函》用量或『炙』下有『去皮』炮制。均當從。
⑤ 煑：本書《卷五·第八》、《卷六·第十一》、《卷八·第十七》、《卷九·第二十一》、《千金翼·卷九·第五》作『更煑』。又，上文『取五升』：本書《卷五》、《卷六》、《玉函·卷八·第七十五》下有『去滓』。均當從。

小承氣湯方

大黃四兩，酒洗　厚朴二兩，炙，去皮　枳實三枚，炙

右三味，以水四升，煮取一升二合，去滓。分溫再服①。

傷寒中風，醫反下之，其人下利，日數十行，穀不化，腹中雷鳴，心下痞鞕而滿，乾嘔心煩，不得安。醫見心下痞，謂病不盡，復下之，其痞益甚。此非結熱，但以胃中虛，客氣上逆，故使鞕也，屬甘草瀉心湯②。方二。

甘草四兩，炙　黃芩三兩　乾薑三兩　大棗十二枚，擘　半夏半升，洗　黃連一兩③

右六味，以水一斗，煮取六升，去滓，再煎取三升。溫服一升，日三服。有人參，見第四卷中。

下利，脉大者，虛也，以强下之故也。設脉浮革，因爾腸鳴者，屬當歸四逆湯④。方三。

當歸三兩　桂枝三兩，去皮　細辛三兩　甘草二兩，炙　通草二兩　芍藥三兩　大棗二十五枚，擘

---

① 服：本書《卷五・第八》下有『初服湯，當更衣；不爾者，盡飲之；若更衣者，勿服之』，《玉函・卷八・第七十六》大致相同；本書《卷六・第十二》下有『初一服，讝語止，若更衣者，停後服；不爾，盡飲之』，《千金翼・卷九・第五》大至相同。

② 屬甘草瀉心湯：本書《卷四・第七》作『甘草瀉心湯主之』。

③ 黃連一兩：《千金翼・卷九・第六》下有『一方有人參三兩』，《金匱・卷上・第三》甘草瀉心湯方組成有『人參……各三兩』。參考本書《卷四・第七》宋臣林億等校注，知此處脫落『人參三兩』，當補。

④ 湯：《注傷寒・卷九・第二十》下有『主之』。又，下方本書《卷六・第十二》大棗用量下有『一法十二枚』。細辛三兩：《玉函・卷八・第一百九》作『細辛一兩』。桂枝：《千金翼・卷十・第三》作『桂心』。

右七味，以水八升，煑取三升，去滓。溫服一升，半日三服①。

陽明病，身②合色赤，不可攻之。必③發熱，色黄者，小便不利也。

陽明病，心下鞕滿者，不可攻之。攻之，利遂不止者，死；利止者，愈。

陽明病，自汗出，若發汗，小便自利者，此爲津液内竭，雖鞕，不可攻之。須④自欲大便，宜蜜煎導而通之；若土瓜根及豬⑤膽汁，皆可爲導。方四。

食蜜七合

右一味，於銅器内，微火煎，當須凝如飴狀，攪之勿令焦著；欲可丸，併手捻作挺，令頭鋭，大如指，長二寸許⑥；當熱時急作，冷則鞕。以内穀道中，以手急抱，欲大便時乃去之。疑非仲景意。已試甚良⑦。

又：大豬膽一枚，瀉汁，和少許法醋，以灌穀道内。如一食頃，當大便，出宿食惡物。甚效。

---

① 半日三服：本書《卷六・第十二》、《玉函・卷八・第一百九》、《千金翼・卷十・第三》作『日三服』，當從。
② 身：本書《卷五・第八》、《玉函・卷三・第五》、《玉函・卷五・第十七》、《千金翼・卷九・第八》作『面』，似更義長。
③ 必：《玉函・卷三・第五》上有『攻之』，似更義長。
④ 須：本書《卷五・第八》、《玉函・卷三・第五》、《玉函・卷五・第十七》、《玉函・卷六・第十九》、《千金翼・卷九・第八》、《脉經・卷七・第六》上有『當』字，當從。又，須：等待。
⑤ 豬：本書《卷五・第八》、《卷八・第十七》上有『大』字，且下文『方四』下有『蜜煎方』三字。均當從。
⑥ 大如指長二寸許：本書《卷八・第十七》作『大如指許，長二寸』，《玉函・卷八・第八十》作『如指許，長二寸』，《千金翼・卷九・第八》作『捻如指許，長二寸』。
⑦ 良：底本下段文字連接於此字下作一段。據本書《卷五・第八》、《卷八・第十七》、《注傷寒・卷五・第八》分爲兩段。

辨可下病脉證并治第二十一 合四十四法，方一十一首

陽明病，汗多者，急下之，宜大柴胡湯。第一。加大黄八味。一法用小承氣湯。前别有二法。

少陰病，得之二三日，口燥咽乾者，急下之，宜大承氣湯。第二。四味。

少陰病六七日，腹滿不大便者，急下之，宜大承氣湯。第三。用前第二方。

少陰病，下利清水，心下痛，口乾者，可下之，宜大柴胡、大承氣湯。第四。大柴胡湯用前第一方，大承氣湯用前第二方。

下利，三部脉平，心下鞕者，急下之，宜大承氣湯。第五。用前第二方。

下利，脉遲滑者，内實也；利未止，當下之，宜大承氣湯。第六。用前第二方。

陽明少陽合病，下利，脉不負者，順也。脉滑數者，有宿食；當下之，宜大承氣湯。第七。用前第二方。

寸脉浮大反濇，尺中微而濇，故知有宿食；當下之，宜大承氣湯。第八。用前第二方。

下利，不欲食者，以有宿食；當下之，宜大承氣湯。第九。用前第二方。

下利差，至其年月日時復發者，以病不盡；當下之，宜大承氣湯。第十。用前第二方。

病腹中滿痛，此爲實；當下之，宜大承氣、大柴胡湯。第十一。大承氣用前第二方，大柴胡用前第一方。

下利，脉反滑，當有所去，下乃愈，宜大承氣湯。第十二。用前第二方。

腹滿不減，減不足言，當下之，宜大柴胡、大承氣湯。第十三。大柴胡用前第一方，大承氣用前第二方。

傷寒後，脉沉，沉者，内實也；下之解，宜大柴胡湯。第十四。用前第一方。

傷寒六七日，目中不了了，睛不和，無表裏證，大便難，身微熱者，實也；急下之，宜大承氣、大柴胡湯。第十五。大柴胡用前第一方，大承氣用前第二方。

太陽病未解，脉陰陽俱停，先振慄汗出而解；陰脉微者，下之解，宜大柴胡湯。第十六。用前第一方。一法用調胃承氣湯。

脉雙弦而遲者，心下鞕；脉大而緊者，陽中有陰也。可下之，宜大承氣湯。第十七。用前第二方。

結胷者，項亦强，如柔痓狀，下之和。第十八。結胷門用大陷胷丸。

病人無表裏證，發熱七八日，雖脉浮數者，可下之，宜大柴胡湯。第十九。用前第一方。

太陽病，表證仍在，脉微而沉，不結胷，發狂，少腹滿，小便利，下血愈，宜下之，以抵當湯。第二十。四味。

太陽病，身黄，脉沉結，少腹鞕，小便自利，其人如狂，血證諦，屬抵當湯證。第二十一。用前第二十方。

傷寒有熱，少腹滿，應小便不利；今反利，爲有血，當下之，宜抵當丸。第二十二。四味。

陽明病，但頭汗出，小便不利，身必發黄，宜下之，茵蔯蒿湯。第二十三。三味。

陽明證，其人喜忘，必有畜血。大便色黑，宜抵當湯下之。第二十四。用前第二十方。

汗出讝語，以有燥屎，過經可下之，宜大柴胡、大承氣湯。第二十五。大柴胡用前第一方，大承氣用前第二方。

病人煩熱汗出，如瘧狀，日晡發熱，脉實者，可下之，宜大柴胡、大承氣湯。第二十六。大柴胡用前第一方，大承氣用前第二方。

陽明病，讝語，潮熱，不能食，胃中有燥屎；若能食，但鞕耳。屬大承氣湯證。第二十七。用前第二方。

下利，讝語者，有燥屎也，屬小承氣湯。第二十八。三味。

得病二三日，脉弱，無太陽柴胡證，煩躁，心下痞，小便利，屎定鞕，宜大承氣湯。第二十九。用前第二方。一云大柴胡湯。

太陽中風，下利嘔逆，表解，乃可攻之，屬十棗湯。第三十。二味。

太陽病不解，熱結膀胱，其人如狂，宜桃核承氣湯。第三十一。五味。

傷寒七八日，身黄如橘子色，小便不利，腹微滿者，屬茵蔯蒿湯證。第三十二。用前第二十三方。

傷寒發熱，汗出不解，心中痞鞕，嘔吐下利者，屬大柴胡湯證。第三十三。用前第一方。

傷寒十餘日，熱結在裏，往來寒熱者，屬大柴胡湯證。第三十四。用前第一方。

但結胷，無大熱，水結在胷脅也；頭微汗出者，屬大陷胷湯。第三十五。三味。

傷寒六七日，結胷熱實，脉沉緊，心下痛者，屬大陷胷湯證。第三十六。用前第三十五方。

陽明病，多汗，津液外出，胃中燥，大便必鞕，讝語，屬小承氣湯證。第三十七。用前第二十八方。

陽明病，不吐下，心煩者，屬調胃承氣湯。第三十八。三味。

陽明病，脉遲，雖汗出，不惡寒，身必重，腹滿而喘，有潮熱，大便鞕，大承氣湯主之。若汗出多，微發熱惡寒，桂枝湯主之；熱不潮，腹大滿不通，與小承氣湯。三十九。大承氣湯用前第二方，小承氣湯用前第二十八方，桂枝湯五味。

陽明病，潮熱，大便微鞕，與大承氣湯。若不大便六七日，恐有燥屎，與小承氣湯；若不轉氣，不可攻之。後發熱，大便復鞕者，宜以小承氣湯和之。第四十。並用前方。

陽明病，讝語潮熱，脉滑疾者，屬小承氣湯證。第四十一。用前第二十八方。

二陽併病，太陽證罷，但發潮熱，汗出，大便難，讝語者，下之愈，宜大承氣湯。第四十二。用前第二方。

病人小便不利，大便乍難乍易，微熱喘冒者，屬大承氣湯證。第四十三。用前第二方。

大下，六七日不大便，煩不鮮，腹滿痛者，屬大承氣湯證。第四十四。用前第二方。

大法，秋宜下。

凡可下者，用湯勝丸散，中病便止①，不必盡劑也。

陽明病，發熱汗多者，急下之，宜大柴胡湯②。方一。一法用小承氣湯③。

柴胡八兩　枳實四枚，炙　生薑五兩④　黄芩三兩　芍藥三兩　大棗十二枚，擘　半夏半升，洗

右七味，以水一斗二升，煮取六升；去滓，更煎取三升。溫服一升，日三服。一方云：加大黄二兩。若不加，恐不成大柴胡湯。

少陰病，得之二三日，口燥咽乾者，急下之，宜大承氣湯。方二。

大黄四兩，酒洗　厚朴半斤，炙，去皮　枳實五枚，炙　芒消三合

右四味，以水一斗，先煮二物，取五升⑤；內大黄，更煮取二升，去滓；內芒消，更上微火

---

① 凡可……便止：《注傷寒·卷九·第二十一》、《玉函·卷五·第十八》作「凡服下藥，用湯勝丸，中病即止」。
② 大柴胡湯：本書《卷五·第八》、《玉函·卷三·第五》作「大承氣湯」，《玉函·卷五·第十八》、《千金翼·卷九·第八》作「承氣湯」。
③ 一法用小承氣湯：本書《卷五·第八》作「用前第二方。一云大柴胡湯」。
④ 五兩：本書《卷三·第六》、《卷四·第七》、《千金翼·卷九·第四》下有「切」字，當從；但《玉函·卷七·第三十四》作「三兩」，且方中有「大黄二兩」。又，不成：本書《卷三·第六》、《卷十·第二十二》作「不爲」，本書《卷四·第七》、《卷八·第十七》、《千金翼·卷九·第四》作「不名」，《玉函·卷七·第三十四》作「不得名」。
⑤ 升：本書《卷五·第八》、《卷六·第十一》、《玉函·卷八·第七十五》下有「去滓」，當從。

一兩沸。分溫再服；得下，餘勿服。

少陰病六七日，腹滿①不大便者，急下之，宜大承氣湯。三。用前第二方。

少陰病，下利②清水，色純青，心下必痛，口乾燥者，可下之，宜大柴胡、大承氣湯。四。用前第一③、第二方。

下利，三部脈皆平，按之心下鞕者，急下之，宜大承氣湯。五。用前第二方。

下利，脈遲而滑者，內實也；利未欲止，當下之，宜大承氣湯。六。用前第二方。

陽明少陽合病，必下利，其脈不負者，爲順也；負者，失也，互相剋賊，名爲負也。脈滑而數者，有宿食④；當下之，宜大承氣湯。七。用前第二方。

問曰：『人病有宿食，何以別之？』師曰：『寸口脈浮而大，按之反濇，尺中亦微而濇，故知有宿食；當下之，宜大承氣湯。』八。用前第二方。

下利，不欲食者，以有宿食故也；當下之，宜大承氣湯。九。用前第二方。

---

① 腹滿：本書《卷六・第十一》、《玉函・卷四・第八》作『腹脹』。
② 下利：本書《卷六・第十一》作『自利』。
③ 第一：底本脫文。參考下文『宜大柴胡、大承氣湯。十三』及方『二十五』、方『二十六』之下小字注文，據文例補入。
④ 食：本書《卷五・第八》、《玉函・卷三・第五》下有『也』字。

下利差①，至其年月日時復發者，以病不盡故也；當下之，宜大承氣湯。十。用前第二方。

病腹中滿痛者，此爲實也；當下之，宜大承氣、大柴胡湯②。十一。用前第一、第二方。

下利，脉反滑，當有所去，下③乃愈，宜大承氣湯。十二。用前第二方。

腹滿不減，減不足言，當下之，宜大柴胡④、大承氣湯。十三。用前第一、第二方。

傷寒後，脉沉，沉者，内實也；下之解，宜大柴胡湯。十四。用前第一方。

傷寒六七日，目中不了了，睛不和，無表裏證，大便難，身微熱者，此爲實也；急下之，宜大承氣、大柴胡⑤湯。十五。用前第一、第二方。

太陽病未解，脉陰陽俱停一作微，必先振慄汗出而解⑥。但陰脉微一作尺脉實者，下⑦之而解，宜大柴

---

① 差：《注傷寒·卷九》作「差後」，似更義長。
② 宜大承氣大柴胡湯：《注傷寒·卷九·第二十一》作「宜大承氣湯」，《玉函·卷五·第十八》作「宜大柴胡湯」。
③ 下：《注傷寒·卷九·第二十一》、《玉函·卷五·第十八》作「下之」，義勝。
④ 大柴胡：本書《卷五·第八》、《玉函·卷三·第五》、《千金翼·卷九·第八》無。又，大承氣湯：《千金翼》作「承氣湯」。
⑤ 大柴胡：本書《卷五·第八》、《玉函·卷三·第五》、《千金翼·卷九·第八》無。又，大承氣湯：《千金翼》作「承氣湯」。
⑥ 解：本書《卷三·第六》下有「但陽脉微者，先汗之而解」，《千金翼·卷九·第五》下有「但陽微者，先汗出而解」，《玉函·卷二·第三》、《脉經·卷七·第七》下有「但陽微者，先汗出而解」，當從。
⑦ 下：《玉函·卷二·第三》、《千金翼·卷九·第五》、《脉經·卷七·第七》作「先下」。

胡湯①。十六。（用前第一方。一法用調胃承氣湯。）

脉雙弦而遲者，必心下鞕；脉大而緊者，陽中有陰也。可下之，宜大承氣湯。十七。（用前第二方。）

結胷者，項亦强，如柔痓狀，下之則和。十八。（結胷門用大陷胷丸。）

病人無表裏證，發熱七八日，雖脉②浮數者，可下之，宜大柴胡湯。十九。（用前第一方。）

太陽病六七日，表證仍在，脉微而沉，反不結胷，其人發狂者，以熱在下焦，少腹當鞕滿；而③小便自利者，下血乃愈。所以然者，以太陽隨經，瘀熱在裏故也。宜下之，以抵當湯④。方二十。

水蛭（三十枚，熬）　桃仁（二十枚，去皮尖）　蝱蟲（三十枚，去翅足，熬）　大黃（三兩，去皮、破六片⑤）

右四味，以水五升，煑取三升，去滓。溫服一升；不下者，更服。

---

① 宜大柴胡湯：本書《卷三·第六》作「若欲下之，宜調胃承氣湯」，《玉函·卷二·第三》作「汗之宜桂枝湯，下之宜承氣湯」，《千金翼·卷九·第五》作「宜承氣湯」，《脉經·卷七·第七》作「屬大柴胡湯證」。

② 雖脉：《玉函·卷五·第八》作「脉雖」。

③ 而：本書《卷三·第六》、《玉函·卷二·第三》、《千金翼·卷九·第七》、《脉經·卷七·第七》無，當從。

④ 宜下之以抵當湯：本書《卷三·第六》作「抵當湯主之」。

⑤ 去皮破六片：本書《卷三·第六》、《卷五·第八》、《卷十·第二十二》作「酒洗」，《注傷寒·卷三·第六》、《玉函·卷八·第八十三》作「酒浸」；《千金翼·卷九·第七》作「破陸片」，且「三兩」作「貳兩」。《玉函·卷七·方藥炮制》曰：「附子、大黃之類，皆破解，不㕮咀，或炮或生，皆去黑皮。」又，上文「尖」：本書《卷五》下有「及兩人者」，當從。

太陽病，身黄，脉沉結，少腹鞕滿①，小便不利者，爲無血也；小便自利，其人如狂者，血證諦，屬抵當湯證②。二十一。用前第二十方。

傷寒有熱，少腹滿，應小便不利；今反利者，爲有血也，當下之③，宜抵當丸。方二十二。

大黄三兩　桃仁二十五箇，去皮尖④　䗪蟲去翅足，熬　水蛭各二十箇，熬

右四味，擣篩，爲四丸；以水一升，煑一丸，取七合。服之，晬時當下血；若不下者，更服。

陽明病，發熱汗出者，此爲熱越，不能發黄也。但頭汗出，身無汗，劑頸而還，小便不利，渴引水漿者，以⑤瘀熱在裏，身必發黄，宜下之，以茵蔯蒿湯⑥。方二十三。

茵蔯蒿六兩　梔子十四箇，擘　大黄二兩，破⑦

---

① 鞕滿：本書《卷三・第六》作「鞕」，《玉函・卷二・第三》、《玉函・卷五・第十八》、《千金翼・卷九・第七》、《脉經・卷七・第七》作「堅」。

② 屬抵當湯證：本書《卷三・第六》作「抵當湯主之」。

③ 之：本書《卷三・第六》、《玉函・卷二・第三》、《千金翼・卷九・第七》下有「不可餘藥」。

④ 尖：《千金翼・卷九・第七》下有「熬」字，且上方「抵當湯」同。

⑤ 以：本書《卷五・第八》、《玉函・卷三・第五》、《玉函・卷五・第十八》、《千金翼・卷九・第八》、《脉經・卷七・第七》作「此爲」。

⑥ 宜下之以茵蔯蒿湯：本書《卷五・第八》作「茵蔯蒿湯主之」，《玉函・卷三・第五》、《千金翼・卷九・第八》作「茵陳湯主之」。

⑦ 破：本書《卷五・第八》、《玉函・卷八・第八十四》作「去皮」。又，上文「箇」：本書《卷五》、《玉函》、《千金翼・卷九・第八》作「枚」。

右三味，以水一斗二升，先煑茵蔯，減六升；内二味，煑取三升，去滓。分溫三服。小便當利，尿如皂莢汁狀，色正赤，一宿腹減，黄從小便去也。

陽明證，其人喜忘者，必有畜血。所以然者，本有久瘀血，故令喜忘。屎雖鞕，大便反易，其色必黑①，宜抵當湯下之。二十四。（用前第二十方。）

汗（一②作臥）出讝語者，以有燥屎在胃中，此爲風也。須下者，過經乃可下之；下之若早者，語言必亂，以表虛裏實故也。下之愈，宜大柴胡③、大承氣湯。二十五。（用前第一、第二方。）

病人煩熱，汗出則解，又如瘧狀，日晡所發熱者，屬陽明也④。脉實者，可下之，宜大柴胡、大承氣湯。二十六。（用前第一、第二方。）

陽明病，讝語，有潮熱，反不能食者，胃中有⑤燥屎五六枚也；若能食者，但鞕耳，屬大承氣湯證。二十七。（用前第二方。）

---

① 黑：本書《卷五・第八》下有『者』字，似更義長。

② 一：本書《卷五・第八》上有小字『汗』。又，下之若早者：本書《卷五・第八》、《玉函・卷三・第五》、《千金翼・卷九・第八》、《脉經・卷七・第七》無『者』字。

③ 大柴胡：本書《卷五・第八》、《玉函・卷三・第五》無。又，大承氣湯：《千金翼・卷九・第八》作『承氣湯』。

④ 也：本書《卷五・第八》以下作『脉實者，宜下之；脉浮虛者，宜發汗。下之與大承氣湯，發汗宜桂枝湯』，本書《卷七・第十六》以下作『脉浮虛者，當發汗，屬桂枝湯證』。

⑤ 胃中有：本書《卷五・第八》作『胃中必有』，《玉函・卷三・第五》、《玉函・卷五・第十八》、《千金翼・卷九・第八》、《脉經・卷七・第七》作『必有』。又，下文『屬大承氣湯證』：本書《卷五》作『宜大承氣湯下之』。

下利，讝語者，有燥屎也，屬①小承氣湯。方二十八。

大黃四兩②　厚朴二兩，炙，去皮　枳實三枚，炙

右三味，以水四升，煑取一升二合，去滓。分溫再服。若更衣者，勿服之③。

得病二三日，脉弱，無太陽柴胡證，煩躁，心下痞④；至四五日，雖能食，以承氣湯⑤少少與，微和之，令小安；至六日，與承氣湯一升。若不大便六七日，小便少者，雖不大便⑥，但初頭鞕，後必溏，此未定成鞕也⑦，攻之必溏；須小便利，屎定鞕，乃可攻之，宜大承氣湯。二十九。用前第二方。一云大柴胡湯。

太陽病⑧中風，下利嘔逆，表解者，乃可攻之。其人漐漐汗出，發作有時，頭痛，心下痞鞕

---

① 屬：本書《卷六・第十二》、《玉函・卷四・第十》作「宜」。

② 四兩：本書《卷六・第十二》、《卷九・第二十》、《卷十・第二十二》下有「酒洗」二字，當從。

③ 若更衣者勿服之：本書《卷五・第八》作「初服湯，當更衣；不爾者，盡飲之；若更衣者，勿服之」，《玉函・卷八・第七十六》大致相同；本書《卷六・第十二》作「初一服，讝語止，若更衣者，停後服；不爾，盡服之」，《千金翼・卷九・第五》大致相同。

④ 痞：本書《卷五・第八》作「鞕」，《玉函・卷三・第五》、《玉函・卷五・第十八》、《千金翼・卷九・第八》、《脉經・卷七・第六》作「堅」。

⑤ 承氣湯：本書《卷五・第八》、《玉函・卷三・第五》、《千金翼・卷九・第八》作「小承氣湯」。

⑥ 大便：本書《卷五・第八》作「受食」。

⑦ 此未定成鞕也：本書《卷五・第八》、《卷九・第二十》作「未定成鞕」。

⑧ 太陽病：本書同卷同篇子目對應條文、《卷四・第七》、《玉函・卷三・第四》、《玉函・卷五・第十八》、《千金翼・卷九・第六》、《脉經・卷七・第七》作「太陽」。

滿，引脅下痛，乾嘔則短氣①，汗出不惡寒者，此表解裏未和也，屬十棗湯②。方三十。

芫花熬赤　甘遂　大戟各等分

右三味，各異擣篩，秤已，合治之；以水一升半，煑大肥棗十枚，取八合，去棗，內藥末。强人服重一錢匕，羸人半錢，溫服之，平旦服；若下少，病不除者，明日更服，加半錢。得快下利後，糜粥自養。

太陽病不解，熱結膀胱，其人如狂，血自下，下者愈。其外未③解者，尚未可攻，當先解其外④；外解已，但少腹急結者，乃可攻之，宜桃核承氣湯。方三十一。

桃仁五十枚，去皮尖　大黄四兩　甘草二兩，炙　芒消二兩　桂枝二兩，去皮

右五味，以水七升，煑四物，取二升半，去滓；內芒消，更上火，煎微沸⑤。先食溫服五合，日三服。當微利。

傷寒七八日，身黄如橘子色，小便不利，腹微滿者，屬茵蔯蒿湯證⑥。三十二。用前第二十三方。

---

① 乾嘔則短氣：本書《卷四・第七》作「乾嘔短氣」，《玉函・卷三・第四》、《玉函・卷五・第八》、《千金翼・卷九・第六》作「嘔即短氣」，《脉經・卷七・第七》作「嘔則短氣」。
② 屬十棗湯：本書《卷四・第七》作「十棗湯主之」。
③ 未：本書《卷三・第六》、《玉函・卷二・第三》、《玉函・卷五・第十八》、《千金翼・卷九・第五》作「不」。
④ 外：本書《卷七・第十六》下有「屬桂枝湯證」，《玉函・卷五・第十四》下有「宜桂枝湯」。
⑤ 煎微沸：本書《卷三・第六》作「微沸下火」。
⑥ 屬茵蔯蒿湯證：本書《卷五・第八》、《玉函・卷三・第五》作「茵蔯蒿湯主之」，《千金翼・卷九・第八》作「茵陳湯主之」。

傷寒發熱，汗出不鮮，心中痞鞕，嘔吐而下利者，屬大柴胡湯證①。三十三。用前第一方。

傷寒十餘日，熱結在裏，復往來寒熱者，屬大柴胡湯證②。三十四。用前第一方。

但結胷，無大熱者，以③水結在胷脅也；但頭微汗出者，屬大陷胷湯④。方三十五。

大黃六兩　芒消一升　甘遂末一錢匕

右三味，以水六升，先煑大黃，取二升，去滓；內芒消，更煑一二沸，內甘遂末。溫服一升⑤。

傷寒六七日，結胷熱實，脉沉而緊，心下痛，按之石鞕者，屬大陷胷湯證⑥。三十六。用前第三十五方。

陽明病，其人多汗，以津液外出，胃中燥，大便必鞕，鞕則讝語，屬小承氣湯證⑦。三十七。用前第二十八方。

---

① 屬大柴胡湯證：本書《卷四・第七》、《玉函・卷三・第四》、《千金翼・卷九・第四》作『大柴胡湯主之』。

② 屬大柴胡湯證：本書《卷四・第七》作『與大柴胡湯』，《玉函・卷三・第四》、《千金翼・卷九・第五》作『當與大柴胡湯』。

③ 以：本書《卷四・第七》、《玉函・卷三・第四》、《玉函・卷五・第十八》、《千金翼・卷九・第四》、《脉經・卷七・第七》作『此爲』。

④ 屬大陷胷湯：本書《卷四・第七》、《玉函・卷三・第四》、《千金翼・卷九・第四》作『大陷胸湯主之』。

⑤ 升：本書《卷四・第七》、《卷十・第二十二》、《玉函・卷八・第五十三》下有『得快利，止後服』，《千金翼・卷九・第六》亦有此六字，但上文略有差異，當從。又，大黃六兩：本書《卷四》、《玉函》下有『去皮』，本書《卷十》下有『去皮，酒洗』。均義勝。

⑥ 屬大陷胷湯證：本書《卷四・第七》、《玉函・第三・第四》、《千金翼・卷九・第六》作『大陷胸湯主之』。

⑦ 屬小承氣湯證：本書《卷五・第八》作『小承氣湯主之。若一服讝語止者，更莫復服』，《玉函・卷三・第五》同上，但無『若』及『更』字。

陽明病，不吐不下，心煩者，屬調胃承氣湯①。方三十八。

大黄四兩②，酒洗　甘草二兩，炙　芒消半升

右三味，以水三升，煑取一升③，去滓；内芒消，更上火，微煑令沸。溫頓服之。

陽明病，脉遲，雖汗出，不惡寒者，其身必重；短氣，腹滿而喘，有潮熱者，此外欲解，可攻裏也；手足濈然汗出者，此大便已鞕也，大承氣湯主之。若汗出多，微發熱惡寒者，外未解也，桂枝湯主之；其熱不潮，未可與承氣湯。若腹大滿不通者，與④小承氣湯，微和胃氣，勿令至大泄下。三十九。大承氣湯用前第二方，小承氣湯⑤用前第二十八方。

桂枝湯方

桂枝去皮　芍藥　生薑切，各三兩　甘草二兩，炙　大棗十二枚，擘

右五味，以水七升，煑取三升，去滓。溫服一升。服湯後，飲熱稀粥一升餘，以助藥力，取微似汗。

---

① 屬調胃承氣湯：本書《卷五·第八》、《玉函·卷三·第五》作「可與調胃承氣湯」，《千金翼·卷九·第八》、《脉經·卷七·第七》作「可與承氣湯」。

② 四兩：本書《卷二·第五》、《卷三·第六》、《卷八·第十七》下有「去皮」，當從。

③ 煑取一升：本書《卷五·第八》作「煑二物至一升」，當從。又，更上火微煑令沸：本書《卷五》作「更上微火一二沸」，本書《卷八·第十七》作「更上微火，煑令沸」。

④ 與：本書《卷五·第八》、《玉函·卷三·第五》作「可與」，似更義長。

⑤ 湯：底本脫文。據本書同卷同篇子目對應條文補。

陽明病，潮熱，大便微鞕者，可與大承氣湯；不鞕者，不可與之。若不大便六七日，恐有燥屎，欲知之法，少與小承氣湯，湯入腹中，轉失氣者，此有燥屎也，乃可攻之。若不轉失氣者，此但初頭鞕，後必溏，不可攻之，攻之必脹滿不能食也；欲飲水者，與水則噦。其後發熱者，大便必復鞕而少也，宜以①小承氣湯和之；不轉失氣者，慎不可攻也。四十。並用前方。

陽明病，讝語②，發潮熱，脈滑而疾者，小承氣湯主之。因與承氣湯一升，腹中轉氣③者，更服一升；若不轉氣者，勿更與之。明日又不大便，脈反微濇者，裏虚也，爲難治，不可更與承氣湯④。四十一。用前第二十八方。

二陽併病，太陽證罷，但發潮熱，手足漐漐汗出，大便難而讝語者，下之則愈，宜大承氣湯。四十二。用前第二方。

病人小便不利，大便乍難乍易，時有微熱，喘冒不能臥者，有燥屎也，屬大承氣湯證⑤。四十三。用前第二方。

---

① 宜以：本書《卷五・第八》作『以』，《卷九・第二十》作『宜』。又，上文『大便必』，本書《卷五》作『必大便』。
② 讝語：《玉函・卷五・第十八》、《千金翼・卷九・第八》下有『妄言』。
③ 轉氣：《玉函・卷三・第五》、《玉函・卷五・第十八》作『轉矢氣』，下文同；《脉經・卷七・第七》作『轉失氣』，下文同。
④ 湯：本書《卷五・第八》、《玉函・卷三・第五》下有『也』字。
⑤ 屬大承氣湯證：本書《卷五・第八》作『宜大承氣湯』，《玉函・卷三・第五》作『大承氣湯主之』，《千金翼・卷九・第八》作『宜承氣湯』。

大下後，六七日不大便，煩不鮮，腹滿痛者，此有燥屎也。所以然者，本有宿食故也。屬大承氣湯證①。四十四。用前第二方。

傷寒論卷第九

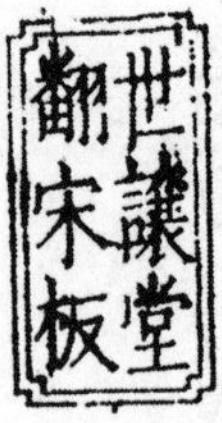

① 屬大承氣湯證：本書《卷五·第八》作『宜大承氣湯』，《玉函·卷三·第五》作『大承氣湯主之』，《千金翼·卷九·第八》作『宜承氣湯』。

仲景全書第十

傷寒論卷第十

漢·張仲景述　晉·王叔和撰次
宋·林　億校正
明·趙開美校刻
沈　琳仝校

辨發汗吐下後病脉證并治第二十二 合四十八法，方三十九首

太陽病八九日，如瘧狀，熱多寒少，不嘔，清便，脉微而惡寒者，不可更發汗吐下也。以其不得小汗，身必癢。屬桂枝麻黄各半湯。第一。七味。前有二十二病證。

服桂枝湯，或下之，仍頭項强痛，發熱無汗，心下滿痛，小便不利，屬桂枝去桂加茯苓白朮湯。第二。六味。

太陽病，發汗不解，而下之；脉浮者，爲在外，宜桂枝湯。第三。五味。

下之後，復發汗，晝日煩躁，夜安静，不嘔不渴，無表證，脉沉微者，屬乾薑附子湯。第四。二味。

傷寒，若吐下後，心下逆滿，氣上衝胷，起則頭眩，脉沉緊，發汗則身爲振揺者，屬茯苓桂枝白朮甘草湯。第五。四味。

發汗，若下之，病不解，煩躁者，屬茯苓四逆湯。第六。五味。

發汗吐下後，虛煩不眠，若劇者，反覆顛倒，心中懊憹，屬梔子豉湯。少氣者，梔子甘草豉湯；嘔者，梔子生薑豉湯。第七。梔子豉湯二味，梔子甘草豉湯、梔子生薑豉湯並三味。

發汗，下之，而煩熱、胷中窒者，屬梔子豉湯證。第八。用上初方。

太陽病，過經十餘日，心下欲吐，胷中痛，大便溏，腹滿，微煩，先此時極吐下者，與調胃承氣湯。第九。三味。

太陽病，重發汗，復下之，不大便五六日，舌上燥而渴，日晡潮熱，心腹鞕滿，痛不可近者，屬大陷胷湯。第十。三味。

傷寒五六日，發汗，復下之，胷脅滿、微結，小便不利，渴而不嘔，頭汗出，寒熱，心煩者，屬柴胡桂枝乾薑湯。第十一。七味。

傷寒，發汗吐下解後，心下痞鞕，噫氣不除者，屬旋覆代赭湯。第十二。七味。

傷寒下之，復發汗，心下痞，惡寒，表未解也；表解乃可攻痞。解表宜桂枝湯，攻痞宜大黃黃連瀉心湯。第十三。桂枝湯用前第三方，大黃瀉心湯二味。

傷寒，吐下後七八日不解，熱結在裏，表裏俱熱，惡風大渴，舌上燥而煩，欲飲水數升者，屬白虎加人參湯。第十四。五味。

傷寒吐下後，不觧，不大便至十餘日，日晡發潮熱，不惡寒，如見鬼狀，劇者不識人，循衣摸床，惕而不安，微喘直視，發熱讝語者，屬大承氣湯。第十五。四味。

三陽合病，腹滿身重，口不仁，面垢，讝語，遺尿。發汗則讝語，下之則額上汗。手足逆冷，自汗出者，屬白虎湯。第十六。四味。

陽明病，脉浮緊，咽燥口苦，腹滿而喘，發熱汗出，反惡熱，身重。若發汗，則讝語；加溫針，必怵惕，煩躁不眠；若下之，則心中懊憹。舌上胎者，屬梔子豉湯證。第十七。用前第七方。

陽明病下之，心中懊憹而煩，胃中有燥屎，可攻，宜大承氣湯。第十八。用前第十五方。

太陽病，吐下發汗後，微煩，小便數，大便鞕者，與小承氣湯和之。第十九。三味。

大汗、大下而厥者，屬四逆湯。第二十。三味。

太陽病，下之，氣上衝者，與桂枝湯。第二十一。用前第三方。

太陽病，下之後，脉促胷滿者，屬桂枝去芍藥湯。第二十二。四味。

若微寒者，屬桂枝去芍藥加附子湯。第二十三。五味。

太陽桂枝證，反下之，利不止，脉促，喘而汗出者，屬葛根黄芩黄連湯。第二十四。四味。

太陽病，下之微喘者，表未觧也，屬桂枝加厚朴杏子湯。第二十五。七味。

傷寒，不大便六七日，頭痛有熱者，與承氣湯，小便清者一云大便青，知不在裏，當發汗，宜桂枝湯。第二十六。用前第三方。

傷寒五六日，下之後，身熱不去，心中結痛者，屬梔子豉湯證。第二十七。用前第七方。

傷寒下後，心煩腹滿，臥起不安，屬梔子厚朴湯。第二十八。三味。

傷寒，以丸藥下之，身熱不去，微煩者，屬梔子乾薑湯。第二十九。二味。

傷寒下之，續得下利不止，身疼痛，急當救裏；後身疼痛，清便自調者，急當救表。救裏宜四逆湯，救表宜桂枝湯。第三十。並用前方。

太陽病，過經十餘日，二三下之，柴胡證仍在，與小柴胡。嘔止小安，鬱鬱微煩者，可與大柴胡湯。第三十一。八味。

傷寒十三日不解，胷脅滿而嘔，日晡發潮熱，微利。潮熱者，實也。先服小柴胡湯以解外，後以柴胡加芒消湯主之。第三十二。八味。

傷寒十三日，過經譫語，有熱也。若小便利，當大便鞕，而反利者，知以丸藥下之也。脉和者，內實也，屬調胃承氣湯證。第三十三。用前第九方。

傷寒八九日，下之，胷滿煩驚，小便不利，譫語，身重不可轉側者，屬柴胡加龍骨牡蠣湯。

第三十四。十二味。

火逆下之，因燒針煩躁者，屬桂枝甘草龍骨牡蠣湯。第三十五。四味。

太陽病，脉浮而動數，頭痛發熱，盜汗惡寒；反下之，膈内拒痛，短氣躁煩，心中懊憹，心下因鞕，則爲結胷，屬大陷胷湯證。第三十六。用前第十方。

傷寒五六日，嘔而發熱者，小柴胡湯證具，以他藥下之，柴胡證仍在者，復與柴胡湯，必蒸蒸而振，却發熱汗出而解。若心滿而鞕痛者，此爲結胷，大陷胷湯主之；但滿而不痛者，爲痞，屬半夏瀉心湯。第三十七。七味。

本以下之，故心下痞，其人渴而口燥煩，小便不利者，屬五苓散。第三十八。五味。

傷寒中風，下之，其人下利日數十行，腹中雷鳴，心下痞鞕，乾嘔心煩。復下之，其痞益甚。屬甘草瀉心湯。第三十九。六味。

傷寒服藥，下利不止，心下痞鞕，復下之，利不止；與理中，利益甚，屬赤石脂禹餘粮湯。第四十。二味。

太陽病，外證未除，數下之，遂協①熱而利，利不止，心下痞鞕，表裏不解，屬桂枝人參

---

① 協：底本刻作「恊」，形近致誤。據本書《卷四·第七·子目》對應條文改。

湯。第四十一。五味。

下後，不可更行桂枝湯。汗出而喘，無大熱者，屬麻黄杏子甘草石膏湯。第四十二。四味。

陽明病下之，外有熱，手足溫，心中懊憹，飢不能食，但頭汗出，屬梔子豉湯證。第四十三。用前第七方。

傷寒吐後，腹脹滿者，屬調胃承氣湯證。第四十四。用前第九方。

病人無表裏證，發熱七八日，脉雖浮數，可下之。假令已下，脉數不解，不大便者，有瘀血，屬抵當湯。第四十五。四味。

本太陽病，反下之，腹滿痛，屬太陰也，屬桂枝加芍藥湯。第四十六。五味。

傷寒六七日，大下，寸脉沉而遲，手足厥，下部脉不至，喉咽不利，唾膿血者，屬麻黄升麻湯。第四十七。十四味。

傷寒，本自寒下，復吐下之，食入口即吐，屬乾薑黄芩黄連人參湯。第四十八。四味。

師曰：『病人脉微而濇者，此爲醫所病也，大發其汗，又數大下之。其人亡血，病當惡寒，後乃發熱，無休止時。夏月盛熱，欲著複衣；冬月盛寒，欲裸其身。所以然者，陽微則惡寒，陰弱則發熱。此醫發其汗，使陽氣微；又大下之，令陰氣弱。五月之時，陽氣在表，胃中虚冷，以陽氣內微，不能勝冷，故欲著複衣；十一月之時，陽氣在裏，胃中煩熱，以陰氣內弱，不能勝熱，故欲裸其身。又陰脉遲濇，故知亡血也。』

寸口脉浮大，而醫反下之，此爲大逆。浮則無血，大則爲寒，寒氣相搏，則爲腸鳴。醫乃不知，而反飲冷水，令汗大出，水得寒氣，冷必相搏①，其人則䭇。

太陽病三日，已發汗，若吐、若下、若溫針，仍不解者，此爲壞病，桂枝不中與之也。觀其脉證，知犯何逆，隨證治之。

脉浮數者，法當汗出而愈；若下之，身重、心悸者，不可發汗，當自汗出乃解。所以然者，尺中脉微，此裏虛，須表裏實，津液和②，便自汗出，愈。

凡病，若發汗、若吐、若下、若亡血，無③津液，陰陽脉自和者④，必自愈。

大下之後，復發汗，小便不利者，亡津液故也。勿治之，得小便利，必自愈。

下之後，復發汗，必振寒，脉微細。所以然者，以內外俱虛故也。

本發汗，而復下之，此爲逆也；若先發汗，治不爲逆。本先下之，而反汗之，爲逆；若先下之，治不爲逆。

① 摶：底本刻作『摶』，爲『搏』之俗體字。
② 和：本書《卷三·第六》作『自和』，當從。
③ 無：本書《卷三·第六》作『亡』。
④ 陰陽脉自和者：本書《卷一·第一》作『此陰陽自和』，本書《卷三·第六》作『陰陽自和者』，《玉函·卷二·第三》、《玉函·卷六·第十九》、《千金翼·卷十·第五》、《脉經·卷七·第八》作『而陰陽自和者』。

太陽病，先下而不愈，因復發汗，以此表裏俱虛，其人因致冒，冒家汗出自愈。所以然者，汗出表和故也。得表和①，然後復下之。

得病六七日，脉遲浮弱，惡風寒，手足溫，醫二三下之，不能食而脅下滿痛。面目及身黃，頸項强，小便難者，與柴胡湯，後必下重；本渴，飲水而嘔者，柴胡②不中與也，食穀者噦。

太陽病二三日，不能臥，但欲起，心下必結，脉微弱者，此本有寒分也。反下之，若利止，必作結胷；未止者，四日復下之，此作協③熱利也。

太陽病下之，其脉促一作縱，不結胷者，此爲欲解也。脉浮者，必結胷；脉緊者，必咽痛；脉弦者，必兩脅拘急；脉細數者，頭痛未止；脉沉緊者，必欲嘔；脉沉滑者，協熱利；脉浮滑者，必下血。

太陽少陽併病，而反下之，成結胷，心下鞕，下利不止，水漿不下，其人心煩。

脉浮而緊，而復下之，緊反入裏，則作痞。按之自濡，但氣痞耳。

傷寒，吐下發汗後④，虛煩，脉甚微，八九日心下痞鞕，脅下痛，氣上衝咽喉，眩冒，經脉動惕者，久而成痿。

---

① 得表和：本書《卷三・第六》作「裏未和」。
② 柴胡：本書《卷三・第六》作「柴胡湯」，義勝。
③ 協：底本刻作「恊」，形近致誤。據本書《卷四・第七》改，且下一段條文此字同。
④ 傷寒吐下發汗後：本書《卷四・第七》作「傷寒吐下後，發汗」。

陽明病能食，下之不解者，其人[①]不能食；若攻其熱，必噦。所以然者，胃中虛冷故也；以其人本虛，攻其熱必噦。

陽明病，脉遲，食難用飽，飽則發[②]煩，頭眩，必小便難，此欲作穀疸[③]；雖下之，腹滿如故。所以然者，脉遲故也。

夫病，陽多者熱，下之則鞕；汗多，極發其汗，亦鞕。

太陽病，寸緩、關浮、尺弱，其人發熱汗出，復惡寒，不嘔，但心下痞者，此以醫下之也。

太陰之爲病，腹滿而吐，食不下，自利益甚，時腹自痛；若下之，必胷下結鞕。

傷寒，大吐、大下之，極虛；復極汗者，其人外氣怫鬱；復與之水，以發其汗，因得噦。所以然者，胃中寒冷故也。

吐、利、發汗後，脉平，小煩者，以新虛不勝穀氣故也。

太陽病，醫發汗，遂發熱惡寒；因復下之，心下痞，表裏俱虛，陰陽氣並竭；無陽則陰獨，復加燒針，因胷煩。面色青黃，膚瞤者，難治；今色微黃，手足溫者，易愈。

太陽病，得之八九日，如瘧狀，發熱惡寒，熱多寒少，其人不嘔，清便欲[④]自可，一日二三

---

① 能食……其人：本書《卷五・第八》、《玉函・卷三・第五》無。
② 發：本書《卷五・第八》、《千金翼・卷九・第八》作「微」。又，下文「難」：臺故宮本漫漶。據中醫圖本補。
③ 疸：底本刻作「疽」，形近致誤。本書《卷五・第八》作「癉」，「癉」通「疸」。《注傷寒・卷五・第八》、《玉函・卷六・第十九》、《千金翼・卷九・第八》、《脉經・卷七・第八》、《金匱・卷中・第十五》作「疸」，據改。
④ 欲：本書《卷七・第十五》作「續」。

度發。脉微緩者，爲欲愈也；脉微而惡寒者，此陰陽俱虚，不可更發汗、更下、更吐也；面色反有熱色者，未欲解也，以其不能得小汗出，身必癢。屬①桂枝麻黄各半湯。方一。

桂枝一兩十六銖　芍藥一兩　生薑一兩，切　甘草一兩，炙　麻黄一兩，去節　大棗四枚，擘　杏仁二十四箇②，湯浸，去皮尖及兩人者

右七味，以水五升，先煑麻黄一二沸，去上沫；内諸藥，煑取一升八合，去滓。溫服六合。本云桂枝湯三合、麻黄湯三合，併爲六合，頓服。

服桂枝湯，或下之，仍頭項强痛，翕翕發熱，無汗，心下滿，微痛，小便不利者，屬桂枝去桂加茯苓白术湯③。方二。

芍藥三兩　甘草二兩，炙　生薑三兩，切　白术三兩　茯苓三兩　大棗十二枚，擘

右六味，以水八升，煑取三升，去滓。溫服一升。小便利則愈。本云桂枝湯，今去桂枝，加茯苓、白术。

太陽病，先發汗不解，而下之④，脉浮者，不愈。浮爲在外，而反下之，故令不愈。今脉浮，故在外，當須解外則愈，宜桂枝湯。方三。

桂枝三兩，去皮　芍藥三兩　生薑三兩，切　甘草二兩，炙　大棗十二枚，擘

---

①屬：本書《卷二·第五》作『宜』。又，頓服：本書《卷二》下有『將息如上法』，當從。
②箇：本書《卷二·第五》作『枚』，且『兩人』作『兩仁』。
③屬桂枝去桂加茯苓白术湯：本書《卷二·第五》作『桂枝去桂加茯苓白术湯主之』。
④而下之：本書《卷三·第六》作『而復下之』，且下文『取汗』作『取微汗』。均義勝。

右五味，以水七升，煑取三升，去滓。溫服一升。須臾，啜熱稀粥一升，以助藥力，取汗①。

下之後，復發汗，晝日煩躁不得眠，夜而安靜，不嘔不渴，無表證，脉沉微，身無大熱者，屬②乾薑附子湯。方四。

乾薑一兩　附子一枚，生用，去皮、破八片

右二味，以水三升，煑取一升，去滓。頓服。

傷寒，若吐、若下後，心下逆滿，氣上衝胷，起則頭眩，脉沉緊，發汗則動經，身爲振振摇者，屬茯苓桂枝白朮甘草湯。方五。

茯苓四兩　桂枝三兩，去皮　白朮二兩　甘草二兩，炙

右四味，以水六升，煑取三升，去滓。分溫三服。

發汗，若下之後③，病仍不解，煩躁者，屬茯苓四逆湯。方六。

茯苓四兩　人參一兩　附子一枚，生用，去皮、破八片　甘草二兩，炙　乾薑一兩半

右五味，以水五升，煑取二升，去滓。溫服七合，日三服。

---

① 取汗：本書《卷三・第六》作「取微汗」，本書《卷九・第二十一》作「取微似汗」，當從。
② 屬：本書《卷三・第六》無，下文「湯」下有「主之」。下接連二條處方文字與書證均同。
③ 後：本書《卷三・第六》無。

發①汗吐下後，虚煩不得眠，若劇者，必反覆顛倒，心中懊憹，屬②梔子豉湯。若少氣者，梔子甘草豉湯；若嘔者，梔子生薑豉湯。七③。

肥梔子④十四枚，擘　香豉四合，綿裹

右二味，以水四升，先煑梔子，得二升半；内豉，煑⑤取一升半，去滓。分爲二服；溫進一服，得吐者⑥，止後服。

梔子甘草豉湯方

肥梔子十四箇，擘　甘草二兩，炙　香豉四合，綿裹

右三味，以水四升，先煑二味，取二升半；内豉，煑取一升半，去滓。分二服；溫進一服，得吐者，止後服。

---

① 發：《脉經・卷七・第八》上有「傷寒」二字。
② 屬：本書《卷三・第六》無，下文接連三個「湯」字下均有「主之」。
③ 七：本書《卷三・第六》下有「梔子豉湯方」方名，當從。
④ 肥梔子：本書《卷三・第六》、《玉函・卷七・第四十六》、《千金翼・卷九・第八》作「梔子」，下二方此藥名與書證同。又，十四枚：本書《卷三》、《卷六・第十二》作「十四箇」。
⑤ 煑：本書《卷五・第八》、《卷六・第十二》作「更煑」，義勝。
⑥ 得吐者：本書《卷五・第八》作「得快吐者」，《玉函・卷七・第四十六》、《千金翼・卷九・第八》作「得快吐」。又，下二方方後注同詞條：《玉函》均作「得快吐」。均當從。

梔子生薑豉湯方

肥梔子十四箇，擘　生薑五兩，切　香豉四合，綿裹

右三味，以水四升，先煮二味，取二升半；內豉，煮取一升半，去滓。分二服；溫進一服，得吐者，止後服。

發汗，若下之，而煩熱、胷中窒者，屬梔子豉湯證①。八。用前初方。

太陽病，過經十餘日，心下溫溫②欲吐，而胷中痛，大便反溏，腹微滿，鬱鬱微煩，先此時極吐下③者，與調胃承氣湯；若不爾者，不可與。但欲嘔，胷中痛，微溏者，此非柴胡湯證；以嘔，故知極吐下也。調胃承氣湯，方九。

大黃四兩，酒洗④　甘草二兩，炙　芒消半升

右三味，以水三升，煮取一升⑤，去滓；內芒消，更上火，令沸。頓服之。

---

① 屬梔子豉湯證：本書《卷三・第六》、《玉函・卷二・第三》作『梔子豉湯主之』，《玉函・卷六・第十九》作『屬梔子湯證』，《千金翼・卷九・第八》作『梔子湯主之』，《脉經・卷七・第八》作『屬梔子湯』。
② 溫溫：《玉函・卷二・第三》、《玉函・卷六・第十九》作『嗢嗢』，似更義長。
③ 極吐下：本書《卷三・第六》、《玉函・卷二・第三》、《玉函・卷六・第十九》、《千金翼・卷九・第五》、《脉經・卷七・第八》作『自極吐下』，當從。
④ 四兩：本書《卷二・第五》、《卷三・第六》、《卷八・第十七》下有『去皮』，當從。
⑤ 煮取一升：本書《卷五・第八》作『煮二物至一升』，當從。又，更上火令沸：本書《卷二・第五》、《卷九・第二十一》、《玉函・卷八・第七十七》作『更上火，微煮令沸』。

太陽病，重發汗而復下之，不大便五六日，舌上燥而渴，日晡所小有潮熱（一云：日晡所發，心胸大煩），從心下至少腹鞕滿而痛，不可近者，屬①大陷胸湯。方十。

大黃（六兩，去皮，酒洗）　芒消（一升）　甘遂末（一錢匕）

右三味，以水六升，煮②大黃，取二升，去滓；內芒消，煮兩沸，內甘遂末。溫服一升；得快利，止後服。

傷寒五六日，已發汗而復下之，胸脅滿，微結，小便不利，渴而不嘔，但頭汗出，往來寒熱，心煩者，此爲未解也，屬柴胡桂枝乾薑湯。方十一。

柴胡（半斤）　桂枝（三兩，去皮）　乾薑（二兩）　栝樓根（四兩）　黃芩（三兩）　甘草（二兩，炙）　牡蠣（二兩，熬）

右七味，以水一斗二升，煮取六升，去滓，再煎取三升。溫服一升，日三服。初服微煩，後汗出便愈。

傷寒發汗，若吐若下，解後，心下痞鞕，噫氣不除者，屬旋覆代赭湯③。方十二。

---

① 屬：本書《卷四·第七》無，下文『湯』下有『主之』。下接連二條處方文字與書證均同。

② 煑：本書《卷四·第七》、《卷九·第二十一》及《玉函·卷八·第五十三》、《千金翼·卷九·第六》作『先煑』，當從。又，煑兩沸：本書《卷四》作『煑一兩沸』，本書《卷九》作『更煑一二沸』，《玉函》作『煑一二沸』，《千金翼》作『煎壹貳沸』。均義勝。

③ 屬旋覆代赭湯：《注傷寒·卷四·第七》、《玉函·卷三·第四》作『旋覆代赭石湯主之』。

旋覆花三兩　人參二兩　生薑五兩　代赭①一兩　甘草三兩，炙　半夏半升，洗　大棗十二枚，擘

右七味，以水一斗，煮取六升；去滓，再煎取三升。溫服一升，日三服。

傷寒大下之，復發汗，心下痞，惡寒者，表未解也，不可攻痞；當先解表，表解乃②攻痞。解表宜桂枝湯，用前方③；攻痞宜大黃黃連瀉心湯。方十三。

大黃二兩，酒洗　黃連一兩

右二味，以麻沸湯二升漬之；須臾，絞去滓。分溫再服。有黃芩，見第四卷中。

傷寒，若吐、下後④，七八日不解，熱結在裏，表裏俱熱，時時惡風，大渴，舌上乾燥而煩，欲飲水數升者，屬白虎加人參湯⑤。方十四。

知母六兩　石膏一斤，碎　甘草二兩，炙　粳米六合　人參三兩⑥

---

① 代赭：《注傷寒·卷四·第七》、《玉函·卷八·第六十四》作『代赭石』，《千金翼·卷九·第六》用量下有『碎』字。又，生薑五兩：《注傷寒》、《千金翼》下有『切』字。均當從。

② 乃：本書《卷四·第七》、《玉函·卷三·第四》作『乃可』，當從。

③ 用前方：本書《卷四·第七》、《玉函·卷三·第四》無，疑原爲小字注文，後竄入正文。

④ 若吐下後：本書《卷四·第七》、《玉函·卷三·第四》作『若吐、若下後』，似更義長。《玉函·卷六·第十九》作『吐下』，《千金翼·卷十·第五》、《脉經·卷七·第八》作『吐下後』。

⑤ 屬白虎加人參湯：本書《卷四·第七》、《玉函·卷三·第四》作『白虎加人參湯主之』。

⑥ 三兩：本書《卷四·第七》、《卷八·第十七》作『二兩』。又，碎：本書《卷二·第五》、《卷八·第十七》下有『綿裹』，當從。

右五味，以水一斗，煑米熟湯成，去滓。溫服一升，日三服。

傷寒，若吐、若下後不解，不大便五六日，上至十餘日，日晡所發潮熱，不惡寒，獨語如見鬼狀。若劇者，發則不識人，循衣摸床，惕而不安一云：順衣妄撮，怵惕不安，微喘直視，脉弦者生，濇者死；微者，但發熱。讝語者，屬大承氣湯①。方十五。

大黃四兩，去皮②，酒洗　厚朴半斤，炙　枳實五枚，炙　芒消三合

右四味，以水一斗，先煑二味，取五升；內大黃，煑③取二升，去滓；內芒消，更煑令一沸④。分溫再服；得利者，止後服。

三陽合病，腹滿身重，難以轉側，口不仁，面垢又作枯。一云向經，讝語，遺尿。發汗則讝語，下之則額上生汗。若⑤手足逆冷，自汗出者，屬白虎湯⑥。十六。

---

① 屬大承氣湯：本書《卷五・第八》作「大承氣湯主之。若一服利，則止後服」，《玉函・卷三・第五》同上，但無「則」字。又，《玉函・卷六・第十九》、《千金翼・卷十・第五》、《脉經・卷七・第八》大致相同。

② 去皮：本書《卷五・第八》、《卷六・第十一》、《卷八・第十七》、《卷九・第二十》、《卷九・第二十一》、《玉函・卷八・第七十五》無，或爲下文「厚朴」炮制法錯簡於此。又，厚朴：本書《卷五》、《卷六》、《卷九》、《玉函》用量或「炙」下有「去皮」炮制，當從。

③ 煑：本書《卷五・第八》、《卷六・第十一》、《卷八・第十七》、《卷九・第二十一》、《千金翼・卷九・第五》作「更煑」。又，上文「取五升」：本書《卷五》、《卷六》、《玉函・卷八・第七十五》下有「去滓」。均當從。

④ 更煑令一沸：本書《卷五》、《卷九・第二十一》、《玉函》作「更上微火一兩沸」，本書《卷六》作「更上火，令一兩沸」，《卷八》作「更一二沸」，《卷九・第二十》作「再煑一二沸」，《千金翼・卷九・第五》作「更煎壹沸」。

⑤ 若：本書《卷五・第八》、《玉函・卷三・第五》此字在下文「自汗出者」前。又，底本自上文「讝語」而下另起一段，據本書《卷五・第八》與上文連成一段。

⑥ 屬白虎湯：本書《卷五・第八》、《玉函・卷三・第五》、《千金翼・卷九・第五》作「白虎湯主之」。

知母六兩　石膏一斤，碎①　甘草二兩，炙　粳米六合

右四味，以水一斗，煮米熟湯成，去滓。溫服一升，日三服。

陽明病，脉浮而緊，咽燥口苦，腹滿而喘，發熱汗出，不惡寒，反惡熱，身重。若發汗，則躁，心憒憒而②反讝語；若加溫針，必怵惕，煩躁不得眠；若下之，則胃中空虛，客氣動膈，心中懊憹。舌上胎者，屬梔子豉湯證③。十七。用前第七方。

陽明病下之，心中懊憹而煩，胃中有燥屎者，可攻；腹微滿，初頭鞕，後必溏，不可攻之。若有燥屎者，宜大承氣湯。第十八。用前第十五方。

太陽病，若吐、若下、若發汗後，微煩，小便數，大便因鞕者，與小承氣湯和之，愈。方十九。

大黃四兩，酒洗　厚朴④二兩，炙　枳實三枚，炙

右三味，以水四升，煮取一升二合，去滓。分溫二服⑤。

---

①碎：本書《卷六·第十二》下有「綿裹」，當從。
②而：本書《卷五·第八》無。
③屬梔子豉湯證：本書《卷五·第八》作「梔子豉湯主之」，《千金翼·卷九·第八》作「梔子湯主之」。又，證：臺故宮本漫漶。據中醫圖本補。
④厚朴：本書《卷五·第八》、《卷六·第十二》、《卷九·第二十》、《卷九·第二十一》、《玉函·卷八·第七十六》用量或「炙」下有「去皮」炮制，當從。
⑤服：本書《卷五·第八》下有「初服湯，當更衣；不爾者，盡飲之；若更衣者，勿服之」，《玉函·卷八·第七十六》大致相同；本書《卷六·第十二》下有「初一服，讝語止，若更衣者，停後服；不爾，盡服之」，《千金翼·卷九·第五》大致相同。

大汗、若大下①，而厥冷者，屬四逆湯。方二十。

甘草二兩，炙　乾薑一兩半　附子一枚，生用，去皮、破八片

右三味，以水三升，煑取一升二合，去滓。分溫再服。强人可大附子一枚、乾薑四兩②。

太陽病，下之後，其氣上衝者，可與桂枝湯；若不上衝者，不得與之。二十一。用前第三方。

太陽病，下之後，脉促胷滿者，屬③桂枝去芍藥湯。方二十二。促：一作縱。

桂枝三兩，去皮　甘草二兩，炙　生薑三兩④　大棗十二枚，擘

右四味，以水七升，煑取三升，去滓。溫服一升。本云桂枝湯，今去芍藥。

若微寒者，屬桂枝去芍藥加附子湯。方二十三。

桂枝三兩，去皮　甘草二兩，炙　生薑三兩，切　大棗十二枚，擘　附子一枚，炮⑤

右五味，以水七升，煑取三升，去滓。溫服一升。本云桂枝湯，今去芍藥，加附子。

---

①下：本書《卷六・第十二》作『下利』，且下文『屬四逆湯』作『四逆湯主之』。

②四兩：本書《卷二・第五》、《卷三・第六》、《卷五・第八》、《卷六・第十一》、《卷六・第十二》、《卷七・第十三》、《卷七・第十六》、《卷八・第十七》、《玉函・卷八・第一百四》、《千金翼・卷九・第八》作『三兩』，當從。

③屬：本書《卷二・第五》無，下文『湯』下有『主之』。下一條處方文字與書證同。

④三兩：本書《卷二・第五》下有『切』字，且下文『芍藥』下有『將息如前法』。均當從。

⑤炮：本書《卷二・第五》下有『去皮、破八片』，且『加附子』下有『將息如前法』。均當從。

太陽病，桂枝證，醫反下之，利遂不止，脉促者，表未解也。喘而汗出者，屬①葛根黃芩黃連湯。方二十四。促：一作縱。

葛根半斤　甘草二兩，炙　黃芩三兩　黃連三兩

右四味，以水八升，先煮葛根，減二升；內諸藥，煮取二升，去滓。溫分再服。

太陽病，下之微喘者，表未解故也，屬桂枝加厚朴杏子湯。方二十五。

桂枝三兩，去皮　芍藥三兩　生薑三兩，切　甘草二兩，炙　厚朴二兩，炙，去皮　大棗十二枚，擘　杏仁五十箇，去皮尖

右七味，以水七升，煮②取三升，去滓。溫服一升。

傷寒，不大便六七日，頭痛有熱者，與③承氣湯，其小便清者④一云大便青，知不在裏，仍在表也，當須發汗。若頭痛者，必衄，宜桂枝湯⑤。二十六。用前第三方。

傷寒五六日，大下之後，身熱不去，心中結痛者，未欲解也，屬梔子豉湯證⑥。二十七。用前第七方。

---

① 屬：本書《卷三・第六》無，下文「湯」下有「主之」。下一條處方文字與書證同。
② 煮：本書《卷三・第六》上有「微火」，且下文「一升」下有「覆取微似汗」。均當從。又，上文「屬」：本書《卷七・第十六》作「宜」。
③ 與：《玉函・卷二・第三》作「未可與」，《玉函・卷五・第十四》作「不可與」，似更義長。
④ 其小便清者：《千金翼・卷九・第一》、《脉經・卷七・第二》作「其大便反青」，且《脉經》下有小注曰：「一作：小便青者。」
⑤ 宜桂枝湯：本書《卷七・第十六》作「屬桂枝湯證」，且上文「仍」作「續」。
⑥ 屬梔子豉湯證：本書《卷三・第六》作「梔子豉湯主之」。

傷寒下後，心煩腹滿，臥起不安者，屬①梔子厚朴湯。方二十八。

梔子十四枚，擘　厚朴四兩，炙　枳實四箇，水浸，炙令赤②

右三味，以水三升半，煑取一升半，去滓。分二服；溫進一服，得吐者，止後服。

傷寒，醫以丸藥大下之，身熱不去，微煩者，屬梔子乾薑湯。方二十九。

梔子十四箇，擘　乾薑二兩

右二味，以水三升半，煑取一升半，去滓。分二服③；一服得吐者，止後服。

凡用梔子湯，病人舊微溏者，不可與服之。

傷寒，醫下之，續得下利，清穀不止，身疼痛者，急當救裏；後身疼痛，清便自調者，急當救表。救裏宜四逆湯，救表宜桂枝湯。三十。並用前方。

太陽病，過經十餘日，反二三下之，後四五日，柴胡證仍在者，先與小柴胡。嘔不止，心下急一云嘔止小安，鬱鬱微煩者，爲未解也，可④與大柴胡湯，下之則愈。方三十一。

---

① 屬：本書《卷三·第六》無，下文『湯』下有『主之』。下一條處方文字與書證同。
② 赤：本書《卷三·第六》作『黄』。上文『厚朴』用量下有『去皮』炮制，當從。
③ 服：本書《卷三·第六》下有『溫進』，當從。
④ 可：本書《卷三·第六》無。

柴胡半斤　黄芩三兩　芍藥三兩　半夏半升，洗　生薑五兩①　枳實四枚，炙　大棗十二枚，擘

右七味，以水一斗二升，煑取六升；去滓，再煎取三升。溫服一升，日三服。一方：加大黄二兩。若不加，恐不爲大柴胡湯。

傷寒十三日不觧，胷脅滿而嘔，日晡所發潮熱，已而微利，此本柴胡②，下之③不得利；今反利者，知醫以丸藥下之，此非其治也。潮熱者，實也。先服④小柴胡湯以觧外，後以柴胡加芒消湯主之。方三十二。

柴胡二兩十六銖　黄芩一兩　人參一兩　甘草一兩，炙　生薑一兩⑤　半夏二十銖，舊云五枚；洗　大棗四枚，擘　芒消二兩

右八味，以水四升，煑取二升，去滓；内芒消，更煑微沸。溫分再服；不觧更作。

傷寒十三日，過經讝語者，以有熱也，當以湯下之。若小便利者，大便當鞕；而反下利，脉調和者，知醫以丸藥下之，非其治也。若自下利者，脉當微厥；今反和者，此爲内實也，屬調胃承氣湯證⑥。三十三。用前第九方。

① 五兩：本書《卷三・第六》、《卷四・第七》、《千金翼・卷九・第四》下有『切』字，當從；但《玉函・卷七・第三十四》作『三兩』，且方中有『大黄二兩』。
② 柴胡：本書《卷三・第六》作『柴胡證』，當從。
③ 下之：本書《卷三・第六》作『下之以』，義勝。
④ 先服：本書《卷三・第六》作『先宜服』，義勝。
⑤ 一兩：本書《卷三・第六》下有『切』字，當從；且下文『舊云』作『本云』，『溫分』作『分溫』。
⑥ 屬調胃承氣湯證：本書《卷三・第六》作『調胃承氣湯主之』。

傷寒八九日，下之，胷滿煩驚，小便不利，譫語，一身盡重，不可轉側者，屬①柴胡加龍骨牡蠣湯。方三十四。

柴胡四兩　龍骨一兩半　黄芩一兩半　生薑一兩半，切　鉛丹一兩半　人參一兩半　桂枝一兩半，去皮　茯苓一兩半　半夏二合半，洗　大黄二兩　牡蠣一兩半，熬　大棗六枚，擘

右十二味，以水八升，煑取四升；内大黄，切如碁子，更煑一兩沸，去滓。溫服一升。本云柴胡湯，今加龍骨等。

火逆下之，因燒針煩躁者，屬桂枝甘草龍骨牡蠣湯。方三十五。

桂枝一兩，去皮　甘草二兩，炙　龍骨二兩　牡蠣二兩，熬

右四味，以水五升，煑取二升半，去滓。溫服八合，日三服。

太陽病，脉浮而動數，浮則爲風，數則爲熱；動則爲痛，數則爲虚。頭痛發熱，微盜汗出，而反惡寒者，表未解也。醫反下之，動數變遲，膈内拒痛一云頭痛即眩，胃中空虚；客氣動膈，短氣躁煩，心中懊憹；陽氣内陷，心下因鞕，則爲結胷，屬大陷胷湯證②。若不結胷，但頭汗出，餘處無汗，劑頸而還，小便不利，身必發黄。三十六。用前第十方。

① 屬：本書《卷三·第六》無，下文「湯」下有「主之」。下一條處方文字與書證同。
② 屬大陷胷湯證：本書《卷三·第六》作「大陷胷湯主之」。

傷寒五六日，嘔而發熱者，柴胡湯證具，而以他藥下之，柴胡證仍在者，復與柴胡湯。此雖已下之，不爲逆，必蒸蒸而振，却發熱汗出而解。若心下滿而鞕痛者，此爲結胷也，大陷胷湯主之，用前方①；但滿而不痛者，此爲痞，柴胡不中與之，屬②半夏瀉心湯。方三十七。

半夏半升，洗　黄芩三兩　乾薑三兩　人參三兩　甘草三兩，炙　黄連一兩　大棗十二枚，擘

右七味，以水一斗，煑取六升；去滓，再煎取三升。温服一升，日三服。

本以下之，故心下痞，與瀉心湯。痞不解，其人渴而口燥煩，小便不利者，屬五苓散③。方三十八。一方云：忍之一日乃愈。

豬苓十八銖，去黑皮　白朮十八銖　茯苓十八銖　澤瀉一兩六銖　桂心半兩，去皮

右五味，爲散。白飲和，服方寸匕，日三服。多飲煖水，汗出愈④。

傷寒中風，醫反下之，其人下利，日數十行，穀不化，腹中雷鳴，心下痞鞕而滿，乾嘔心煩，不得安。醫見心下痞，謂病不盡，復下之，其痞益甚。此非結熱，但以胃中虚，客氣上逆，故使鞕也，屬⑤甘草瀉心湯。方三十九。

① 用前方：本書《卷四・第七》、《玉函・卷三・第四》無，疑原爲小字注文，後竄入正文。
② 屬：本書《卷四・第七》作『宜』。又，上文『不中與之』：《玉函・卷三・第四》作『不復中與也』，義勝。
③ 屬五苓散：本書《卷四・第七》作『五苓散主之』，且下文小注『一方云：忍之一日乃愈』作大字。
④ 愈：本書《卷三・第六》下有『如法將息』，當從。
⑤ 屬：本書《卷四・第七》無，下文『湯』下有『主之』。下接連二條處方文字與書證均同。

甘草四兩，炙　黃芩三兩　乾薑三兩　半夏半升，洗　大棗十二枚，擘　黃連一兩①

右六味，以水一斗，煮取六升；去滓，再煎取三升。溫服一升，日三服。有人參，見第四卷中。

傷寒服湯藥，下利不止，心下痞鞕，服瀉心湯已，復以他藥下之，利不止；醫以理中與之，利益甚。理中②，理中焦，此利在下焦，屬赤石脂禹餘粮湯。復不止者，當利其小便。方四十。

赤石脂一斤，碎　太一禹餘粮一斤，碎

右二味，以水六升，煮取二升，去滓。分溫三服。

太陽病，外證未除，而數下之，遂協③熱而利，利下不止，心下痞鞕，表裏不解者，屬桂枝人參湯。方四十一。

桂枝四兩，別切、去皮　甘草四兩，炙　白朮三兩　人參三兩　乾薑三兩

右五味，以水九升，先煮四味，取五升；內桂，更煮取三升，去滓。溫服一升，日再夜一服。

下後④，不可更行桂枝湯。汗⑤出而喘，無大熱者，屬麻黃杏子甘草石膏湯。方四十二。

---

① 黃連一兩：《千金翼·卷九·第六》下有「一方有人參三兩」，《金匱·卷上·第三》甘草瀉心湯方組成有「人參……各三兩」。參考本書《卷四·第七》宋臣林億等校注，知此處脫落「人參三兩」，當補。

② 理中：本書《卷四·第七》、《玉函·卷三·第四》、《玉函·卷六·第十九》作「理中者」，當從。又，太一禹餘粮：《注傷寒·卷四·第七》、《玉函·卷八·第六十三》作「禹餘粮」。

③ 協：底本刻作「恊」，形近致誤。據本書《卷四·第七·子目》對應條文改。

④ 下後：本書《卷三·第六》、《卷八·第十七》作「發汗後」。

⑤ 汗：本書《卷四·第七》上有「若」字，且下文「屬」作「可與」。

麻黃四兩，去節　杏仁五十箇，去皮尖　甘草二兩，炙　石膏半斤，碎①

右四味，以水七升，先煮麻黃，減二升，去上沫；內諸藥，煮取三升，去滓。溫服一升。本云黃耳杯。

陽明病下之，其外有熱，手足溫，不結胸，心中懊憹，飢不能食，但頭汗出者，屬梔子豉湯證②。四十三。用前第七初方。

傷寒吐後，腹脹滿者，屬調胃承氣湯證③。四十四。用前第九方。

病人無表裏證，發熱七八日，脈雖④浮數者，可下之⑤。假令已下，脈數不解，今⑥熱則消穀喜飢，至六七日不大便者，有瘀血，屬抵當湯。方四十五。

大黃三兩，酒洗⑦　桃仁二十枚，去皮尖　水蛭三十枚，熬　蝱蟲去翅足，三十枚，熬

---

① 碎：本書《卷三·第六》、《卷四·第七》、《注傷寒·卷三·第六》、《玉函·卷七·第二十二》下有「綿裹」，當從。又，甘草二兩：《玉函》作「甘草一兩」。

② 屬梔子豉湯證：本書《卷五·第八》作「梔子豉湯主之」。

③ 屬調胃承氣湯證：本書《卷五·第八》作「與調胃承氣湯」。

④ 脈雖：本書《卷五·第八》、《卷九·第二十一》、《千金翼·卷九·第四》、《千金翼·卷九·第八》、《脈經·卷七·第七》作「雖脈」。

⑤ 可下之：本書《卷九·第二十一》、《玉函·卷五·第十八》、《千金翼·卷九·第四》以下作「宜大柴胡湯」，《脈經·卷七·第七》以下作「屬大柴胡湯證」。

⑥ 今：本書《卷五·第八》、《玉函·卷三·第五》、《玉函·卷六·第十九》、《千金翼·卷九·第八》作「合」。又，下文「屬」：本書《卷五·第八》作「宜」。

⑦ 酒洗：《注傷寒·卷三·第六》、《玉函·卷八·第八十三》作「酒浸」，本書《卷九·第二十一》作「去皮，破六片」；《千金翼·卷九·第七》作「破陸片」，且「三兩」作「貳兩」。又，下文「尖」：本書《卷五》下有「及兩人者」，當從。

右四味，以水五升，煑取三升，去滓。溫服一升；不下①，更服。

本太陽病，醫反下之，因爾腹滿時痛者，屬太陰也，屬桂枝加芍藥湯②。方四十六。

桂枝三兩，去皮　芍藥六兩　甘草二兩，炙　大棗十二枚，擘　生薑三兩，切

右五味，以水七升，煑取三升，去滓。分溫三服。本云桂枝湯，今加芍藥。

傷寒六七日，大下③，寸脉沉而遲，手足厥逆，下部脉不至，喉咽不利，唾膿血，泄利不止者，爲難治，屬④麻黃升麻湯。方四十七。

麻黃二兩半，去節　升麻一兩六銖　當歸一兩六銖　知母十八銖　黃芩十八銖　萎蕤十八銖。一作菖⑤蒲　芍藥六銖　天門冬六銖，去心

桂枝六銖，去皮　茯苓六銖　甘草六銖，炙　石膏六銖，碎，綿裹　白朮六銖　乾薑六銖

右十四味，以水一斗，先煑麻黃一兩沸，去上沫；內諸藥，煑取三升，去滓。分溫三服，相去如炊三斗米頃，令盡。汗出愈。

傷寒，本自寒下，醫復吐下之，寒格，更逆吐下。若食入口即吐，屬乾薑黃芩黃連人參湯。

---

① 不下：本書《卷九・第二十一》作「不下者」。又，本方中「枚」：本書《卷三・第六》、《卷五・第八》、《注傷寒・卷三・第六》、《玉函・卷八・第八十三》均作「箇」。

② 屬桂枝加芍藥湯：本書《卷六・第十》作「桂枝加芍藥湯主之」，且之下尚有「大實痛者，桂枝加大黃湯主之」一句。

③ 大下：本書《卷六・第十二》、《玉函・卷四・第十》、《千金翼・卷十・第三》、《脉經・卷七・第八》作「大下後」，當從。

④ 屬：本書《卷六・第十二》無，下文「湯」下有「主之」。下一條處方文字與書證同。

⑤ 菖：底本刻作「昌」，形近致誤。據本書《卷六・第十二》改。又，上文兩處「一兩六銖」：本書《卷六・第十二》、《注傷寒・卷六・第十二》均作「一兩一分」。

方四十八。

乾薑　黄芩　黄連　人參各三兩

右四味，以水六升，煑取二升，去滓。分温再服。

傷寒論卷第十

長洲趙應期獨刻

世讓堂翻宋板

傷寒論後序

夫治傷寒之法，歷觀諸家方書，得仲景之多者，惟孫思邈，猶曰：『見大醫療傷寒，惟大青、知母等諸冷物投之，極與仲景本意相反。』又曰：『尋方之大意，不過三種：一則桂枝，二則麻黄，三則青龍。凡療傷寒，不出之也。』嗚呼！是未知法之深者也。奈何？仲景之意，治病發於陽者，以桂枝、生薑、大棗之類；發於陰者，以乾薑、甘草、附子之類，非謂全用溫熱藥，蓋取《素問》辛甘發散之說。且風與寒，非辛甘不能發散之也。而又中風自汗用桂枝，傷寒無汗用麻黄，中風見寒脉、傷寒見風脉用青龍，若不知此，欲治傷寒者，是未得其門矣。然則，此之三方，春冬所宜用之，若夏秋之時，病多中暍，當行白虎也。故《陰陽大論》云：『脉盛身寒，得之傷寒；脉虛身熱，得之傷暑。』又云：『五月六月，陽氣已盛，爲寒所折，病熱則重。』《別論》云：『太陽中熱，暍是也。其人汗出惡寒，身熱而渴，白虎主之。』若誤服桂枝、麻黄輩，未有不黄發斑出、脫血而得生者。此古人所未至，故附于卷之末云。

《醫道傳承叢書》跋*（鄧老談中醫）

現在要發揚中醫經典，就要加入到弘揚國學的大洪流中去，就是要順應時代的需要。中華民族的精神，廣泛存在于十三億人民心中，抓住這個去發揚它，必然會得到大家的響應。中醫經典要宣揚，必須有中醫臨床作為後盾。中醫經典都是古代的語言，兩千多年前的，現在很多人沒有好好地學習《醫古文》，《醫古文》學習不好，就沒法理解中醫的經典。但更重要的是中醫臨床！沒有臨床療效，我們講得再好現在人也聽不進去，更不能讓人接受。

過去的一百年裏，民族虛無主義的影響很大，過去螺絲釘都叫洋釘，國內做不了。可現在我們中國可以載人航天，而且中醫已經應用到了航天事業上，例如北京中醫藥大學王綿之老就立了大功，為宇航員調理身體，使他們大大減少太空反應，這就是對中醫最好的宣揚。

中醫是個寶，她兩千多年前的理論比二十一世紀還超前很多，可以說是『後現代』。比如我們的治未病理論，西醫就沒有啊，那所謂的預防醫學就只是預防針（疫苗）而已，只去考慮那些微生物，去殺病毒，不是以人為本，是拆補零件的機械的生物醫學。我們是仁心仁術啊！是開發人的『生生之機』的辯證的人的醫學！這個理論就高得多。那醫院裏的ICU病房，全封閉的，空調還開得很猛，病人就遭殃了！只知道防病毒、細菌，燒傷的病人就讓你盡量地密封，結果越密封越糟糕，而中醫主

---

* 邱浩、王心遠、張勇根據鄧鐵濤老中醫二〇〇八年八月十日講話整理，經鄧老本人審閱。

張運用的外敷藥幾千年來療效非常好！但自近現代西醫占主導地位後就不被認可。相比而言，中醫很先進，治病因時、因地、因人制宜，這是中醫的優勢，這些是機械唯物論所不能理解的。

治未病是戰略，（對一般人而言）養生重于治病。（對醫生而言）有養生沒有治病也不行。我們治療就是把防線前移，而且前移很多。比西醫而言，免疫學最早是中醫發明的，人痘接種是免疫學的開端。醫學上很多領域都是我們中醫學領先世界而開端的呢！但是，西醫認死了，免疫學就是打預防針！血清治療也有過敏的，並非萬無一失。現在這個流感他們西醫就沒辦法免疫，病毒變異太多太快，沒法免疫！無論病毒怎麼變異，兩千多年來我們中醫都是辨證論治，效果很好。西醫沒辦法就只好抗病毒，所以是對抗醫學，人體當做戰場，病毒消滅了，人本身的正氣也被打得稀巴爛了。所以，中醫學還有很多思想需要發揚光大。這兩年『治未病』的思想被大家知道了，多次在世界大會上宣講。中醫落後嗎？要我說中醫很先進，是走得太快了，遠遠超出了現代人的理解範圍，大家只是看到模糊的背影，因為是從後面看，現代人追不上中醫的境界，只能是遠遠地看，甚至根本就看不見，所以也沒法理解。現在，有人要把中醫理論西醫化，臨床簡單化，認為是『中醫現代化』。背離中醫固有的理論，放棄幾千年來老祖宗代代相傳的有效經驗，就取得不了中醫應有的臨床療效，怎麼能說是發展中醫？

中醫的優勢就存在于《神農本草》、《黃帝內經》、《八十一難》、《傷寒卒病論》等中醫經典裏。讀經典就是把古代醫家理論的精華先拿到，學中醫首先要繼承好。例如：《黃帝內經》給我們講陰陽五行、臟腑經絡、人與天地相參等理論，《傷寒論》教我們怎麼辨證、分析病機和處方用藥，溫病學是中醫臨床適應需要、沿着《內經》《傷寒》進一步的發展。中醫臨床的發展促進了理論的不斷豐富，後世中醫要在這個基礎上發展。所以，我有幾句話：四大經典是根，各家學説是本，臨床實踐是生命綫，仁心仁術是醫之靈魂。

中醫文獻很重要，幾千年來的中醫經典也不限于四大經典，只是有些今天看不到了。從臨床的角度，後世的各家學説都是中醫經典的自然延續。傷寒派、溫病派……傷寒派一直在發展，不是停留在張仲景時代。歷史上，傷寒派中有『錯簡』的説法，其實是要把自己對醫學的理解塞進去，這也是一種發展。因為臨床上出現的新問題越來越多，前代注家的理論不能指導臨床，所以要尋找新的理論突破。

中醫發展的關鍵要在臨床實踐中去發展。因為臨床是醫學的生命綫！我們當年曾經遇到急性胰腺炎的患者用大承氣湯就治好了，胃穿孔的病人只用一味白芨粉就拿下。嬰兒破傷風，面如豬肝，孩子母親放下就走了，認為死定了；我們用燈心草點火，一焠人中，孩子『哇』地哭出來了；孩子一哭，媽媽就回來了，孩子臉色也變過來了；再開中藥，以蟬蜕為主，加上僵蠶等，就治好了。十三焠火，《幼科鐵鏡》就有，二版教材編在書裏，三版的刪掉了。十三焠火，是用燈心草點火焠穴位，百會、印堂、人中、承漿……，民國初年廣東名醫著作簡化為七個穴位。

還有，解放後五十年代，石家莊爆發的乙腦就是用白虎湯清陽明內熱拿下的。北京發病時，當時考慮濕重，不能簡單重複，蒲輔周加用了化濕藥，治愈率百分之九十以上。過了一年廣東流行，又不一樣了。我參加了兒童醫院會診工作，我的老師劉赤選帶西學中班學員去傳染病醫院會診。當時，廣東地區發的乙腦主要問題是伏濕，廣東那年先多雨潮濕，後來酷熱，患者病機濕遏熱伏。中醫治療關鍵在利濕透表，分消濕熱，濕去熱清，正氣自復。所以只要舌苔轉厚患者就死不了！這是伏濕由裏達表，胃氣來復之兆。廣東治療利濕透熱，治愈率又在百分之九十以上。我們中醫有很多好東西，現在重視還不夠。

我提倡要大溫課、拜名師。為什麼要跟名師？名師臨床多年了，幾十年積累的豐富學術與經驗，半年就教給你了，為什麼不跟？現在要多拜名師，老師們臨床多年了，經驗積累豐富，跟師學習起來就很快。讓中醫大夫們得到傳承，開始讀《內經》，可以先學針灸，學了針灸就可以立即去跟師臨床，老師點撥一下，自己親手取得療效之後就可以樹立強烈的信心，立志學習中醫。中醫思想建立起來、中醫理論鞏固了、中醫基本功紮實了，臨床才會有不斷提高的療效！之後有興趣可以學習些人體解剖等西醫的內容，中西彙通，必要時中西互補。但千萬別搞所謂的『中西結合』，中醫沒水平，西醫半吊子，那就錯了。在人類文明幾千年發展過程中，中醫、西醫是互為獨立的兩個體系，都在為人類健康長壽服務。我不反對西醫，但中醫更人性化，『以人為本』。現在也有好多西醫來學習中醫，把中醫運用到臨床，取得了很好的療效。我們年輕中醫值得深思啊！

大溫課就是要讀經典、背經典、反復體會經典，聯繫實踐，活學活用。我們這一代是通過學校教育、拜師、家傳、自學學成的中醫。新一代院校培養出來的年輕人要學好中醫，我很早就提出過：拜名師，讀經典，多臨證。臨證是核心，經典是不會說話的老師，拜師是捷徑。在沒有遇到合適的老師可拜時，經典是最好的老師！即使遇到合適的老師，經典也不可不讀，《論語》上說『溫故而知新』嘛！

在廣東我們已經很好地開展大溫課、拜名師活動。當年能夠戰勝非典，就是因為通過我提倡的這種方式的學習，教育、培養出來了一批過硬的中醫大夫。現在，應該讓全中國、全世界了解中醫學的仁心仁術，使中醫學更好地為人類健康長壽服務。希望年輕的中醫們沿著這個行之有效的方法加倍努力啊！

鄧鐵濤